Einsle • Hummel

Kognitive Umstrukturierung

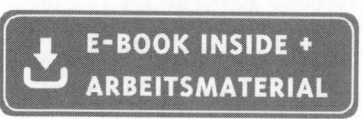

Mit dem untenstehenden Download-Code erhalten Sie die PDF-Version
dieses Buches. (Beachten Sie bitte auch den Hinweis auf zusätzliche Arbeitsmaterialien
auf S. 197)

So laden Sie Ihr E-Book inside herunter:

(1) Öffnen Sie die Website: http://www.beltz.de/ebookinside
(2) Geben Sie den untenstehenden Download-Code ein
    und füllen Sie das Formular aus
(3) Nach dem Abschicken des Formulars erhalten Sie
    Ihren Download-Link per E-Mail.
(4) Beachten Sie bitte, dass der Code nur einmal gültig ist.
    Bitte speichern Sie die Datei auf Ihrem Computer

Download-Code

AL8KL-F4YEX-K7UX3

Franziska Einsle • Katrin V. Hummel

Kognitive Umstrukturierung

Techniken der Verhaltenstherapie

Mit E-Book inside und Arbeitsmaterial

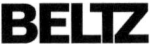

Anschrift der Autorinnen:
Prof. Dr. Franziska Einsle
SRH Fachhochschule für Gesundheit Gera gGmbH
Neue Straße 28–30
07548 Gera

Dipl.-Psych. Katrin V. Hummel
Institut für Klinische Psychologie und Psychotherapie
Technische Universität Dresden
Chemnitzer Str. 46
01187 Dresden

Reihe »Techniken der Verhaltenstherapie«
Herausgeber:
Dr. Peter Neudeck
Praxis in der Salzgasse
Salzgasse 7
50667 Köln

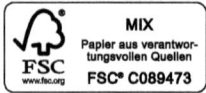

1. Auflage 2015

© Beltz Verlag, Weinheim, Basel 2015
Werderstraße 10, 69469 Weinheim
Programm PVU Psychologie Verlags Union
http://www.beltz.de

Lektorat: Claudia Silbereisen
Herstellung: Sonja Frank
Reihengestaltung: Federico Luci, Odenthal
Umschlagbild: istockphoto/Popartic – Rubik's Cube wird mit freundlicher Erlaubnis von Rubiks Brand Ltd. verwendet – www.rubiks.com
Satz und Bindung: Beltz Bad Langensalza GmbH, Bad Langensalza
Gesamtherstellung: Beltz Bad Langensalza GmbH, Bad Langensalza

Printed in Germany

ISBN 978-3-621-28257-4

Inhaltsübersicht

Inhalt

Vorwort

Wir erinnern uns beide noch gut an den Beginn unserer Verhaltenstherapieausbildung, an die Faszination für therapeutische Techniken und unsere Neugier auf die ersten Patientenkontakte, aber auch gleichzeitig an die damit einhergehende Unsicherheit, ob das erlernte Wissen ausreichen würde, um mit den Problemstellungen der Patienten umgehen zu können.

Uns erging es so, dass besonders die expositionsbasierten Techniken zu Beginn der Ausbildung intuitiv zunächst die spannenderen Interventionen zu sein versprachen. Gesprächsführungstechniken und basale Techniken zur Disputation waren schließlich auch schon Teil des Studiums. Allerdings waren diese teilweise so trocken, dass wir uns nur schwer vorstellen konnten, wirklich so »gestelzt« mit Patienten zu reden. Einen echten Therapiedialog zu führen und hier und da ungünstige Gedanken zu hinterfragen, trauten wir uns schon allein aufgrund unseres gesunden Menschenverstandes zu. Was sich allerdings noch alles hinter dem Begriff der kognitiven Umstrukturierung verbergen und welche Stolperfallen man mit einem angemessenen Vorwissen umgehen kann, sollten wir erst später im Laufe der Ausbildung merken.

Die intensive Beschäftigung mit Gedanken bzw. Kognitionen in Forschung und Therapie läutete in den 1970er Jahren die kognitive Wende und somit einen Paradigmenwechsel ein, der den Menschen als aktiven Konstrukteur seiner Realität betrachtet, dessen Gedanken und Verhalten mehr als nur gelernte und verstärkte Reiz-Reaktions-Verbindungen ausmachen. Zukünftiges zu antizipieren oder Vergangenes zu bewerten, als Besonderheit des Menschen verglichen mit anderen Lebewesen, ist mehr als adaptiv, hilft diese Fähigkeit doch zu überleben, Gefahren zu antizipieren und vergangene Fehler für die Zukunft zu korrigieren. Doch eben diese Fähigkeit scheint bei aller Adaptivität unter bestimmten Bedingungen Leiden verursachen zu können. Nämlich dann, wenn Gedanken über Vergangenes, Gegenwärtiges oder Zukünftiges nicht mehr in einem ausgeglichenen Maß auftreten. Stattdessen sind solche Gedanken unangemessen, wenig nützlich oder schlichtweg falsch und somit destruktiv in dem Sinne, dass schwerwiegende Symptome entstehen oder diese aufrechterhalten werden. Eine psychotherapeutische Behandlung dieser ungünstigen Gedanken, die dem »K« in der KVT entspricht, hat wenig mit »ein bisschen reden« und »hier und da kritisch nachfragen« zu tun.

Kognitive Umstrukturierung umfasst aus unserer Sicht erlernbare Techniken, deren systematische Anwendung viel Geduld und eine Haltung des Nicht-Überzeugen-Wollens erfordert. Dabei machen sich Therapeut und Patient gemeinsam auf den Weg, um als neugierige Wissenschaftler die eigenen Annahmen und Hypothesen zu überprüfen. In einem Punkt jedoch sollten wir mit unserer anfänglichen Sicht bis heute recht behalten. Kognitive Umstrukturierung verlangt eine grundlegende Eigenschaft, die durch keine Technik ersetzbar ist: gesunden Menschenverstand.

Der Grund, weshalb kognitive Verfahren bei Ausbildungskandidaten in der Verhaltenstherapie möglicherweise zunächst weniger beliebt sind als verhaltensbasierte Interventionen, mag eben darin liegen, dass es für den gesunden Menschenverstand kein rezeptartiges Vorgehen gibt. Es erfordert Erfahrung, Aushalten von Unsicherheiten und Lernen am und vor allem vom Patienten. Die Botschaft soll an dieser Stelle deshalb lauten: Machen Sie sich mit den kognitiven Techniken vertraut und – noch viel wichtiger – trauen Sie sich, diese Techniken anzuwenden und sich selbst sowie Ihrem Menschenverstand zu vertrauen. Vieles von dem, was Sie in Ihren Therapiegesprächen intuitiv tun, sind bereits Techniken der kognitiven Umstrukturierung.

Um Sie darin zu unterstützen, Techniken kennenzulernen und zu sehen, dass diese effektiv umsetzbar sind, bieten wir Ihnen Vorgehensweisen der kognitiven Umstrukturierung in der weitesten Definition, die dem Begriff zugrunde liegen kann. Es werden nicht nur klassische, hauptsächlich verbale Techniken der Umstrukturierung integriert, also solche, die auf eine inhaltsbezogene Veränderung von Gedanken abzielen, sondern auch »kognitive« Techniken aus Ansätzen der dritten Welle, die das Erlernen eines neuen Umgangs mit Gedanken im Allgemeinen ermöglichen. Unserem Verständnis nach zieht beispielsweise der Aufbau einer akzeptierenderen Haltung gegenüber den eigenen gedanklichen Produkten ebenfalls eine Veränderung des Gedankens selbst nach sich. Denn durch achtsames Beobachten, ohne auf einen Gedanken hin handeln zu müssen, verliert der Gedanke selbst an »Wahrheit«, insofern, dass dessen »Richtigkeit« oder »Falschheit« keine Rolle mehr spielt. Gleichzeitig betonen wir an verschiedenen Stellen auch die Bedeutung von verhaltensbezogenen Interventionen zur Überprüfung und Korrektur von Befürchtungen und Gedanken.

Der Text gliedert sich in vier Teile. Zunächst werden die allgemeinen theoretischen Grundlagen der Kognitiven Therapie dargestellt. Aufbauend auf dem kognitiven Modell wird schließlich das praktische Vorgehen Schritt für Schritt erklärt, wobei neben der Vermittlung des kognitiven Modells auf die Identifikation sowie die anschließende Modifikation dysfunktionaler Gedanken eingegangen wird. Im dritten Teil werden spezifische Techniken der kognitiven Umstrukturierung vorgestellt. Über die traditionellen Ansätze von Aaron T. Beck, Albert Ellis und Donald Meichenbaum hinaus werden im vierten Teil auch systemimmanente, metakognitive, akzeptanzbasierte und schematherapeutische Techniken beleuchtet, um das Repertoire für besondere Herausforderungen zu erweitern. Dabei liegt der Fokus auf dem gezielten Einsatz dieser Techniken in der Kognitiven Therapie.

Obwohl das vorliegende Buch kein rezeptartig aufbereitetes Therapiemanual darstellt, erhebt es den Anspruch, Ausbildungstherapeuten und erfahrenen Therapeuten ein Ratgeber für praktisch-therapeutisches Arbeiten zu sein. Mittels zur Verfügung gestellter Arbeitsblätter und Beispieldialoge soll ein direktes Umsetzen in die Therapie ermöglicht werden.

An dieser Stelle möchten wir noch Moritz und Hubert sowie Stephan und Janek danken, die uns in der Zeit der Anfertigung dieses Buches so oft dabei geholfen haben, unsere Gedanken zu strukturieren.

Zuletzt möchten wir mit aller Nachdrücklichkeit darauf hinweisen, dass in allen im Text genannten männlichen Formen stets die weibliche eingeschlossen ist. Der Einfachheit halber wurde auf deren explizite Nennung verzichtet.

Gera und Dresden,   *Franziska Einsle und Katrin Veronika Hummel*
März 2015

I Grundlagen der kognitiven Umstrukturierung

1 Kognition in der Verhaltenstherapie

Der Terminus »kognitive Umstrukturierung« erinnert beim ersten Hören zumeist an Begriffe wie Gehirnwäsche, Gedankenmanipulation oder Gedankenprogrammierung. Dabei basiert dieses zentrale Element der Kognitiven Verhaltenstherapie tatsächlich auf einer durch den Therapeuten angeleiteten Veränderung der gedanklichen Strukturen eines Patienten, die allerdings, im Gegensatz zu den oben genannten Begriffen, der Herstellung der Funktionsfähigkeit eines Patienten und somit dessen Wohlbefinden dienen.

Kognitive Umstrukturierung umfasst neben der Aufklärung über kognitive Zusammenhänge die Identifikation und Veränderung ungünstiger gedanklicher Strukturen (auch dysfunktionale Kognitionen). Unter den dysfunktionalen Kognitionen werden Verzerrungen der Wahrnehmung, negative Bewertungen, Fehlinterpretationen oder ungünstige Grundüberzeugungen bzw. Schemata subsummiert.

1.1 Historische Entwicklung

In den 1970er Jahren kam es in der Klinischen Psychologie zu einem Wandel in der Betrachtung psychischer Störungen. Bis dahin lag der Fokus auf dem Behaviorismus (»erste Welle« der Verhaltenstherapie), der bezogen auf die Entstehung psychischer Störungen davon ausging, dass Menschen zugrunde liegende ungünstige Verhaltensweisen durch ihre Umwelt »erlernen« (durch klassische und operante Konditionierung) und somit wenig Einfluss darauf haben. Ellis, Beck und Meichenbaum (s. Kap. 8–10) hingegen, als Vertreter verschiedener kognitiver Theorien und geprägt durch die Beschäftigung mit der Philosophie und eigenen therapeutischen Erfahrungen, sehen den Menschen nicht als ausgeliefertes Wesen. Vielmehr konstruiert sich der Mensch seine Umwelt selbst und speichert somit eine gedankliche Vorstellung seiner individuellen Realität ab (auch Kognitivismus). Prägende Philosophen für die Entwicklung kognitiver Theorien waren unter anderem Epiktet (50–138 n. Chr.) mit seiner Aussage: »Nicht die Dinge selbst beunruhigen die Menschen, sondern ihre Vorstellung von den Dingen«, aber auch Sokrates (469–399 v. Chr.) mit seiner Vorstellung von Wissensvermittlung als individuelle Konstruktion von Wahrheiten anstatt direktiver Wissensvermittlung.

In jüngerer Zeit hingegen forderten Vertreter der Phänomenologie, wie beispielsweise Husserls, dass sich die Philosophie mehr darauf konzentrieren solle, was beobachtbar bzw. phänomenal ist, und weniger auf Deutungen der Welt (zit. nach Leahy, 2007; Wilken, 2013). Kognitive Therapeuten beschäftigen sich, aufbauend auf diesen philosophischen Wurzeln, damit, wie gedankliche Prozesse (Kognitionen) das Handeln und Fühlen von Menschen beeinflussen, und wie im Gegenzug ungünstige kognitive Prozesse durch den Einbezug von Logik und Empirie zu beeinflussen sind. Eine Verschiebung des Interesses in der Psychologie hin zu kognitiven Prozessen und die wissenschaftliche Auseinandersetzung mit Kognitionen u. a. durch Bandura, Kelly, Heider (zit. nach Wilken, 2013) gingen einher mit einer Reihe von technischen und gesellschaftlichen Entwicklungen (Digitalcomputer, Künstliche Intelligenz, Genetik, unzureichende Übertragbarkeit behavioristischer Modelle auf den Menschen) und somit auch mit einem »kognitiveren« Menschenbild.

Der Einbezug kognitiver Variablen in die Modelle zur Entstehung und Aufrechterhaltung psychischer Störungen sowie die psychotherapeutische Veränderung dieser Variablen wird wissenschaftstheoretisch als kognitive Wende der Verhaltenstherapie (»zweite Welle« der Verhaltenstherapie) bezeichnet. Die kognitive Wende betont insbesondere die Bedeutung der Kognition für das Zustandekommen von spezifischen Emotionen und Verhalten im Rahmen eines kognitiven Modells. Dieses wiederum bildete die Grundlage für die Entwicklung psychotherapeutischer Techniken zur kognitiven Umstrukturierung.

1.2 Das kognitive Modell

Das kognitive Modell geht davon aus, dass Gefühle und Verhaltensweisen von Personen durch die Wahrnehmung bzw. Interpretation von Situationen beeinflusst werden. Somit nimmt die auslösende Situation auf emotionale und verhaltensmäßige Reaktion nur indirekt Einfluss über die Kognitionen (Leahy, 2007). Folgende Abbildung veranschaulicht das kognitive Modell, das sich bei einzelnen Vertretern kognitiver Theorien und Verfahren, beispielsweise im ABC-Modell von Ellis wiederfindet (vgl. Abschn. 8.1).

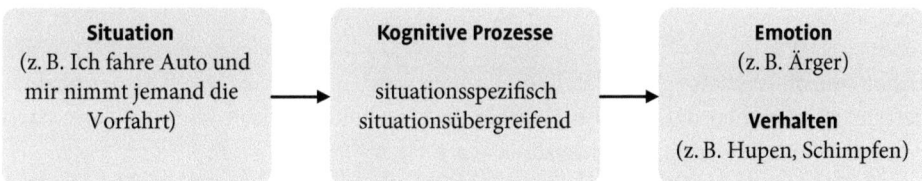

Abbildung 1.1 Schematische Darstellung des kognitiven Modells (modif. nach Wilken, 2013)

Unter kognitiven Prozessen sind Bewertungen, Annahmen, Hypothesen, Einstellungen, Selbstverbalisationen, kognitive Fehler, Vorwegnahmen und Antizipationen, Lebensregeln und -philosophien und Wahrnehmungen zu verstehen (s. a. Wilken, 2013). Da dem kognitiven Modell die Idee zugrunde liegt, dass kognitive Prozesse durch situationsspezifische (automatische) ebenso wie durch situationsübergreifende Kognitionen (bedingte Annahmen und Grundannahmen) gekennzeichnet sind, wird im Folgenden diese Unterteilung übernommen, nach der sich auch das konkrete Vorgehen der kognitiven Umstrukturierung unterscheiden lässt.

Automatische Gedanken

Automatische Gedanken stellen die oberste Ebene der Kognitionen dar, da sie spezifisch für bestimmte Situationen sind. Sie werden zwar in der Situation selten bewusst wahrgenommen, sind aber leicht zugänglich und liegen bei jedem Menschen vor (Beck, 2013). Diese Gedanken treten spontan auf und sind nicht das Ergebnis von Nachdenken oder Überlegen. Sie beeinflussen, wie sich Menschen in einer Situation fühlen und verhalten (s. Abb. 1.2).

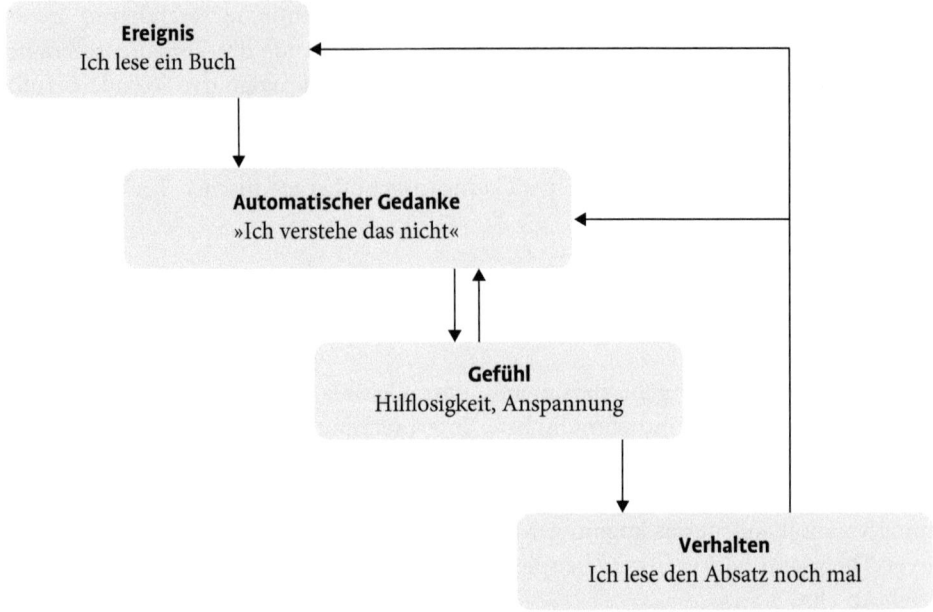

Abbildung 1.2 Schematische Darstellung der Bedeutung automatischer Gedanken (modif. nach Beck, 2013)

Unter »normalen«, also gesunden Bedingungen werden diese Gedanken an der Realität getestet. Reaktionen darauf, also Gefühle und Verhaltensweisen, können dann nach eigenen Wünschen anpasst werden.

Welche Art von automatischen Gedanken in einer bestimmten Situation aktiviert wird, hängt von früheren Lernerfahrungen ab, die die Sicht auf das Selbst, andere und die Welt prägen (und in Grundannahmen gespeichert sind). Bildlich lässt sich die Bedeutung von automatischen Gedanken als Resultat des Blicks durch eine Brille beschreiben, durch die die Umgebung und eigene Erlebnisse betrachtet werden. Dabei wird die Art der Ausgestaltung der eigenen Brille von kognitiven Therapeuten als »bedingte Annahme« oder auch als »Grundannahme« bezeichnet. Wird dabei die »rosarote Brille« (z. B. eine sehr optimistische Grundannahme, wie »Mir gelingt alles«) aufgesetzt, erfolgt eine andere Bewertung der Situation, also ein anderer automatischer Gedanke, als wenn durch die »tief-schwarz getönte Brille« (z. B. eine sehr pessimistische Grundannahme, wie »Mir gelingt nichts«) geschaut wird.

Bedingte Annahmen und Grundannahmen

Die Stabilität, in der die Kognitionen (automatische Gedanken) in den Situationen aktiviert werden, wird von den übergeordneten Annahmen (auch bedingte Annahmen) sowie den darüber liegenden Grundannahmen gesteuert (s. Abb. 1.3).

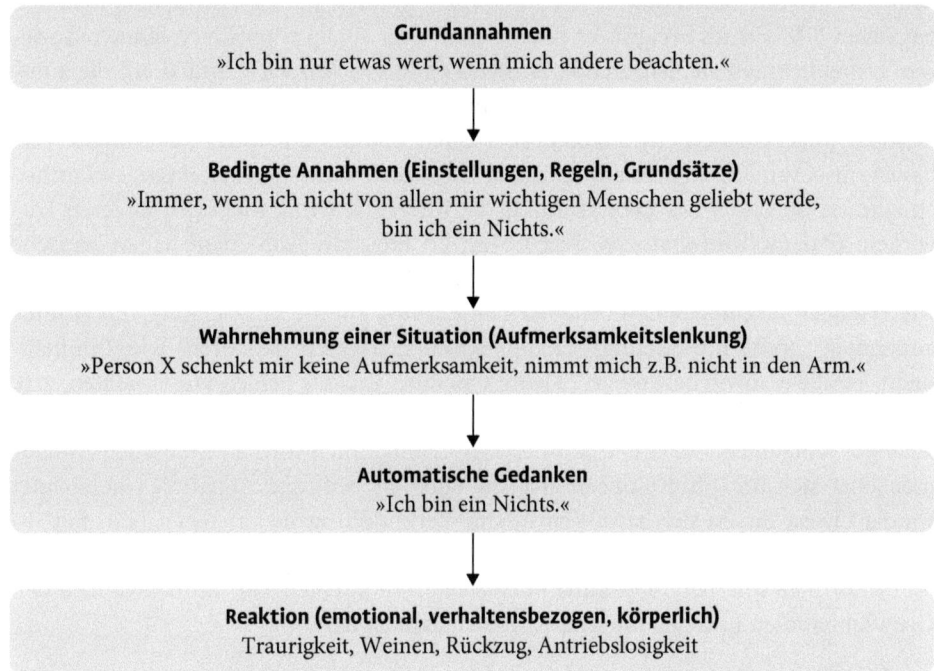

Abbildung 1.3 Zusammenhang zwischen automatischen Gedanken, bedingten Annahmen und Grundannahmen an einem Beispiel

Grundannahmen. Grundannahmen sind definiert als Einstellungen (auch Beliefs oder Schemata) gegenüber sich selbst, anderen Menschen und gegenüber der eigenen Umwelt, die sich basierend auf Erfahrungen in Interaktion mit der Umwelt seit der Kindheit entwickeln. Grundannahmen werden von der Person für wahr gehalten, sie sind sehr starr und übergeneralisiert, aber dennoch durch therapeutische Techniken veränderbar. Grundannahmen sind unabhängig von der auslösenden Situation, führen aber zu sogenannten bedingten Annahmen und über diese wiederum zu bestimmten situationsspezifischen automatischen Gedanken. Grundannahmen beeinflussen somit dauerhaft die Wahrnehmung von Situationen sowie das Denken, Fühlen und Verhalten in spezifischen Situationen und können somit einen wesentlichen Anteil bei der Entstehung psychischer Störungen ausmachen. Grundannahmen sind die Grundlage des Selbstkonzeptes eines Menschen und begründen die Art, wie Patienten ihr Leben gestalten.

Sie beeinflussen
(1) wie eine Person Informationen aus der Umgebung filtert
(2) welche Entscheidungen eine Person trifft
(3) charakteristische Verhaltensweisen einer Person

Insbesondere in belastenden Lebenssituationen können stabile Grundannahmen den negativen Effekt eines Ereignisses potenzieren, aber auch im positiven Sinne reduzieren. Dabei nehmen sie, basierend auf dem kognitiven Modell, Einfluss auf die automatischen Gedanken in einer Situation und vermitteln dies auf aktuelle Symptome. Darüber hinaus haben Grundannahmen einen Einfluss auf unser zukünftiges Verhalten, insbesondere in Stresssituationen. Es ist davon auszugehen, dass sich Grundannahmen im Laufe des Lebens durch die Interaktion mit wichtigen anderen entwickeln und modifizieren, z. B. Eltern, Lehrer, Freunde. Außerdem haben kritische Lebensereignisse und traumatische Erfahrungen, aber auch sehr positive Erlebnisse, wie Erfolgssituationen, einen bedeutsamen Einfluss auf die Entwicklung von Grundannahmen. Weiterhin beeinflussen biologisch getriggerte Faktoren, wie Temperament, Intellekt sowie besondere Talente (genauso wie das Fehlen von Talenten, z. B. Attraktivität, musikalisches Talent), die Ausformung stabiler Grundannahmen.

Bedingte Annahmen. Basierend auf den Grundannahmen formen Menschen Annahmen über sich und ihre Umwelt aus, die auch als bedingte Annahmen bezeichnet werden. Diese lassen sich als »Wenn-dann-Verknüpfungen« verstehen (s. a. Kap. 9) und stellen Regeln darüber auf, wie ein Individuum bestimmte Situationen bewerten und einordnen soll. Bedingte Annahmen stellen somit einen Vermittler zwischen den Grundannahmen und den automatischen Gedanken dar.

Das kognitive Modell als ein Störungsmodell

Dem kognitiven Modell liegt die Idee zugrunde, dass aufgrund bestimmter Gedanken, die wiederkehrend in einer Situation aktiviert werden, psychische Störungen begründet sind und durch deren Veränderung eine Verbesserung des emotionalen Befindens und der Abbau ungünstigster Verhaltensweisen zu erreichen ist. Solche Gedanken werden als »dysfunktionale Gedanken« bezeichnet, wobei die einzelnen kognitiven Theorien diesen Begriff unterschiedlich definieren (s. Kap. 8–10). Dysfunktionale Gedanken führen zu überdauernden Gefühls- und Verhaltensmustern, die meist inkongruent zu den eigenen Werten und Zielen sind. Daher kann der Begriff »dysfunktional« gleichgesetzt werden mit unangemessen, nicht zielführend oder nicht hilfreich.

Auf der Ebene der automatischen Gedanken lassen sich unterschiedliche Typen dysfunktionaler Kognitionen unterscheiden. Diese automatischen Gedanken sind durch eine Verzerrung oder fehlerhafte Schlussfolgerung geprägt und werden als kognitive Fehler (s. Abschn. 4.3) beschrieben.

> **Typen ungünstiger automatischer Gedanken**
> ▶ **Typ 1:** Die Gedanken sind verzerrt und treten trotz objektiv widersprechender Anhaltspunkte auf. Beispiel: »Ich hab in der ersten Arbeit nur eine Zwei

bekommen. Ich kann dieses Fach nicht bestehen, wenn ich schon am Anfang nicht *alles* verstehe!«

▶ **Typ 2:** Die Gedanken sind zutreffend, aber die daraus gezogene Schlussfolgerung ist falsch. Beispiel: »Ich habe nicht das gemacht, was ich meiner Mitbewohnerin versprochen habe. Deshalb bin ich ein schlechter Mensch.«

▶ **Typ 3:** Die Gedanken sind ebenfalls zutreffend, aber offensichtlich dysfunktional. Beispiel: »Ich brauche noch Stunden, um das hier fertigzustellen. Wahrscheinlich werde ich die ganze Nacht daran arbeiten müssen.«, statt: »Ich werde noch lange brauchen, aber ich schaffe das schon.«

Zu fehlerhaften Schlussfolgerungen oder verzerrten Wahrnehmungen, also zu kognitiven Fehlern, kommt es nach Annahmen des kognitiven Modells durch die stabilen Grundannahmen, wie das folgende Beispiel verdeutlicht.

Wenn ich einen Vortrag halten muss (Situation) und basierend auf meiner Grundüberzeugung (auch Schema oder Grundannahme) »Ich bekomme nie etwas auf die Reihe, ich bin ein Versager« den Gedanken habe »Alle werden mich anstarren« oder »Ich werde mich dauernd versprechen und die anderen lachen mich aus« (automatischer Gedanke), wird dies dazu führen, dass ich Angst empfinde (emotionale Reaktion), eine vermehrte körperliche Anspannung erlebe (physiologische Reaktion) und die Situation verlasse (motorische Reaktion). Aufgrund der kurzfristigen Konsequenz (z. B. »Ich habe die Situation überstanden«) erfolgt keine Korrektur, sondern eine Aufrechterhaltung der Kognitionen (langfristige Konsequenz) und damit auch eine Stabilisierung der emotionalen und verhaltensbedingten Symptomatik, was somit zur Aufrechterhaltung der psychischen Störung führt.

Würde ich in der Situation »Vortrag« aufgrund anderer Grundannahmen (z. B. »Ich kann meine Umgebung beeinflussen, ich bin selbstwirksam«) etwas anderes denken, z. B. »Ich werde das schaffen, ich bin gut vorbereitet und weiß, was ich zu tun habe«, werde ich vielleicht auch angespannt sein, aber kaum Angst empfinden und die Situation wahrscheinlich auch tatsächlich erfolgreich meistern.

Wie sich zeigt, finden sich die automatischen Gedanken und Grundannahmen an unterschiedlichen Stellen der Verhaltensanalyse wieder (Hautzinger, 2011c). Während automatische Gedanken die gedankliche Reaktion ($R_{kognitiv}$) im Rahmen der vertikalen Verhaltensanalyse widerspiegeln, finden sich die Grundannahmen als deren Voraussetzung in der Organismusvariable (O-Variable) wieder, der die horizontale Verhaltensanalyse (auch Makroanalyse, u. a. Sulz, 2011) zugrunde liegt.

Kognitive Umstrukturierung

Basierend auf der Annahme des kognitiven Modells, dass Personen über die Veränderungen ihrer Gedanken auch ihr Erleben und Verhalten in entscheidendem Maße selbst verändern können, liegt der Ansatzpunkt des therapeutischen Arbeitens auf der Veränderung krankmachender, dysfunktionaler Denkmuster. Als dysfunktionale Gedanken werden alle Gedanken einer Person betrachtet, die als ungünstig, unpassend, nicht-zielführend und behindernd erlebt werden und mit der Entstehung und Aufrechterhaltung der psychischen Störung in Verbindung stehen. Der Prozess der Identifikation und Modifikation dysfunktionaler Gedanken und Grundannahmen wird als kognitive Umstrukturierung bezeichnet und im folgenden Kapitel detailliert dargestellt. Grundlage der kognitiven Umstrukturierung ist eine kognitive Fallkonzeption (s. Abb. 1.4), die durch die Identifizierung dysfunktionaler Kognitionen begründet ist und die Grundlage für eine anschließende Modifikation der Kognitionen bietet.

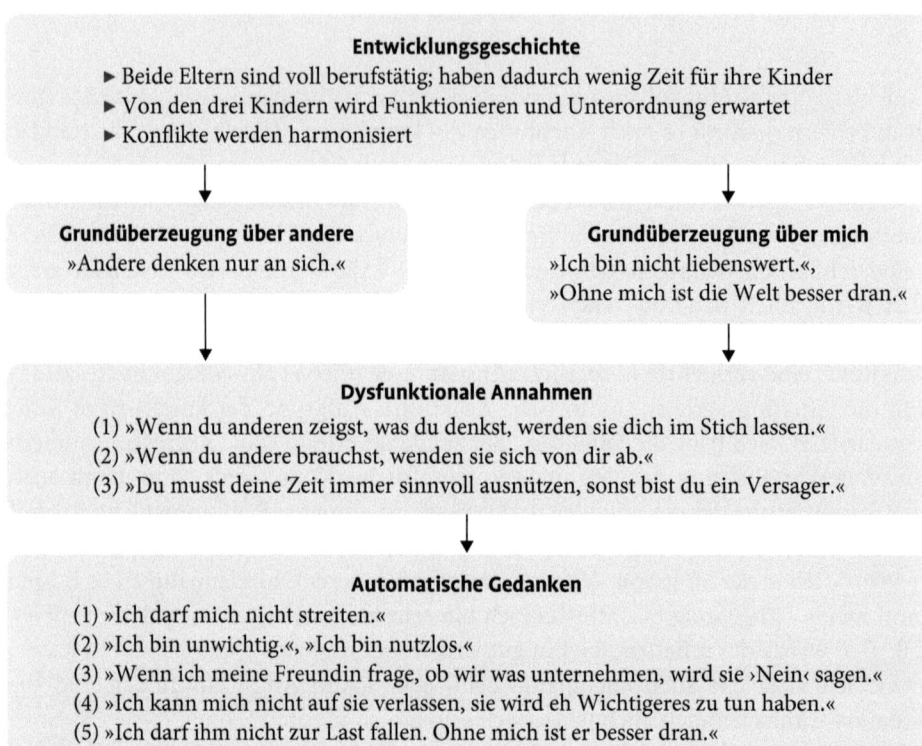

Entwicklungsgeschichte
▸ Beide Eltern sind voll berufstätig; haben dadurch wenig Zeit für ihre Kinder
▸ Von den drei Kindern wird Funktionieren und Unterordnung erwartet
▸ Konflikte werden harmonisiert

Grundüberzeugung über andere
»Andere denken nur an sich.«

Grundüberzeugung über mich
»Ich bin nicht liebenswert.«,
»Ohne mich ist die Welt besser dran.«

Dysfunktionale Annahmen
(1) »Wenn du anderen zeigst, was du denkst, werden sie dich im Stich lassen.«
(2) »Wenn du andere brauchst, wenden sie sich von dir ab.«
(3) »Du musst deine Zeit immer sinnvoll ausnützen, sonst bist du ein Versager.«

Automatische Gedanken
(1) »Ich darf mich nicht streiten.«
(2) »Ich bin unwichtig.«, »Ich bin nutzlos.«
(3) »Wenn ich meine Freundin frage, ob wir was unternehmen, wird sie ›Nein‹ sagen.«
(4) »Ich kann mich nicht auf sie verlassen, sie wird eh Wichtigeres zu tun haben.«
(5) »Ich darf ihm nicht zur Last fallen. Ohne mich ist er besser dran.«

Abbildung 1.4 Beispiel eines kognitiven Fallkonzepts (modif. nach Leahy, 2007)

2 Indikation und Kontraindikationen

2.1 Indikation und Wirksamkeit

Ziel kognitiver Umstrukturierung ist es, dass der Patient mittels der Veränderung von Gedanken einen angemesseneren Umgang mit Gefühlen und funktionaleres Verhalten lernt. Die klinische Erfahrung zeigt, dass eine (zumindest kurzfristige) Stimmungsänderung bereits innerhalb der Therapiesitzung erreicht werden kann. So sind Patienten häufig erleichtert, wenn ein alternativer Gedanke passt und sich »einfach gut anfühlt«. Gleichzeitig kann es allerdings bei der Bearbeitung dysfunktionaler Gedanken auch zunächst zu einer verstärkten negativen Stimmung kommen. Diese tritt insbesondere im Zustand der »inneren Verwirrung« auf, wenn Patienten ihr eigenes Gedankengebäude infrage stellen, aber noch keine alternative Sichtweise erarbeitet haben.

Wirksamkeit. Die Wirksamkeit der kognitiven Umstrukturierung ist für verschiedene Störungsbilder empirisch nachgewiesen (u. a. Gloaguen et al., 1998; Grawe et al., 2001; Hofmann et al., 2012; Wampold et al., 2002). Die genauen Wirkfaktoren, also Mechanismen, die tatsächlich die therapeutische Veränderung hervorbringen, sind bisher weitestgehend unklar und am ehesten bezüglich der Kognitiven Therapie bei Depression untersucht (u. a. Dozois et al., 2014; Strunk et al., 2010). Dabei zeigen Braun und Kollegen (2015), dass ein Zusammenhang zwischen der Anwendung sokratischer Fragen und der Verbesserung der depressiven Symptomatik insbesondere zu Therapiebeginn besteht. Eine weiterführende strenge empirische Überprüfung der kognitiven Umstrukturierung ist dadurch eingeschränkt, dass kognitive Elemente inzwischen kaum in Reinform angewendet werden, sondern fast immer Teil eines kognitiv-verhaltenstherapeutischen Gesamtpakets sind. Grund dafür ist die heute vorherrschende Meinung, dass Interventionen auf rein kognitiver Ebene für eine langfristige Besserung der Symptomatik nicht ausreichen, da die zugrunde liegenden Schemata ebenfalls aus visuellen, auditiven, somatischen, emotions- und verhaltensbezogenen Informationen bestehen und Interventionen daher auch die anderen Modalitäten anzielen müssen.

Anwendungsbereiche. Aufgrund der nachgewiesenen Wirksamkeit sind kognitive Techniken inzwischen Bestandteil aller kognitiv-verhaltenstherapeutischen Behandlungen und anwendbar auf fast alle psychischen Störungen. Tabelle 2.1 gibt einen Überblick über ausgewählte Manuale bei verschiedenen Störungsbildern, die Therapieelemente zur Bearbeitung dysfunktionaler Gedanken beinhalten.

Darüber hinaus ist es von großer Bedeutung, die allgemeinen Grundlagen und Vorgehensweisen der kognitiven Umstrukturierung zu kennen, um Umstrukturierungstechniken, basierend auf einer individuellen Fallkonzeption, an die Belange des Patienten anpassen zu können. Ausgehend von der grundlegenden Idee des kognitiven Modells, wonach dysfunktionale Gedanken bei Entstehung und Aufrechterhaltung

Tabelle 2.1 Beispiele für Manuale, die Therapieelemente zur Bearbeitung dysfunktionaler Gedanken beinhalten

Störung	Autor/en	Beispiel für Manual
Depression	Schaub, Roth & Goldmann (2013)	»Kognitiv-psychoedukative Therapie zur Bewältigung von Depressionen.«
	Hautzinger (2013)	»Kognitive Verhaltenstherapie bei Depressionen.«
Bipolare Störung	Wagner & Bräuning (2006)	»Psychoedukation bei bipolaren Störungen. Ein Therapiemanual bei Gruppen.«
Panikstörung/ Agoraphobie	Schmidt-Traub (2014)	»Panikstörung und Agoraphobie. Ein Therapiemanual.«
Soziale Phobie	Ambühl, Meier & Willutzki (2006)	»Soziale Angst verstehen und behandeln. Ein kognitiv-verhaltenstherapeutischer Zugang.«
	Stangier, Heidenreich & Peitz (2009)	»Soziale Phobien: Ein kognitiv-verhaltenstherapeutisches Behandlungsmanual.«
Generalisierte Angststörung	Becker & Margraf (2007)	»Generalisierte Angststörung. Ein Therapieprogramm.«
Zwangsstörung	Lakatos & Reinecker (2007)	»Kognitive Verhaltenstherapie bei Zwangsstörungen. Ein Therapiemanual.«
Posttraumatische Belastungsstörung	König, Resick, Karl & Rosner (2012);	»Posttraumatische Belastungsstörung. Ein Manual zur Cognitive Processing Therapy.«
	Boos (2014)	»Kognitive Verhaltenstherapie nach chronischer Traumatisierung. Ein Therapiemanual.«
Abhängigkeits- erkrankungen	Bachmann & El-Akhras (2009)	»Lust auf Abstinenz. Ein Therapiemanual bei Alkohol-, Drogen- und Medikamentenabhängigkeit.«
	Schuhler & Vogelsang (2012)	»Pathologischer PC und Internet-Gebrauch. Eine Therapieanleitung.«
	Müller, Zwaan & Mitchell (2008)	»Pathologisches Kaufen. Kognitivverhaltenstherapeutisches Manual.«
Essstörungen	Vocks & Legenbauer (2010)	»Körperbildtherapie bei Anorexia und Bulimia Nervosa.«
	Jacobi, Thiel & Paul (2008)	»Kognitive Verhaltenstherapie bei Anorexia und Bulimia nervosa.«
Somatoforme Störungen	Brunhoeber (2009)	»KVT bei körperdysmorpher Störung: ein Therapiemanual.«
Schizophrenie	Hahlweg & Dose (1998)	»Schizophrenie. Fortschritte der Psychotherapie.«
Persönlichkeits- störungen	Beck & Freeman (1999)	»Kognitive Therapie der Persönlichkeitsstörungen.«

einer psychischen Störung eine zentrale Rolle spielen, ist davon auszugehen, dass kognitive Umstrukturierungstechniken bei allen Störungen mehr oder weniger erfolgreich eingesetzt werden können. Allerdings ist dies nicht für alle psychischen Störungen empirisch abgesichert, die besten Evidenzen bestehen für affektive Symptome und Suizidalität sowie Angst, Somatoforme, Ess- und Persönlichkeitsstörungen (Hautzinger, 2011b).

Grundsätzlich ist die Anwendung kognitiver Techniken in der Psychotherapie immer dann indiziert, wenn den emotionalen Problematiken ungünstige oder unrealistische Annahmen, rigide Vorstellungen oder moralische Dilemmata zugrunde liegen. Dies findet sich vorrangig bei Angst- und depressiven Störungen. Im Rahmen der Behandlung der Posttraumatischen Belastungsstörung sind kognitive Methoden ebenfalls einsetzbar und insbesondere geeignet zur Bearbeitung von Schuld- oder Wertlosigkeitsgedanken. Dies empfiehlt sich allerdings nur, wenn die entsprechenden Annahmen in direktem Zusammenhang mit einer einmaligen oder zumindest umschriebenen Traumatisierung stehen und nicht durch chronische Traumatisierungen hervorgerufen werden bzw. Teil der Persönlichkeitsstruktur sind (wie z.B. bei der Borderline-Persönlichkeitsstörung). Auch ein Einsatz im Rahmen der Behandlung von Schizophrenie ist indiziert, um die Ich-Syntonie der Befürchtungen (Empfindung einer Befürchtung als real und Teil der eigenen Person) durch Hinzuziehen widerlegender Informationen zu schwächen.

Was zuerst? Am Anfang kognitiver Umstrukturierung steht meist die Bearbeitung automatischer Gedanken, erst später werden stabile Grundannahmen fokussiert (Hautzinger, 2011a). Das Veränderungsrational bei automatischen Gedanken ist zunächst einfacher zu vermitteln und automatische Gedanken sind dem Patienten meist leichter zugänglich als stabile Grundannahmen. Die Bearbeitung automatischer Gedanken allein sollte bereits zur Verbesserung der Symptomatik führen. Bezogen auf eine sich möglicherweise anschließende Arbeit an Grundannahmen ist zu beachten, dass diese zwar nach der Annahme des kognitiven Modells an jeder psychischen Störung beteiligt sind, daraus aber nicht geschlussfolgert werden kann, dass diese auch immer behandelt werden sollten. Insbesondere, wenn eine Bearbeitung automatischer Gedanken nicht gelingt, sollte eine weitere kognitive Arbeit an den Grundannahmen sehr kritisch betrachtet werden. Aus der klinischen Erfahrung heraus zeigt sich, dass Personen auch mit ungünstigen Grundannahmen »psychisch gesund«, d.h. ohne Vorliegen einer Achse-I-Störung, sein können und eine Bearbeitung nicht zwangsläufig erfolgen muss. Außerdem deuten die wenigen hierzu vorliegenden Studien auf keinen größeren Effekt, wenn neben den automatischen Gedanken auch Grundüberzeugungen bearbeitet werden (u.a. Jacobson et al., 1996). Allerdings zeigt die klinische Erfahrung auch, dass die Bearbeitung der Grundannahmen das Rückfallrisiko bzw. das Auftreten anderer Beschwerden reduzieren kann. Somit ist ggf. gemeinsam mit dem Patienten abzuwägen, ob nach einer Identifizierung von Grundannahmen im Rahmen der Bearbeitung automatischer Gedanken auch eine Modifikation erfolgen soll. Es ist ebenso möglich, dass der Patient zwar ungünstige Grundüberzeugungen kennt, diese aber nicht bearbeiten möchte.

Setting. Die konsequenteste Anwendung kognitiver Techniken erfolgt vermutlich in (ambulanten) Einzeltherapien, allerdings lässt sich auch eine effektive Behandlung im stationären Setting realisieren. Davon ausgehend, dass die Symptomschwere von Patienten im stationären Setting durchschnittlich schwerer ist, sollte immer im Einzelfall abgeklärt werden, ob und inwiefern beim derzeitigen Zustand des Patienten Umstrukturierungsmethoden indiziert sind. So ist beispielsweise im Rahmen einer akuten und schweren depressiven Störung, der Verhaltensaktivierung und möglicherweise auch der kombinierten medikamentösen Therapie (zunächst!) Vorzug zu gewähren (z. B. in der Kognitiven Therapie nach Beck, s. Abschn. 9.2).

Auch im Paar- oder Gruppensetting ist es sinnvoll, kognitive Techniken einzusetzen, um z. B. durch eine gemeinsame Begriffsbestimmung eine Kommunikationsgrundlage zu schaffen, um in offenen Gruppen Entscheidungen oder Konflikte zu klären oder die Umstrukturierung automatischer Gedanken zu vermitteln und zu üben. Schwierigkeiten gibt es hierbei eher in der Modifikation von Grundannahmen, allerdings kann diese durch eine Gruppenarbeit unterstützt werden, z. B. indem die Gruppe für eine bestimmte Grundüberzeugung gemeinsam Pro- und Kontra-Argumente sammelt. Kognitive Umstrukturierung im Gruppenkontext wirkt sich insbesondere dadurch günstig aus, dass eine Vielzahl an Perspektiven erfasst wird, um ungünstige Gedanken oder Grundannahmen zu entkräften. Auch für Verhaltensexperimente im Rahmen kognitiver Umstrukturierung können Gruppentherapien einen guten Rahmen darstellen, in dem Befürchtungen, Gedanken und Annahmen überprüft werden.

Anforderungen an den Therapeuten. Als Anforderungen an den Therapeuten sollten ein tiefes und umfassendes Verständnis der Problematik des Patienten und ein Verständnis für die Bedeutung kognitiver Strukturen innerhalb des Störungsbildes vorhanden sein. Darüber hinaus ist es notwendig, dass der Therapeut sich mit dem kognitiven Modell vertraut macht und basierend auf den nachfolgenden Techniken die Intervention auswählt, die am schnellsten und effektivsten eine Veränderung der Symptomatik verspricht. Ausgangspunkt für die Wahl der konkreten Technik sollte dabei immer der Inhalt der ungünstigen Kognition und die Art des zugrunde liegenden kognitiven Fehlers sein. Im Falle einer Generalisierung ginge es beispielsweise bei der Disputation darum, Ausnahmen zu finden, wofür sich besonders die Technik des Realitätstestens (Kap. 6, Abschn. »Überprüfung der Evidenz«) eignet. Hierbei empfiehlt sich, dass der Therapeut über ein breites Repertoire an möglichen Techniken verfügt, um diese flexibel an den Erfordernissen des Patienten orientieren zu können. Ebenso ist dem Patienten mit einer offenen und geduldigen Haltung zu begegnen, um ihm Raum und Zeit zu lassen, zu eigenen Schlussfolgerungen zu gelangen, und ihn nicht nach eigenen Maßstäben zu »bekehren«. Von der Patient-Therapeut-Interaktion wird dafür eine tragfähige und vertrauensvolle Arbeitsbeziehung gefordert. Darüber hinaus ist eine gute zeitliche Planung und innere Struktur aufseiten des Therapeuten notwendig, um eine begonnene Technik, aber insbesondere komplexe Disputationstechniken innerhalb einer Sitzung bzw. über einige Sitzungen hinweg stringent verfolgen zu können.

Und zu guter Letzt: Kognitive Techniken und insbesondere die sokratische Gesprächs-führung erfordern die Bereitschaft zu intensivem Üben!

2.2 Kontraindikationen

Kontraindikation: Kognitive Voraussetzungen der Patienten. Bei Patienten, denen kein Zugang zu ihren Gedanken und den damit einhergehenden Prozessen gelingt, ist die Anwendung kognitiver Techniken zumindest erschwert. Dies gilt insbesondere dann, wenn die kognitiven Voraussetzungen nicht gegeben sind, wie bei Kleinkindern, dem Vorliegen einer demenziellen Erkrankung oder einer geistigen Behinderung. Nicht indiziert ist die Anwendung kognitiver Techniken darüber hinaus, wenn auf Patien-tenseite nicht ein Mindestmaß an Einsicht in gedankliche Prozesse vorherrscht und das kognitive Modell angenommen werden kann. Außerdem muss der Patient Zugang zu basalen Regeln der Logik haben, um eigenständig Erkenntnisse aus den therapeuti-schen Fragen ableiten zu können. Dies trifft umso mehr auf komplexe Disputations-techniken wie den sokratischen Dialog zu, die kognitiv sehr herausfordernd sind.

Zeigt sich im Rahmen der Identifikation von Gedanken trotz Unterstützung durch den Therapeuten (s. Abschn. 5.1), dass es dem Patienten nicht möglich ist, Gedanken zu benennen, sollte generell von der Anwendung dieser Methodik abgesehen werden. Als weiterer Grund für auftretende Probleme ist die Motivation des Patienten zu betrachten. Hierbei empfiehlt es sich, mittels motivierender Therapieelemente, z. B. motivierender Gesprächsführung (Arkowitz et al., 2010), den Patienten vor Beginn des weiteren kognitiven Arbeitens zu motivieren.

Kontraindikation: Ich-Dystonie. Eindeutig nicht indiziert sind Techniken der kogniti-ven Umstrukturierung bei Befürchtungen, Annahmen und Vorstellungen, die vom Patienten selbst bereits als ich-dyston (als fremdartig, übertrieben) erlebt werden. Dies trifft vor allem auf Zwangsgedanken zu. In diesem Fall herrscht bereits Einsicht in die Irrationalität der Gedanken, sodass es eher um eine verhaltensmäßige und emotionale Überprüfung bezüglich des Aushaltens von Angst/Ekel etc. oder des Eintretens der Befürchtung basierend auf konfrontativen Verfahren (Neudeck, 2015) geht. Darüber hinaus sollte die Anwendung bei akuten psychotischen Zuständen aus diesem Grund ebenfalls nicht erfolgen. Hierbei fehlt dem Patienten zumeist die notwendige Fähigkeit, sich von den eigenen Kognitionen distanzieren zu können (Hautzinger, 2011b).

Ergänzende Therapiemethoden. Zeigt sich im Rahmen der Diagnostik und Fallkon-zeption, dass die bestehenden Symptome zwar mit belastenden und ungünstigen Gedanken in Zusammenhang stehen, deren Aufrechterhaltung jedoch nicht nur durch kognitive Fehler, mangelnde Gegenevidenzen o. Ä. erklärt werden kann, so sollten alternative Ansätze zum kognitiven Arbeiten herangezogen werden. Gleiches gilt im Falle, dass kognitives Arbeiten zwar indiziert wäre, dieses jedoch aus oben genannten Gründen nicht erfolgversprechend ist. In solchen Fällen könnte ein akzeptanzbasier-ter Umgang, z. B. im Rahmen der Akzeptanz- und Commitmenttherapie in Erwägung gezogen werden. Handelt es sich um lebens- und lerngeschichtlich geprägte belastende

Gedanken, kann ein schematherapeutisches Vorgehen erfolgsversprechend sein. Sind es die Gedanken über die Gedanken, die therapeutisch anzuzielen wären, kann ein Vorgehen nach dem Vorbild der Metakognitiven Therapie eingesetzt werden.

Ethik. Eine ethisch-moralische Frage, die sich bei der Anwendung kognitiver Techniken darüber hinaus immer wieder stellt, ist, in wieweit man als Therapeut eine Veränderung im Sinne einer Besserung der Befindlichkeit des Patienten anwendet oder ob man versucht, den Patienten von seiner eigenen Lebenssicht zu überzeugen, ohne dass dies psychotherapeutisch notwendig ist. Hierbei wird vom Therapeuten ein großes Ausmaß an Fingerspitzengefühl und Reflexion gefordert. Dabei sind insbesondere die Bedürfnisse des Patienten und dessen Wünsche nach Veränderung zu berücksichtigen und nicht nur die Veränderung der Störung zu beachten (s. Kasten). Das bedeutet, eine kognitive Umstrukturierung darf letztendlich nur mit einem entsprechenden Auftrag des Patienten erfolgen.

Zum Nachdenken
Wir wissen heute, dass depressive Patienten im Vergleich zu »Gesunden« oft einen realistischeren Blick haben (Allan et al., 2007), daher stellt sich die Frage, ab wann wir von einem (depressiven) Realismus vs. von Dysfunktionalität sprechen und wie weit es uns erlaubt ist, Patienten einen realistischen Blick auf die Welt zu nehmen?

3 Sokratischer Dialog als Grundhaltung der kognitiven Umstrukturierung

Der sokratische Dialog ist bezogen auf seine Ursprünge die vermutlich philosophischste Technik innerhalb der KVT. Psychotherapeutisch findet der sokratische Dialog einerseits als explikativer sokratischer Dialog Anwendung im Rahmen der Klärung von Begrifflichkeiten. Diese sind wiederum häufig Bestandteil dysfunktionaler Gedanken oder Annahmen. Andererseits können störungsbezogene Konflikte und Entscheidungen, also ethisch-moralische Konflikte, im Rahmen des normativen sokratischen Dialogs geklärt werden.

Nach dem Vorbild der sokratischen Lehre soll dem Patienten beim sokratischen Dialog nicht in direktiver Form Wissen zur »Lösung« seiner Konflikte vermittelt werden. Stattdessen soll der Patient durch naive Fragen und eine geduldig, beharrliche Haltung des Therapeuten zu einer individuell nützlichen, zielorientierten und mit seinen Werten und Normen übereinstimmenden Entscheidung gelangen. Das »Sokratische« am sokratischen Dialog bestimmt sich dabei nicht lediglich über die Anwendung bestimmter Frage- oder Disputationstechniken, sondern über einen umfassenden, prozesshaften und systematisierten Ablauf, der dem Patienten helfen soll, zu individueller Wahrheit und zu individuellen Erkenntnissen zu gelangen. Nicht zuletzt deshalb eignet er sich besonders in der Auflösung hartnäckiger dysfunktionaler Einstellungen und Annahmen, wie beispielsweise im Rahmen depressiver Störungen.

Der sokratische Dialog innerhalb der Psychotherapie kann als die komplexeste aller Umstrukturierungsmethoden verstanden werden. Die klassischen Disputationstechniken (s. Kap. 6, Abschn. »Explikativer sokratischer Dialog zur Bearbeitung automatischer Gedanken« und »Normativer sokratischer Dialog zur Bearbeitung automatischer Gedanken«) werden in systematischer Form in den sokratischen Ablauf integriert. Somit ist der sokratische Dialog jedoch nicht nur einfach mit Disputationstechniken gleichzusetzen. In der Psychotherapie scheint eine große Unklarheit darüber zu herrschen, was der sokratische Dialog ist und wie er umgesetzt werden soll (Stavemann 2015, S. 93). Diese Unklarheit spiegelt sich in der Verschiedenartigkeit seiner Beschreibungen in der Psychotherapieliteratur wider. Die klinische Erfahrung zeigt außerdem, dass selbst erfahrenste Therapeuten Schwierigkeiten in der Anwendung des sokratischen Dialogs haben. Praktisch betrachtet mag dies vor allem auf den schwierigen Umgang mit dem überdimensionierten formalen Rahmen zurückgehen, den der sokratische Dialog bildet.

Für eine zielführende Anwendung – sei es im strengen Ablaufschema oder in einer gekürzten Variante – ist ein ausreichendes Verständnis der Grundlagen und Besonderheiten vonnöten. Gleichzeitig soll deutlich gemacht werden, dass viele der Standardtechniken, die Therapeuten anwenden, Techniken innerhalb des sokratischen Dialogs sind. Im Folgenden soll daher aufgezeigt werden, wie durch stringente und systematisierte Anwendung dieser Techniken ein Dialog nach dem Vorbild des sokratischen Dialogs entstehen kann. Schließlich wird in den Abschnitten »Explikativer sokratischer Dialog zur Bearbeitung automatischer Gedanken« sowie »Normativer sokratischer Dialog zur Bearbeitung automatischer Gedanken« (beide Kap. 6) jeweils ein Ablaufschema wie auch die schrittweise Durchführung des explikativen und normativen sokratischen Dialogs anhand von Fallbeispielen dargestellt.

3.1 Sokratische Idee und psychotherapeutischer sokratischer Dialog

Stavemann (2015) definiert den psychotherapeutischen sokratischen Dialog als »einen philosophisch orientierten Gesprächsstil, der durch eine nicht-wissende, naiv fragende, um Verständnis bemühte, zugewandte, akzeptierende Therapeutenhaltung geprägt ist und chronologisch verschiedene Phasen durchläuft.« (S. 19).

Ursprung. Der sokratische Dialog geht zurück auf den griechischen Philosophen Sokrates und auf seine Entwicklung von Methoden zur Durchführung eines strukturierten Dialogs (sog. Mäeutik). Sokrates stellte sich Wissensvermittlung im antiken Zeitalter so vor, dass Wahrheiten und Wissen der eigenen Konstruktion und Erkenntnis unterliegen und somit jeder seine eigene persönliche Wahrheit aufbauen sollte. Der Schüler soll also nicht direktiv unterrichtet oder überzeugt werden. Stattdessen leitet der Lehrer als nicht-wissende Instanz durch naives Fragen den Schüler dazu an, eigene Einsicht und Selbstbestimmung zu erlangen. Trotz einiger Widersprüchlichkeiten (z. B. eine nicht-wissende Person als Lehrer) greift die moderne KVT auf die grundlegende sokratische Idee zurück, dass dysfunktionale Annahmen und Gedanken vom Patienten selbst erkannt und hinterfragt werden sollen.

Der therapeutische sokratische Dialog. Die Aufgabe des Therapeuten im psychotherapeutischen sokratischen Dialog ist es, den Patienten durch offene und naive Fragen, ohne zu starkes Lenken oder Vorgabe von Erkenntnissen, stringent und mit allgemeinen Regeln der Argumentation und der Logik durch eine individuell relevante Thematik zu führen. Die praktische Realität sieht meistens so aus, dass der Therapeut Ideen und Hypothesen über mögliche Denkfehler des Patienten hat und somit natürlicherweise keine naive und unwissende Rolle übernehmen kann und dies in der KVT auch nicht soll. Ziel des psychotherapeutischen sokratischen Dialogs ist es daher, trotz möglicher Hypothesen im Hinterkopf des Therapeuten, dem Patienten durch offene Fragen die Möglichkeit zur Prüfung eigener Aussagen auf Realitätsbezogenheit, Widerspruchsfreiheit und Zielgerichtetheit innerhalb seines »Lebenssystems« zu verhelfen. Da dies ein individueller Prozess ist, muss das Ergebnis nicht das sein, was den Hypothesen des Therapeuten entspricht. Es geht somit darum, Aussagen auf individuelle Wahrheit und Vernunft zu prüfen und gegebenenfalls anzupassen. Der sokratische Dialog verläuft dabei nach einem bestimmten Ablaufmodell und greift auf bekannte Disputationstechniken zurück.

3.2 Das »Sokratische« am sokratischen Dialog

Wesen des sokratischen Dialogs

Als wesenhaft sokratisch kann ein Gespräch dann verstanden werden, wenn vor dem individuellen lebensgeschichtlichen Hintergrund des Patienten mit seinen persönlichen Werten und Zielen durch geleitetes Fragen eine, in der Vorstellung des Patienten, vernünftige und eigenverantwortliche Lösung für das angebrachte Problem erreicht wird. Ziel ist es nicht, eine Erkenntnis oder Lösung anzustreben, von der der Therapeut glaubt, dass sie gut für den Patienten sei. Der Patient selbst soll sich vielmehr durch individuellen Erkenntnisgewinn ein widerspruchsfreies und mit den eigenen Werten im Einklang stehendes Leben ermöglichen.

Therapeutische Haltung

Der Therapeut sollte zurückhaltend und geduldig sein und sich gegenüber den Aussagen und dem Verhalten des Patienten akzeptierend und verständnisvoll zeigen. Er spricht Widersprüche oder Unklarheiten nicht offen an, sondern erfragt diese durch Rückmeldung der eigenen Verwunderung und Verwirrung. Der Therapeut bewertet nicht, erklärt nicht und greift nicht auf seine eigenen Ansichten zurück. Er dient somit dem Patienten lediglich als Instanz, die fragend auf Widersprüche, logische Inkonsistenz und mangelnde Orientierung auf Ziele, Werte und Normen hinweist. Um diese therapeutische Haltung ausüben zu können, ist es notwendig oder zumindest sehr vorteilhaft, wenn der Therapeut eine entsprechende Lebenshaltung von nicht absoluter Wahrheit und Richtigkeit vertritt.

Methoden

Innerhalb des sokratischen Dialogs mit seinem sehr prozesshaften Ablauf greift der enthaltsame Therapeut auf verschiedene bekannte Disputationstechniken zurück, nutzt dabei mehr oder weniger explizit die Technik der regressiven Abstraktion und folgt über naiv gestellte Fragen einem übergeordneten Ablaufschema.

Therapeutische Aufgabe. Aufgabe des Therapeuten ist es, über den gesamten Diskurs hinweg geduldig, aber beharrlich Schritt für Schritt Widersprüche, mangelnde Logik oder nicht realistische Norm- und Moralvorstellungen mithilfe von Fragen für den Patienten erfahrbar zu machen. Spürt auch der Patient diese Inkongruenzen, so gerät er in den beabsichtigten Zustand der inneren Verwirrung, merklich unter anderem daran, dass der Patient seine Verwunderung explizit formuliert, oder indem er im Gespräch stockt oder nachdenklich wirkt. Es ist davon auszugehen, dass in diesem Zustand ein Überdenken und Neudefinieren in Bezug auf das ausgewählte Thema leichter fällt und dies auch eine Veränderung im Verhalten leichter nach sich ziehen kann. Somit zielt therapeutisch-sokratisches Arbeiten darauf ab, einen Zustand innerer Verwirrung herzustellen, von dem aus dann der Aufbau funktionaler Gedanken möglich ist.

Ablauf und regressive Abstraktion. Der sokratische Dialog folgt nach Stavemann (2015) grundsätzlich einem phasenhaften Ablaufschema. Der explikative sokratische Dialog mit dem Ziel der Klärung von Begriffen und Konzepten durchläuft nach der anfänglichen Themenfestlegung (ggf. auch wiederholt) verschiedene Phasen, bestehend aus Definitionsversuchen, Konkretisierung dieser Definitionsversuche und Widerlegung dieser mit anschließender Suche nach alternativen Begriffsbeschreibungen. Zum Schluss soll der Patient seine erarbeitete neue Sicht zusammenfassen. Im normativen sokratischen Dialog werden zur Klärung vergangener oder zukünftiger Entscheidungen nach der Themenfestlegung Gründe, die für oder gegen eine Entscheidung sprechen, oder auch deren positive oder negative Aspekte gesammelt. Anschließend werden die ethisch-moralischen Werte exploriert, welche mit der anstehenden Entscheidung in Zusammenhang stehen. Die gesammelten Gründe für oder gegen eine Entscheidung oder auch deren positive und negative Aspekte werden schließlich gegenübergestellt und abgewogen. Schließlich kann der Patient so zu einer Entscheidung kommen. Zur Darstellung der detaillierten Ablaufschemata siehe die Abschnitte »Explikativer sokratischer Dialog zur Bearbeitung automatischer Gedanken« und »Normativer sokratischer Dialog zur Bearbeitung automatischer Gedanken« (Kap. 6).

Dem beschriebenen Ablaufschema des sokratischen Dialogs liegt mehr oder weniger explizit die Methode der sogenannten regressiven Abstraktion zugrunde. Regressive Abstraktion meint die vorgegebene Richtung in einem Diskurs, nämlich im Fall des explikativen sokratischen Dialogs den Weg vom wahrgenommenen Gedanken, also vom Konkreten (»Ich verdiene keinen Respekt«), zum dahinterstehenden allgemeinen Wesen (»Was ist denn eigentlich eine Respektsperson?«). Nach Stavemann (2015) kann die regressive Abstraktion üblicherweise im Anschluss an die Phase der Widerlegung einer Begriffsdefinition integriert werden, um eine funktionalere Definition zu etablieren. Die regressive explikative Abstraktion gliedert sich dann in folgende Schritte:
(1) Sammlung von Eigenschaften
(2) Zusammenfassen der Eigenschaften
(3) Frage nach weiteren Beispielen
(4) Trennung notwendiger und hinreichender Eigenschaften
(5) Erarbeitung wesentlicher Kriterien

Im Abschnitt »Explikativer sokratischer Dialog zur Bearbeitung automatischer Gedanken« (Kap. 6) findet sich eine Darstellung einer Integration der regressiven explikativen Abstraktion in den sokratischen Dialog. Mögliche Ausgänge in einem solchen explikativen Diskurs könnten beispielsweise sein, dass der Patient feststellt, dass (1) eine allgemeingültige Beschreibung nicht existent ist und/oder dass (2) er sein bisheriges Verständnis eines Phänomens überdenken sollte (was dann meist im Rahmen der regressiven Abstraktion geschieht). Der Patient könnte außerdem zum Schluss kommen, dass er (3) eigentlich schon unter seine eigene Definition fällt und/oder dass (4) er zwar erkennt, dass er unter die eigene Definition fällt, er dieser für sich selbst aber Gültigkeit abspricht. Letztere Option würde eine neue Frage im sokratischen Dialog oder in der kognitiven Umstrukturierung eröffnen, nämlich die, weshalb für den Patienten andere Maßstäbe gelten als für andere Personen.

Die Verlaufsrichtung bei der regressiven Abstraktion im normativen sokratischen Dialog ist die von den wahrgenommenen Folgen eines vergangenen Phänomens (z. B. Schuldgefühle, die Mutter ins Altenheim gegeben zu haben) zu dessen Ursachen (z. B. »Welche Gründe gab es dafür?«). Bei einer anstehenden Entscheidung geht der Verlaufsweg zu den zugrunde liegenden konfligierenden Werten und den positiven und negativen Aspekten der Entscheidung. Nach Stavemann (2015) ist die Methode der regressiven Abstraktion somit bereits im Ablaufschema des normativen sokratischen Dialogs integriert. Ein Ausgang des normativen sokratischen Dialogs könnte dann beispielsweise die Feststellung sein, dass es zum damaligen Zeitpunkt der Entscheidung sehr gute Gründe dafür gab, die Mutter ins Pflegeheim zu geben, oder auch, dass es nach den eigenen Moralvorstellungen gut und wichtig ist, eine Entscheidung in eine bestimmte Richtung zu treffen.

Fragetypen und Disputationsformen. Grundsätzlich sind im Rahmen des sokratischen Dialogs alle bekannten Fragetypen und Argumentationsweisen anwendbar (s. Kasten). Jedoch wird ein Dialog nicht durch reine Anwendung der genannten Fragen zum sokratischen Dialog, sondern durch optimale Einbettung aller möglichen Fragetechniken in das Phasenmodell (s. Kap. 6, Abschn. »Explikativer sokratischer Dialog zur Bearbeitung automatischer Gedanken« und »Normativer sokratischer Dialog zur Bearbeitung automatischer Gedanken«).

Auswahl möglicher Fragetypen und Disputationsformen im Rahmen des sokratischen Dialogs

▶ **Einfaches Nachfragen, Konkretisieren, Konsequenzen ableiten:**
»Wieso?« »Was/Wie genau?« »Was heißt das?« »Wie kommen Sie darauf?« »Wie finden Sie das?« »Was wäre, wenn …?« »Was ist die Konsequenz, wenn …?«

▶ **Verständnis klären:**
»Das verstehe ich nicht, können Sie mir das bitte noch einmal erklären?«

▶ **Konfrontative Frage, um Unlogik/Widersprüchlichkeit zu klären:**
»Vorhin sagten Sie …, jetzt gerade meinten Sie …, das kriege ich nicht zusammen, bitte erklären Sie mir das.«

▶ **Frage über eigene Verwunderung:**
»Ach so? Das wundert mich, wenn doch …«

▶ **Fragen aus dem empirischen Disput:**
»Wie wahrscheinlich ist es, dass …?« »Wie häufig ist Ihnen … passiert?« »Wie hoch ist die statistische Wahrscheinlichkeit, dass …?«

▶ **Fragen aus dem logischen Disput:**
»Wieso sollte X eintreten, wenn doch …«

▶ **Fragen aus dem hedonistischen Disput:**
»Wie nützlich ist … gewesen?« »Wobei hilft …?«

Wichtige Aspekte bei der Anwendung. In der Anwendung des sokratischen Dialogs sollte auf folgende Aspekte geachtet werden (in Anlehnung an Wright et al., 2006):

▶ Therapeuten sollten Fragen verwenden, die auf die Möglichkeit der Veränderung hinweisen und die dem Patienten zeigen, dass die Veränderung der Gedanken ihre Beschwerden reduzieren und die Bewältigungsfähigkeit erhöhen kann.

▶ Therapeuten sollten Fragen so stellen, dass diese ein emotionales oder verhaltensbezogenes Ergebnis beinhalten. Dem Patienten sollten durch die Befragung produktive und angemessene Verhaltensalternativen aufgezeigt werden.

▶ Therapeuten sollten so fragen, dass der Patient einen Lernprozess durchlaufen kann, z.B. indem er über seine Art zu denken nachdenkt. Dabei sollten die Fragen so formuliert sein, dass der Patient bereit ist, sich neuen Perspektiven zu stellen. Es sollte hierbei auch die kognitiven Möglichkeiten des Patienten sowie seine Symptombelastung berücksichtigt werden.

▶ Der Therapeut sollte darauf achten, dass er keinen zu lenkenden Fragestil führt und somit die Rolle des Experten übernimmt, sondern vielmehr dem Patienten ermöglicht, sich seiner eigenen Problemlösefähigkeiten und seiner Kreativität bewusst zu werden.

3.3 Einbettung des sokratischen Dialogs als Umstrukturierungsmethode im therapeutischen Prozess

An die vorausgehenden Schritte der Vermittlung des kognitiven Modells, der Identifikation der Grundannahmen oder bedingten Annahmen sowie der automatischen Gedanken (s. Kap. 4 u. 5) schließt sich die Auswahl des zentralen Themas für den sokratischen Dialog an. In den folgenden beiden Fallbeispielen wird die Einbettung des sokratischen Dialogs und seiner Methoden in den Therapieprozess exemplarisch dargestellt.

Fallbeispiel

Sokratischer Dialog – Selbstwertprobleme
In der Behandlung von Selbstwertproblemen im Rahmen einer sozialen Phobie bestand bei einem Patienten die Annahme, dass er nur als Respektsperson (»ein harter Kerl sein«) von anderen gemocht wird.

Bei dieser Problemstellung kann es sinnvoll sein, mithilfe eines sokratischen (explikativen) Dialogs eine Begriffsbestimmung für »harter Kerl« vorzunehmen und im Rahmen dessen den Denkfehler der Generalisierung (»Alle müssen mich mögen«) mittels empirischer (wie realistisch?) und hedonistischer (wie nützlich?)

Disputation aufzulösen. Der Patient kann so zum Schluss kommen, dass seine Definition eines »harten Kerls« mit Widersprüchen verbunden ist. An dieser Stelle könnte prinzipiell bereits die Zielsetzung des explikativen sokratischen Dialogs enden, indem er den Patienten mit der Erkenntnis zurücklässt, dass Definitionen meist individuelle Sichtweisen sind, und dass der Versuch, sich wie ein »harter Kerl« zu verhalten, per mangelnder übereinstimmender Definition nicht dazu führen kann, dass ihn dann alle mögen. Gleiches gilt für die unrealistische Annahme, dass es möglich sei und möglich sein muss, von allen gemocht zu werden.

Aber, auch wenn der sokratische Dialog bestenfalls zu neuen funktionaleren Erkenntnissen führt, wird es notwendig sein, diese neuen Erkenntnisse durch Erfahrungen nachhaltig zu stabilisieren und im Verhalten zu verankern. Mit Verhaltensexperimenten kann die konkrete Befürchtung (»Wenn ich so bin, wie ich bin, dann werde ich nicht gemocht«) überprüft werden, um so zu korrektiven Erfahrungen (»Ich muss mich nicht verstellen, um gemocht zu werden. Selbst, wenn mich mal jemand nicht mag, so ist das normal und für mich aushaltbar, denn auch ich mag nicht jeden«) zu gelangen.

Sokratischer Dialog – Schuld

In einem anderen Fall einer Patientin, die im Rahmen einer depressiven Symptomatik mit einer vergangenen Entscheidung hadert (»Hätte ich mich damals bloß gegen die Adoptionsfreigabe entschieden, dann müsste ich heute nicht mit dieser Ungewissheit und Schuld leben«), kann mithilfe eines sokratischen (normativen) Dialogs nach genauer Festlegung der Fragestellung (»Hatte ich damals das Recht, mein Kind wegzugeben?«) mittels (normativen) sokratischen Dialogs das Für und Wider abgeklärt werden. Die Erkenntnis, dass es gute Gründe für die damalige Entscheidung gab und diese gewürdigt werden sollten, können in der weiteren Therapie sehr gut zur Schuldbearbeitung genutzt werden. Da es sich bei der Emotion »Schuld« um eine sehr »kognitive Emotion« handelt, kann mithilfe der erarbeiteten Argumente in einem nächsten Schritt ein entlastendes Fazit zusammengefasst werden (z. B. »Adoptionsfreigabe sollte nie der erste Weg sein. Ich habe es mir damals nicht leicht gemacht, aber ich hatte für mich und das Kind gute Gründe für meine Entscheidung«). Im ungünstigsten Fall, und auch das ist vor dem Hintergrund entsprechender Normen und Werte vorstellbar, gelangt die Patientin zur Erkenntnis, dass sie nach ihrer moralischen Vorstellung große Schuld auf sich geladen hat. Dann wird sich die weitere Therapie damit beschäftigen, wie die Patientin mit der für sie »berechtigten« Schuld und der möglichen Trauer über diese Erkenntnis umgehen und leben kann. In einem weiteren Schritt könnten beispielsweise ein Trauerritual oder Verhaltensweisen zur »Wiedergutmachung« an anderer Stelle erarbeitet werden.

Zusammengefasst lässt sich der sokratische Dialog als Umstrukturierungsmethode zu unterschiedlichen Zeitpunkten im Therapiegeschehen einbauen. Voraussetzung ist eine ausführliche Vermittlung des kognitiven Modells, die Identifikation von Grundannahmen, bedingten Annahmen und automatischen Gedanken sowie die Auswahl einer Fragestellung, die störungsbezogen abgeleitet wurde. Wie mit den gewonnenen Erkenntnissen aus einer jeden Umstrukturierungsmethode, ist es notwendig, das »Umstrukturierte« langfristig im Erleben und Verhalten bestmöglich zu verankern. Verhaltensexperimente und Expositionsübungen in vivo, die logisch und kreativ auf die gewonnenen Erkenntnisse der Umstrukturierung abgestimmt sind und auf die relevanten Befürchtungen und deren Korrektur abzielen, sind dafür unerlässlich. Umgekehrt kann es auch sinnvoll und notwendig sein, dysfunktionale »Restüberzeugungen« in der Folge von Verhaltensexperimenten oder Expositionsübungen mit einem sokratischen Dialog aufzulösen.

II Kognitive Umstrukturierung: praktisches Vorgehen

4 Vermittlung des kognitiven Modells

5 Identifizieren dysfunktionaler Kognitionen

6 Infragestellen dysfunktionaler Kognitionen und Erarbeitung funktionaler Kognitionen

7 Einübung funktionaler Kognitionen als neue Bewältigungsfertigkeiten

Bei fast allen psychischen Störungen zeigt sich in der Fallkonzeption, dass eine Bearbeitung dysfunktionaler Kognitionen (automatischer Gedanken oder Grundannahmen) notwendig ist, um eine Symptomreduktion zu erreichen und die Rückfallgefahr zu senken. Diese dysfunktionalen Kognitionen werden im Rahmen der Kognitiven Verhaltenstherapie zumeist mit der Methode der kognitiven Umstrukturierung bearbeitet. Teil II stellt vor, wie im Allgemeinen bei einer kognitiven Umstrukturierung vorgegangen werden kann. Die hier dargestellten Herangehensweisen und Übungen sind so konzipiert, dass sie einem Therapeuten den ersten Schritt in der Arbeit mit dem Patienten im Rahmen des kognitiven Modells ermöglichen. Für weiterführende Inspirationen vor allem zu Übungen sei auf Leahy (2007) verwiesen, der in seinem Handbuch für Praktiker zahlreiche Übungen zur Identifikation und Bearbeitung dysfunktionaler Kognitionen anbietet.

Der Veränderungsprozess im Kontext der kognitiven Umstrukturierung orientiert sich an den im Kasten dargestellten vier Phasen. Hierbei wird der Patient zunächst mit dem Rational des kognitiven Arbeitens durch Vermittlung eines kognitiven Modells vertraut gemacht. Individuelle dysfunktionale Kognitionen (automatische Gedanken, Grundannahmen) werden herausgearbeitet und in der nächsten Phase modifiziert. Abschließend werden die neu gewonnenen funktionalen Kognitionen in den Alltag übertragen und dort eingeübt. Alle vier Phasen werden im folgenden Kapitel beschrieben.

Prozess der kognitiven Umstrukturierung
(1) Vermittlung des kognitiven Modells
(2) Identifizieren dysfunktionaler Kognitionen
(3) Infragestellen dysfunktionaler Kognitionen und Erarbeitung funktionaler Kognitionen
(4) Einübung funktionaler Kognitionen als neue Bewältigungsfertigkeiten

4 Vermittlung des kognitiven Modells

4.1 Allgemeines Prozedere

Das kognitive Modell sollte so früh wie möglich vermittelt werden, im Prinzip sobald deutlich wird, dass ungünstige automatische Gedanken am Prozess der Störungsgenese oder -aufrechterhaltung beteiligt sind. Weiterführend findet die Psychoedukation, in der das Modell immer wieder aufgegriffen und erweitert wird, über die gesamte Zeit der kognitiven Umstrukturierung statt – auch während der Identifikation und Modifikation dysfunktionaler Kognitionen sollte immer wieder darauf geachtet werden, dass der Patient das notwendige Hintergrundwissen hat, um den nächsten Schritt verstehen zu können.

Bezogen auf die Vermittlung der Grundidee der kognitiven Umstrukturierung muss der Patient zunächst die Bedeutung der Gedanken für das Auftreten bestimmter Emotionen bzw. Verhaltensweisen verstehen. Dabei gehen einige Patienten implizit davon aus, dass eine bestimmte Situation (z. B. anstehender Besuch der Schwiegermutter) direkt unangenehme Gefühle (z. B. Frustration) bzw. problematisches Verhalten (z. B. Streiten mit dem Ehemann) auslöst. Ziel ist es daher, dass dem Patienten klar wird, dass die Interpretation einer Situation und somit die damit verbundenen Gedanken darüber entscheiden, wie wir uns fühlen und verhalten (s. Abb. 4.1).

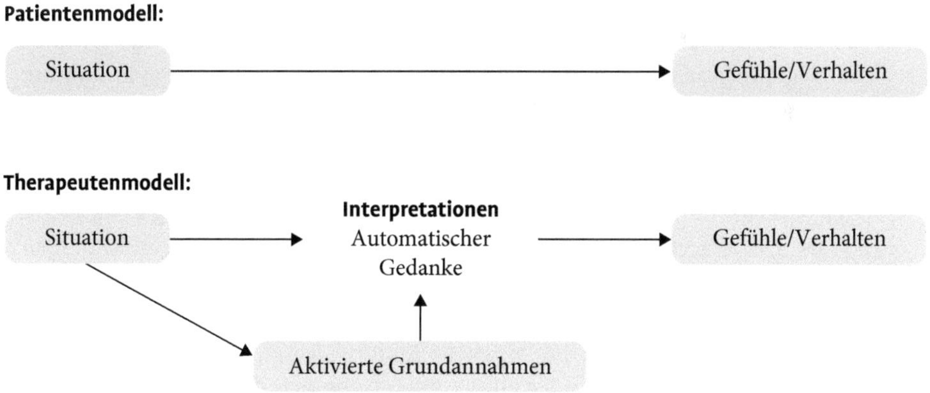

Patientenmodell:

Therapeutenmodell:

Abbildung 4.1 Modell zum Zusammenhang von Situation und Gefühlen bzw. Verhalten

Besonders gut geeignet zur Vermittlung der Bedeutung von Kognitionen für das eigene Befinden und Verhalten ist das »ABC-Modell« (s. a. Abschn. 8.1). Dieses wurde von Ellis (1975) im Rahmen des rational-emotiven Therapieansatzes entwickelt. »A« steht für »Activating Event«, d. h. die auslösende Situation (z. B. Streit mit dem Partner). »B« für »Beliefs«, d. h. die Bewertung oder Interpretation des Ereignisses A. Diese Bewertung erfolgt auf Basis bestimmter bewusster oder unbewusster Grundannahmen, die in der auslösenden Situation aktiviert werden. »C« steht für »Consequence«, also die Konsequenzen, die die Bewertung hat. Damit sind die aus der Bewertung folgenden emotionalen Reaktionen und Verhaltensweisen, wie z. B. Traurigkeit und sozialer Rückzug, gemeint.

Es empfiehlt sich, das kognitive Modell anhand einer neutralen Beispielsituation mit dem Patienten herzuleiten und grafisch auf einem Blatt Papier oder einem Flipchart festzuhalten (s. Kasten u. Abb. 4.2).

Beispielaussage des Therapeuten

Das kognitive Modell vermitteln

»Ich möchte im Folgenden mit Ihnen schauen, warum Sie sich in bestimmten Situationen depressiv/ängstlich/angespannt etc. fühlen. Als Ausgangspunkt möchte ich gern eine allgemeine Situation nehmen, zum Beispiel sind Sie verabredet mit einer guten Freundin und diese kommt zu spät, ohne vorher anzurufen. Diesen Ausgangspunkt bezeichnen wir als Situation. (Ganz links aufschreiben.)

Was denken Sie, wie man sich in dieser Situation fühlen könnte bzw. was man machen könnte? (Alle Gefühle und Verhaltensweisen ganz rechts hinschreiben, sollte der Klient nur eine Reaktion benennen, dann nachfragen, was andere Personen seines Umfeldes machen/fühlen würden, ggf. selbst ergänzen.)

Was glauben Sie, wie kommt es dazu, dass Personen sich in ein und derselben Situation unterschiedlich fühlen bzw. unterschiedlich verhalten? (Alle Ideen des Patienten in der Mitte aufschreiben; die meisten Patienten kommen darauf, dass die Situation unterschiedlich bewertet wird oder das unterschiedliche Vorerfahrungen vorliegen, hieraus kann die Bedeutung der Gedanken abgeleitet werden.)

Toll, was Ihnen alles eingefallen ist. Wir gehen in der Tat davon aus, dass die Art und Weise, wie wir eine Situation bewerten, beeinflusst, wie wir uns fühlen. In unserem Beispiel kann ein Gedanke wie ›Sie hat mich bestimmt vergessen‹ dazu führen, dass man traurig wird. Ein anderer Gedanke, z. B. ›Immer kommt sie zu spät, ich gebe mir doch auch Mühe, pünktlich zu sein‹, führt demgegenüber eher dazu, dass man ärgerlich wird. Des Weiteren kann ein Gedanke wie ›Schön, dass gerade die Sonne scheint, dann kann ich diese noch ein paar Minuten genießen‹ dazu führen, dass man in der gleichen Situation ganz entspannt ist. Welcher Gedanke uns in einer bestimmten Situation kommt, hängt von den Erfahrungen ab, die wir bisher in solchen oder ähnlichen Situationen gemacht haben. Diese werden in unserem Kopf als sogenannte Schemata oder Grundannahmen über uns und die Welt gespeichert. (In die Grafik hineinschreiben.) Je häufiger wir bestimmte Erfahrungen machen und desto wichtiger uns die Person ist, mit der wir diese Erfahrung teilen, desto stabiler sind diese Annahmen.

Haben Sie dazu Fragen?«

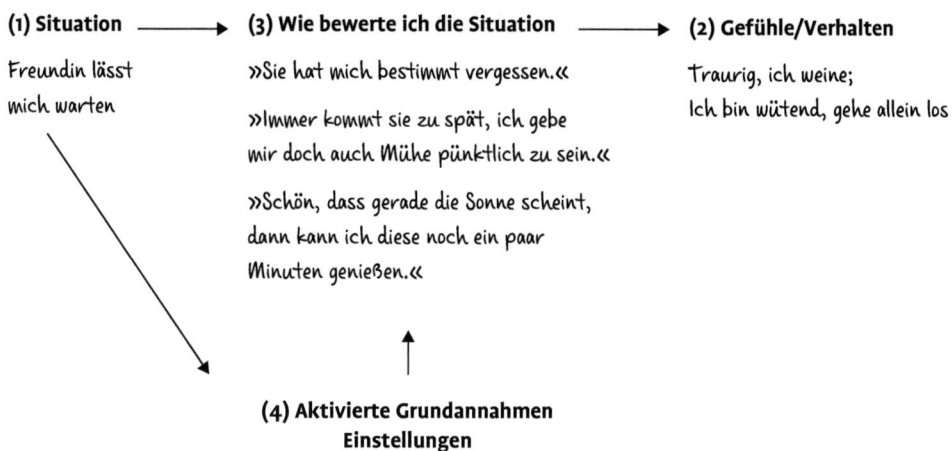

Abbildung 4.2 Herleitung des kognitiven Modells an einer Beispielsituation

Für viele Patienten ist diese Sichtweise, dass unsere Bewertungen der Situation bzw. unsere Gedanken in Situationen unser Fühlen und Handeln beeinflussen, neu und vielleicht auch erst einmal befremdlich. Daher sollten sich Therapeuten für diesen Aufklärungsschritt viel Zeit lassen und die Zusammenhänge im weiteren Verlauf an verschiedenen anderen Situationen verdeutlichen und auch entsprechende Hausaufgaben mitgeben.

Die grundlegende Idee des kognitiven Modells kann dem Patienten auch mehr spielerisch vermittelt werden, indem er gefragt wird, wie wohl 100 andere Männer auf die Situation reagieren würden, dass sich ihre Frau von ihnen scheiden lassen will (s. Walen et al., 2011, zit. in Wilken, 2013). Wichtig ist hierbei nicht die Anzahl unterschiedlicher Gefühle und Reaktionen. Eine Reaktion, die sich von der des Patienten unterscheidet, reicht bereits, um zu klären, dass hier etwas anderes ablaufen muss als beim Patienten selbst. Durch Fragen wie »Wie erklären Sie sich den Unterschied in den Reaktionen der Männer?« kann wiederum die Bedeutung der Bewertungen aufgezeigt werden.

Eine andere Möglichkeit der Herleitung bietet ein Übungsbeispiel von Beck (in Wilken, 2013), wonach dem Patienten sinngemäß folgendes Szenario vorgeben wird: »Stellen Sie sich vor, eine Person liegt abends im Bett, es ist dunkel und diese Person ist allein. Sie hört plötzlich Geräusche im Nebenraum. Wie wird sich die Person fühlen, wenn sie denkt, das ist ein Einbrecher? Wie würde sie sich verhalten?«. Die Antworten des Patienten werden wieder nach dem oben dargestellten Schema aufgeschrieben. Der Patient wird dann gefragt: »Was denken Sie, wie sich die Person in der gleichen Situation fühlen wird, wenn sie denkt ›Das war nur der Wind, ich habe wohl die Fenster offen gelassen‹, was würde die Person dann tun?«. Auch basierend auf diesem Beispiel lässt sich ableiten, welche Rolle unsere Interpretationen bei der Entstehung von Gefühlen und Verhalten in verschiedenen Situationen spielen.

4.2 Mögliche Probleme bei der Vermittlung des kognitiven Modells

Es hat sich bewährt, das ABC-Modell um die aktivierten Grundannahmen bzw. Einstellungen zu ergänzen, um zu verhindern, dass Patienten das Gefühl haben: »Ich muss nur ein bisschen anders denken, dann habe ich keine psychische Störung mehr.« Dies kann sonst zu massiven Schuldgefühlen beim Patienten führen, insbesondere bei sehr depressiven bzw. selbstunsicheren Menschen. Es ist wichtig, dass Patienten an dieser Stelle verstehen, dass es einen Grund dafür gibt, warum sie so negativ, destruktiv bzw. dysfunktional denken. Allerdings kann dies auch dazu führen, dass Patienten denken, dass sie aufgrund der Vorerfahrungen keine Chance zur Veränderung von Gedanken haben, und dadurch auch die Veränderungsmotivation sinkt. Es bietet sich hier ggf. an, die dazugehörige Grundannahme »Ich habe keinen Einfluss auf meine Gedanken« zu disputieren und durch deren Bearbeitung die Therapiemotivation zu steigern. Außerdem kann es hier hilfreich sein, zwischen der Entstehung und der Aufrechterhaltung von Beschwerden zu unterscheiden. Dabei ist es wichtig, dem Patienten seine Entscheidungsfreiheit darüber zu verdeutlichen, inwieweit er weiterhin an den Sätzen aus seiner Vergangenheit festhalten und sich auch in der Gegenwart durch die Vergangenheit bestimmen lassen will. Als Analogie empfehlen Walen und Kollegen (2011) sinngemäß folgende Analogie: »Stellen Sie sich vor, Sie hätten vor 20 Jahren toll Fußball spielen können (synonym sind auch andere Tätigkeiten möglich) und hätten dann 20 Jahre lang nicht mehr trainiert. Wie würde es Ihnen heute gehen, wenn Sie wieder spielen wollen? Wahrscheinlich hätten Sie keine Routine mehr und würden eher schlecht spielen. Ähnlich ist das mit Ihren Beschwerden. Sie haben vor 20 Jahren gelernt, dass Sie anderen nicht vertrauen können (Erfahrungen des Patienten hier einsetzen). Wenn Sie das 20 Jahre nicht trainiert hätten, hätten Sie heute kaum mehr diesen Gedanken. Durch das wiederholte Training hat sich dieser Gedanke aber verfestigt und aufrechterhalten.«

Für einige Patienten ist es basierend auf dem oben beschriebenen Patientenmodell schwierig, sich vorzustellen, dass zwischen Situation und Gefühl bzw. Verhalten noch ein Gedanke stattfindet (»Mir geht da nichts durch den Kopf«). Hier ist es wichtig zu verdeutlichen, dass diese Gedanken automatisch und sehr schnell ablaufen können, basierend auf entsprechenden Vorerfahrungen, und uns deshalb nicht immer bewusst sind. Dies kann folgendermaßen beschrieben werden.

Beispielaussage des Therapeuten

Automatischen Ablauf mancher Gedanken verdeutlichen

»Sie können sich diesen Ablauf ähnlich vorstellen, wie beim Autofahren, wahrscheinlich denken Sie hier auch nicht die ganze Zeit, ›Ich muss in den vierten Gang schalten‹ bzw. ›Ich muss auf die Bremse treten‹. Dadurch, dass Sie diese Abläufe gut geübt haben und Sie viel Erfahrung damit haben, gibt es in Ihrem Gehirn zwar diesen Gedanken und das damit einhergehende Verhalten, aber Sie müssen ihn nicht mehr bewusst denken. Wenn Sie an die erste Situation denken, als Sie in einem Auto saßen, da haben Sie sich viele Gedanken viel bewusster gemacht, oder? Das bedeutet, dass Sie mit Ihrer Art zu reagieren viel Erfahrung im Leben gemacht haben und deshalb nicht mehr bewusst darüber nachdenken müssen. Daher ist es unsere Aufgabe, zunächst erst einmal diese automatisierten Gedanken wieder bewusster zu machen, um sie dann im weiteren Verlauf verändern zu können.«

Ein weiteres Problem, das auftreten kann, ist, dass Patienten die Veränderung der Gedanken mit dem sogenannten »positiven Denken« und der »rosaroten Brille« gleichsetzen. Es ist wichtig, zu verdeutlichen, dass nicht das positive Denken Ziel der Kognitiven Therapie ist. Bei vielen Erfahrungen in unserem Leben sind negative Gedanken und damit einhergehende Gefühle und Verhaltensweisen völlig angemessen. Die Kognitive Therapie will dabei dem Patienten die Entscheidungsfreiheit geben, wie und auch wie lange er sich entsprechend fühlen möchte und wann die Gefühle bzw. Verhaltensweisen keine adaptive Wirkung mehr haben, sondern sich vielmehr ungünstig auf das Erleben des Patienten auswirken. Darüber hinaus hilft an dieser Stelle als Beispiel die Unterscheidung zwischen destruktivem und funktionalem Optimismus. Hierzu ein Beispiel.

Beispielaussage des Therapeuten

Destruktiver versus funktionaler Optimismus
»Es gibt optimistische Menschen, die meist positiv in die Zukunft schauen und davon ausgehen, dass anstehende Probleme schon gut für sie ausgehen werden. Wenn sie daraufhin unkontrollierbare Risiken eingehen (z. B. zur Prüfung gehen, ohne zu Lernen, Autofahren ohne Anschnallen) kann das langfristig zu Schwierigkeiten führen und ist somit eher destruktiv. Sinnvoller ist es hierbei, bei allem Optimismus auch eine gewisse Vorsorge zu betreiben, z. B. bei Mitteilung einer medizinischen Diagnose zwar davon ausgehen, dass alles gut ausgehen wird, sich aber dennoch an die Anweisungen der Ärzte halten und auch Vorsorgemaßnahmen in Anspruch nehmen. Das ist dann funktional.«

4.3 Psychoedukation zu kognitiven Fehlern

Die ausführliche Erläuterung kognitiver Fehler kann sehr zeitraubend sein, daher empfiehlt es sich, in der Therapiestunde dem Patienten lediglich anhand eines eigenen Beispiels zurückzumelden, dass es kognitive Fehler gibt und woran diese zu erkennen sind. Für die vertiefende Auseinandersetzung bietet es sich an, für den Patienten Materialien bereitzuhalten und ihm diese als Hausaufgabe mitzugeben (ein Bsp. in Tab. 4.1; s.a. Arbeitsmaterial). Der Patient soll hierbei in der letzten Spalte Beispiele für eigene kognitive Fehler finden. Die ausgefüllte Tabelle kann dann in der kom-

AB
1

menden Sitzung nachbesprochen werden. Hier kann dem Patienten auch zurückgemeldet werden, dass die verschiedenen Arten kognitiver Fehler teilweise nicht so leicht voneinander zu trennen sind. Entscheidend ist vielmehr, kognitive Fehler überhaupt zu erkennen, da dies allein schon eine Veränderung des Denkens mit sich bringt. Darüber hinaus sollte dem Patienten verdeutlicht werden, dass Gedanken, die kognitive Fehler beinhalten, sehr gut trainiert sind und automatisch ablaufen. Letzteres wiederum kann der Grund sein, weshalb es dem Patienten anfangs schwerfällt, diese im alltäglichen Denken zu bemerken.

Tabelle 4.1 Beispiele für kognitive Fehler (in Anlehnung an Dobson, 2012; Mühlig & Poldrack, 2011; Wright et al., 2006)

Kognitiver Fehler	Beschreibung	Beispiel	Eigenes Beispiel
Übergeneralisierung	Ist es in einem Fall zutreffend, dann gilt es auch für alle anderen, ähnlichen Situationen.	»Ich falle einmal durch eine Prüfung, dann werde ich immer durch Prüfungen fallen.«	
Selektive Wahrnehmung	Es wird lediglich ein Aspekt einer Situation betrachtet, andere wichtige Dinge werden vernachlässigt.	»Ich ärgere mich, weil eine Freundin mich nicht wie versprochen angerufen hat – ich bin ihr unwichtig – übersehe aber, dass sie sonst Verabredungen einhält, wir viel Spaß zusammen haben …«	
Katastrophisieren	Es wird immer das Schlimmste angenommen.	»Wenn ich gleich meinen Vortrag halte, werde ich stottern und mir wird nichts mehr einfallen …«	
Personalisieren	Es wird davon ausgegangen, dass man selbst immer im Mittelpunkt der Aufmerksamkeit steht.	»Wenn andere in meiner Gegenwart lachen, geht es immer darum, dass ich etwas Lächerliches getan habe.«	
Absolutes Denken (Schwarz-Weiß, Alles-oder-Nichts)	Erfahrungen lassen sich nur zwei sich ausschließenden Kategorien zuordnen.	»Entweder es läuft perfekt oder ich habe versagt.«	
Vergrößern/ Verkleinern	Die Bedeutung eines Ereignisses wird über- bzw. unterschätzt.	»Dass mich ein Kollege nicht grüßt, ist sehr bedeutsam; dass ich vom Chef gelobt werde, hat nicht viel zu bedeuten.«	

Tabelle 4.1 (Fortsetzung)

Kognitiver Fehler	Beschreibung	Beispiel	Eigenes Beispiel
Willkürliches Schlussfolgern	Es wird ein Schluss gezogen, ohne dass hinreichend Beweise vorliegen, teilweise sogar trotz gegenteiliger Erfahrungen.	»Wenn ich beim Spielen nicht gewinne, bin ich ein Versager«. (Es wird nicht realisiert, dass beim Spielen und Gewinnen auch Glück sowie die Schwierigkeit der Aufgabe zu beachten sind; darüber hinaus werden frühere Erfolge bei der Schlussfolgerung nicht berücksichtigt)	
Gedankenlesen	Vorhersagen, was andere Leute denken.	»Weil mich mein Kollege so anschaut, weiß ich, dass er denkt, ich habe meinen Job nicht verdient.«	
Emotionales Schlussfolgern	Es werden Schlussfolgerungen basierend auf Gefühlen gezogen.	»Weil ich mich vor der Prüfung schlecht fühle, wird es auch schlecht laufen.«	

4.4 Ergänzungen zur Vermittlung des kognitiven Modells

Ergänzt werden kann die Vermittlung des kognitiven Modells durch Übungen in der Therapiesitzung (z. B. Imagination, Rollenspiel oder die Beobachtung von Gefühlen bei der Vorgabe unterschiedlicher Gedankenszenarien). Des Weiteren sollten immer auch Übungen zur Analyse von verschiedenen individuellen Situationen bezogen auf das vermittelte Modell als Hausaufgabe mitgegeben werden.

In Abhängigkeit von Symptomatik und therapeutischer Beziehung können auch Empfehlungen für allgemeine oder symptomspezifische Selbsthilfebücher zum Nachlesen bzw. Durcharbeiten (s. Anhang) mitgegeben werden. Es empfiehlt sich, dem Patienten einzelne Kapitel und Übungen mitzugeben und zu Beginn der nächsten Stunde Raum zur Nachbesprechung einzuplanen.

5 Identifizieren dysfunktionaler Kognitionen

Nachdem der Patient mittels Psychoedukation ein Verständnis für die Bedeutung von Gedanken bei der Entstehung und Aufrechterhaltung seiner Symptomatik bekommen hat, sollten anhand von konkreten Beispielen automatische Gedanken in einzelnen Situationen identifiziert werden. Aufbauend darauf lassen sich dann stabile Grundannahmen aufdecken. Zur Identifikation stabiler Grundannahmen eignen sich weitere Techniken, die im Abschnitt 5.2 vorgestellt werden.

5.1 Identifizieren automatischer Gedanken in konkreten Problemsituationen

Das Identifizieren und später auch das Verändern automatischer Gedanken gehört zu den Basisaufgaben der Kognitiven Verhaltenstherapie. Dabei lassen sich neben der Exploration durch Befragung des Patienten andere Techniken nutzen, um automatische Gedanken eines Patienten zu identifizieren (s. Kasten). Das konkrete Vorgehen bei den einzelnen Techniken wird im Folgenden genauer beschrieben.

Möglichkeiten zur Identifikation automatischer Gedanken
▶ Situationsanalysen von vergangenen Problem- und Gesprächssituationen in der Therapiesitzung
▶ Imaginationsübungen oder Rollenspiele von fiktiven oder auch vergangenen Situationen
▶ Fragebögen, Tagebücher

Automatische Gedanken in Problem- und Therapiesituationen direkt erfragen
Die zunächst einfachste Variante der Identifikation automatischer Gedanken ist die direkte Befragung des Patienten anhand von Beispielsituationen mithilfe der Gesprächstechnik des Konkretisierens. Hierbei soll der Patient eine für ihn typische Problemsituation schildern und wird dabei durch den Therapeuten angeleitet, auf seine Gedanken in der Situation zu achten und diese detailliert zu beschreiben. Im folgenden Kasten sind mögliche Fragen hierzu aufgelistet.

Mögliche Beispielfragen zur Exploration automatischer Gedanken durch direktes Fragen:
▶ »Was ging Ihnen in der Situation durch den Kopf?«
▶ »Was haben Sie in diesem Moment zu sich selbst gesagt?«
▶ »Waren Sie sich irgendwelcher Gedanken bewusst?«

- ▶ »Was hinderte Sie daran, sich so zu fühlen und zu verhalten, wie Sie es wollten?«
- ▶ »Welche Vorstellungen/Befürchtungen hatten Sie in dem Moment?«
- ▶ »Was hat Sie daran so sehr deprimiert, geängstigt bzw. geärgert?«
- ▶ »Was haben Sie zu sich gesagt, bevor das passiert ist?«

Auswahl von Problemsituationen. Zur Exploration automatischer Gedanken empfehlen sich spezifische, aber typische Situationen, am besten aus den letzten Tagen vor der Exploration, die eng mit dem problematischen Gefühl oder Verhalten einhergehen. Hierzu bietet es sich an, dem Patienten nach der Psychoedukation bereits eine Hausaufgabe zum Sammeln typischer Problemsituationen mitzugeben.

Schriftliche Situationsanalysen. Zur besseren Veranschaulichung können schriftliche »Situationsanalysen« sinnvoll sein, die neben den Gedanken auch die Situation, Gefühle, körperliche und verhaltensbezogene Reaktionen visuell zusammenfassen. Durch das Aufschreiben, insbesondere der Gedanken, wird gleichzeitig eine tiefergehende Beschäftigung mit diesen Inhalten aktiviert und eine spätere Veränderung erleichtert. Im Allgemeinen bietet sich als Visualisierungsmöglichkeit eine Spaltentechnik an. Eine einfache Variante (das ABC-Modell) kennt der Patient schon aus der Psychoedukation. Dabei wird in der ersten Spalte die Situation zusammenfassend beschrieben, in der zweiten Spalte werden die automatischen Gedanken gesammelt und in der dritten die Gefühle und die einhergehenden Verhaltensweisen erfasst.

Nutzen von therapeutischen Gesprächssituationen. Automatische Gedanken lassen sich darüber hinaus auch direkt im Gespräch erfassen. Dabei können Veränderungen des Gefühlszustandes bzw. der Gefühlsbeschreibungen (sog. »mood shifts«) – teilweise nur sichtbar durch Veränderung des non-verbalen Verhaltens des Patienten – als Hinweis darauf dienen, an der entsprechenden Stelle direkt nachzufragen, was dem Patienten in dieser Situation durch den Kopf ging. Wenn beispielsweise ein Patient bei der Beschreibung seiner familiären Situation plötzlich traurig oder ärgerlich wird, kann das Spiegeln des entsprechenden Gefühls (»Ich merke, dass Sie gerade traurig bzw. ärgerlich werden …«) einhergehend mit der Exploration der zugrunde liegenden Gedanken (»Was genau ging Ihnen gerade durch den Kopf?«) helfen, automatische Gedanken in der Therapiesitzung zu erheben.

Weiteres Vorgehen. Unterstützt wird die direkte Exploration automatischer Gedanken durch die Methode des geleiteten Entdeckens. Dabei hilft es dem Patienten, wenn der Therapeut spezifisch den Fokus der Exploration immer wieder auf die zu analysierende Problemsituation und alle damit einhergehenden automatischen Gedanken lenkt (dies ist günstiger als die Identifikation eines automatischen Gedankens in möglichst vielen Problemsituationen). Da Patienten sich oft mit ein oder zwei automatischen Gedanken »zufrieden« geben, ist es wichtig, dass Therapeuten an dieser Stelle vorsichtig, mittels sokratischer Gesprächsführung (s. Kap. 3) weiterfragen, ohne den Patienten bloßzustellen. Dabei können auftretende Gefühle beim Patienten und deren Nachvollziehbarkeit durch den Therapeuten als Indikator für »den richtigen« Weg bei der Exploration dienen. Des Weiteren kann es helfen, sich als Therapeut in die entspre-

chende Situation empathisch einzufühlen und eigene automatische Gedanken anzu-
bieten (z. B. »Wenn ich mir vorstelle, ich wäre in Ihrer Situation, würde ich denken,
dass …. Ging Ihnen so etwas auch durch den Kopf?«). Hilfreich sind an dieser Stelle
auch Fragen wie »Was haben Sie in diesem Moment über sich selbst gedacht?«.

Ein wichtiger Aspekt bei der Identifikation automatischer Gedanken ist das wiederholte Sichtbarmachen kognitiver Fehler (s. Abschn. 4.3) für die Patienten, da diese
selbst oft blind für die eigenen Fehler sind.

Basierend auf dem kognitiven Modell ist das Kriterium dafür, ob alle relevanten
Gedanken erhoben wurden, ob der Therapeut nachvollziehen kann, warum die Person
in der beschriebenen Situation ein entsprechendes Gefühl bzw. eine entsprechende
Verhaltensreaktion zeigt.

Unterstützung der Exploration durch Imaginationsübungen und Rollenspiele

Da Emotionen generell helfen, die Erinnerungsfähigkeit an Situationen zu verbessern,
können diese durch Imaginationsübungen, aber auch durch Rollenspiele direkt in der
Therapiesitzung angesprochen werden.

Imaginationsübungen. Imaginationsübungen helfen dem Patienten, sich noch einmal
bewusst in die Problemsituation zurückzuversetzen und erleichtern damit das Wieder-
einfühlen in die Situation und das Erinnern an damit einhergehende Gedanken. Wenn
Imaginationsübungen eingesetzt werden, sollte der Therapeut diese Technik zunächst
kurz erklären. Während der Imagination ist es wichtig, dass der Therapeut ruhig,
empathisch und entspannt die Instruktionen gibt, um dem Patienten Sicherheit zu
signalisieren. Zunächst sollte die Erinnerung geleitet durch Fragen des Therapeuten
nach der Situation (z. B. »Wer war dabei? Was haben die anderen gemacht? Wo hat das
ganze stattgefunden? Gab es einen bestimmten Geruch, Geschmack oder Geräusche,
die mit der Situation einhergingen?«) möglichst plastisch durch den Patienten beschrieben werden. Anschließend sollte der Patient wiederholt zu seinen Gedanken vor,
in und nach der Situation detailliert befragt werden. Es empfiehlt sich, im Zeitlupen-
tempo (»remote recall«) vorzugehen. Die Antworten werden vom Therapeuten
dokumentiert und anschließend nachbesprochen.

Rollenspiele. Des Weiteren können Rollenspiele zur Aktivierung von Emotionen und
damit einhergehenden Kognitionen angewendet werden, allerdings bedürfen diese
eines höheren Zeitaufwands zur Vorbereitung. Beim Rollenspiel übernimmt der
Therapeut eine Rolle im Leben des Patienten mit dem Fokus auf einer typischen
Problemsituation. Dabei muss vor der Durchführung des Rollenspiels der mögliche
Effekt auf die therapeutische Beziehung geklärt werden. Wichtig für die Klärung ist
insbesondere, ob der Patient versteht, dass der Therapeut nur eine Rolle spielt und
nicht die antizipierten Einstellungen der zu spielenden Person gegenüber dem
Patienten teilt. Zu berücksichtigen ist auch, ob der Patient in der Lage ist, die durch
das Rollenspiel hervorgerufene Emotion soweit zu regulieren, dass eine effektive
Bearbeitung der Situation (hier mit Fokus auf die Identifizierung der einhergehenden
Gedanken) möglich ist. Insbesondere Patienten mit Borderline-Persönlichkeitsstörung oder paranoiden Persönlichkeitsakzentuierungen haben hierbei Schwierigkeiten.

Der Fokus des Rollenspiels sollte darauf liegen, dass sich der Patient so fühlt, wie in der eigentlichen Situation, sodass dadurch automatische Gedanken leichter zugänglich sind. Hierbei sind aktuelle Situationen aus dem Hier und Jetzt zur Identifikation automatischer Gedanken besser geeignet als länger zurückliegende Erinnerungen. Um besser in der Rolle bleiben zu können, erfolgt erst nach dem Rollenspiel eine Nachbesprechung zu den automatischen Gedanken. Vor der Nachbesprechung empfiehlt es sich, ein Rating der Realitätsnähe der entsprechenden Situation einzuholen. Für die Nachbesprechung ist eine Videoaufnahme des Rollenspiels hilfreich, um auf spezifische Aspekte der Situation und die damit einhergehenden Gedanken in Ruhe eingehen und emotionale Veränderungen durch das Videofeedback für den Patienten anschaulich machen zu können.

Unterstützung der Exploration durch Fragebögen und Tagebücher
Wenn Patienten weitergehend Schwierigkeiten haben, automatische Gedanken zu benennen, können auch Fragebögen zur Identifikation automatischer Gedanken eingesetzt werden.
Fragebögen zur Erfassung störungsspezifischer Gedanken. Die folgende Tabelle gibt einen Überblick über Fragebögen zur Erfassung typischer störungsspezifischer Kognitionen.

Tabelle 5.1 Beispiele für Fragebögen zur Erfassung von störungsspezifischen Kognitionen (in Anlehnung an Hoyer & Chaker, 2009)

Störungsbereich	Fragebogen
Depression	Skala dysfunktionaler Einstellungen (DAS, dt. Version: Hautzinger et al., 2005) Cognition Checklist (CCL, dt. Version Tönnies, 1994)
Panikstörung	Agoraphobic Cognitions Questionnaire als Teil des Fragebogens zu körperbezogenen Ängsten, Kognitionen und Vermeidung (dt. Version: Ehlers et al., 2001)
Soziale Phobie	Skala »Angst vor negativer Bewertung« (SANB, dt. Version: Vormsbrock & Neuser, 1983; SANB-5 Kurzskala, Kemper et al., 2011) Fragebogen zu sozialphobischen Kognitionen (dt. Version: Wells, 2011b)
Posttraumatische Belastungsstörung	Fragebogen zu dysfunktionalen Kognitionen (FDK, Steil, 2003)
Essstörung	FEDK – Fragebogen zur Erfassung dysfunktionaler Kognitionen bei Essstörungen (Legenbauer & Vocks, 2006); Erfassung dysfunktionaler Kognitionen zum Body Checking (BCCS, dt. Version: Neubauer et al., 2010)
Somatoforme Störungen	Fragebogen zu Körper und Gesundheit (Hiller et al., 1997)

Fragebogen zur Erfassung negativer und positiver automatischer Gedanken. Das am häufigsten eingesetzte Instrument ist der Fragebogen zur Erfassung negativer automatischer Gedanken (ATQ, dt. Version von Hautzinger, 1980). Dieser erfasst mit 30 Items die Auftretenshäufigkeit verschiedener automatischer Gedanken (z.B. »Ich kann nichts zu Ende bringen«, »Ich halte das nicht mehr aus«) mittels einer fünf-stufigen Ratingskala (von »überhaupt nicht« bis »fortwährend«). Dieser Fragebogen wird vorrangig bei depressiven Patienten eingesetzt, die erhobenen automatischen Gedanken können aber auch bei anderen Störungen auftreten. Die Gütekriterien werden als hinreichend gut beschrieben, allerdings verweisen Richter & Richter (1995) darauf, dass durch den ATQ eher die Bedeutung einer Aussage für den Patienten und nicht die tatsächliche Auftretenshäufigkeit erhoben wird. Inzwischen liegt eine über-arbeitete Version des Fragebogens vor (ATQ-R, dt. Version: Pössel et al., 2005), der neben negativen auch positive automatische Gedanken umfasst. Es empfiehlt sich, den Fragebogen als Ausgangspunkt für eine weiterführende Exploration basierend auf den oben beschriebenen Methoden zu verwenden (z. B. »Können Sie mir eine Situation in der letzten Woche beschreiben, in denen Ihnen Gedanke X durch den Kopf gegangen ist?«).

Hamburger Kognitionsinventar. Störungsübergreifend kann das Hamburger Kogniti-onsinventar (HAKI, Tönnies, 1997) eingesetzt werden, das basierend auf dem Inventar zur Selbstkommunikation bei Erwachsenen (Tönnies, 1994) entwickelt wurde. Erfasst werden drei Standard-Skalen zu positiven Kognitionen (Selbstzufriedenheit und -ermutigung, positive psychische Befindlichkeit) sowie drei Standard-Skalen zur negativen Kognition (Selbstunzufriedenheit und -entmutigung, negative psychische Befindlichkeit). Darüber hinaus gibt es Zusatzskalen: zwei Skalen zu positiven Kognitionen (Wertschätzung anderer, positive psychosomatische Befindlichkeit) so-wie vier Skalen zu negativen Kognitionen (Geringschätzung anderer, negative psycho-somatische Befindlichkeit, Selbstkritik und -kontrolle). Dabei liegt der Fokus der Auswertung auf dem Verhältnis positiver vs. negativer Kognitionen und nicht auf dem Vergleich zu einer Norm. Die Gütekriterien werden als hinreichend gut beschrieben (Klaghofer, 2002).

Tagebücher. Als Hausaufgaben zur weiterführenden Exploration automatischer Ge-danken bietet sich an, den Patienten typische Problemsituationen in der Zeit bis zur nächsten Therapiestunde beobachten und in Form eines Tagebuchs/Protokolls doku-mentieren zu lassen. Dabei soll er eine typische Problemsituation aufsuchen und die auftretenden Gedanken genau notieren. Dieses Vorgehen kann auch als beobachtendes Verhaltensexperiment bezeichnet werden, bei dem keine bewusste Veränderung der Situation erfolgt, sondern der Patient »lediglich« die bisher explorierten automati-schen Gedanken überprüfen und ggf. ergänzen soll. Darüber hinaus kann der Patient als Hausaufgabe ein Tagebuch führen, in dem er ein bestimmtes Gefühl und damit einhergehende Gedanken bzw. einen bestimmten Gedanken in verschiedenen Situa-tionen protokolliert. Für letzteres empfiehlt sich das Mitgeben eines gemeinsam vorbereiteten Protokolls oder die Verwendung von vorgegebenen Protokollen (z. B. bei Fehm & Helbig, 2008).

Um automatische Gedanken nicht nur in Problemsituationen zu erfassen, bietet sich folgende Hausaufgabe an: »Bitte stellen Sie sich 35 Mal am Tag Ihren Wecker. Welchen Zeitabstand Sie dabei wählen, obliegt Ihnen, z. B. können Sie Ihren Wecker ca. alle 25 Minuten klingeln lassen. Wenn Ihr Wecker klingelt, dann notieren Sie jeweils, in welcher Situation Sie sich gerade befinden (Situation), was Sie gerade machen (Verhalten), was Sie denken (Gedanken), wie Sie sich fühlen (Gefühle) und welche körperlichen Wahrnehmungen (Körper) es gibt.«

Unterstützung der Exploration durch Achtsamkeitsübungen
Sollte ein Patient einen schlechten Zugang zu seinen automatischen Gedanken bekommen bzw. nur sehr wenige Gedanken in den Problemsituationen bzw. Übungen benennen, kann es helfen, durch Achtsamkeitsübungen die Beobachtungsfähigkeit zu steigern. Dabei soll sich der Patient auf seinen Atem konzentrieren und diesen achtsam wahrnehmen. Dabei wird es mit hoher Wahrscheinlichkeit zu typischen Gedanken kommen (z. B. »Mache ich das richtig?«, »Was will der Therapeut von mir?«, »Was muss ich nachher alles noch erledigen?«). Während der Übung können diese möglichen Gedanken aufgegriffen werden und der Patient wird instruiert, diese Gedanken zu beobachten (»Vielleicht gehen Ihnen jetzt Gedanken durch den Kopf, wie … Bitte beobachten Sie diese Gedanken, ohne sie zu beeinflussen. Nehmen Sie wahr, was mit diesen Gedanken passiert, wenn Sie sich achtsam beobachten«). Dabei kann der Patient durch verschiedene Instruktionen motiviert werden, die aufkommenden Gedanken genau zu betrachten (z. B. »Schreiben Sie die aufkommenden Gedanken in der Vorstellung auf ein Blatt Papier. Betrachten Sie das Geschriebene von allen Seiten«, »Stellen Sie sich die Gedanken als eine Lokomotive vor. Schauen Sie sich die Lokomotive von allen Seiten genau an«). In der Nachbefragung werden dann durch gezieltes Nachfragen automatische Gedanken identifiziert, die dann im Folgenden disputiert bzw. verändert werden können.

Es kann sich lohnen, diese kurze Übung in den ersten 5 Minuten jeder Therapiesitzung zu wiederholen, um die Beobachtungsfähigkeit des Patienten zu erhöhen. Darüber hinaus kann diese Übung auch vor Situationsanalysen zur Schulung der Fokussierung auf Gedanken eingesetzt werden.

5.2 Identifizieren stabiler Grundannahmen

Aufgrund der Bedeutung stabiler Grundannahmen für die Entstehung und Aufrechterhaltung pathologischen Verhaltens, aber auch der möglichen Ressourcen zur Veränderung von Verhaltensweisen, ist es bedeutsam, diese Schemata in der Therapie zunächst zu identifizieren, um sie später nutzen bzw. verändern zu können. Stabile Grundannahmen können zunächst durch die bei den automatischen Gedanken beschriebenen Techniken der direkten Befragung, aber auch durch Imagination und Rollenspiele erfasst werden. Darüber hinaus gibt es spezifische Fragetechniken und Fragebögen, die zur Exploration stabiler Grundannahmen herangezogen werden können (s. Kasten). Die Identifikation stabiler Grundannahmen gelingt zumeist nicht im ersten Versuch, da diese Gedanken den Patienten selten direkt zugänglich sind. Hier bedarf es oft mehrerer Anläufe über verschiedene Problemsituationen hinweg bzw. durch die Verwendung verschiedenster Techniken. Bevor die Identifikation dysfunktionaler Grundannahmen allerdings beginnt, sollte der Therapeut einige Vorbereitungen treffen.

Möglichkeiten zur Identifikation stabiler Grundannahmen
- ▶ direkte Exploration durch Befragung
- ▶ Identifikation über Muster automatischer Gedanken
- ▶ Lebensrückblick
- ▶ Fragebögen

Vorbereitung
Stabile Grundannahmen sind gewissermaßen als Schlüssel für dysfunktionales Verhalten zu betrachten. Von vielen Patienten wird deshalb das Erfragen solcher Annahmen als Hinterfragen der eigenen Person erlebt, was wiederum mit negativen Emotionen oder Reaktanz einhergehen kann.

Voraussetzungen. Es ist daher insbesondere bei diesem Prozedere wichtig, dass eine stabile therapeutische Beziehung vorliegt, bei der der Patient sich der generellen Wertschätzung und Empathie des Therapeuten sicher sein kann. Der Therapeut sollte genau auf die emotionalen Reaktionen des Patienten bei der Identifikation achten und ggf. transparent und empathisch die Notwendigkeit des Vorgehens wiederholen. Dafür ist es erforderlich, dass der Patient im Vorfeld verstanden hat, warum dieses Vorgehen eingesetzt wird, d.h. es muss im Rahmen eines individuellen Erklärungsmodells deutlich werden, welche Bedeutung stabile Grundannahmen für die Entstehung und Aufrechterhaltung der Beschwerden haben (s. kognitives Modell, Kap. 4). Bei dieser Methode ist es für den Therapeuten essenziell nötig, Wissen über typische zugrunde liegende dysfunktionale Grundannahmen der jeweiligen Störung zu haben.

Zeitpunkt der Bearbeitung. Bevor eine Identifikation stabiler Grundannahmen begonnen wird, sollte sich der Therapeut die Frage stellen, ob und inwiefern eine Bearbeitung der Grundannahmen zum jetzigen Zeitpunkt möglich und hilfreich ist. Hierbei hat es sich generell bewährt, die Bearbeitung und somit auch die Identifikation von Grundannahmen nicht an den Anfang einer Behandlung zu setzen, da Klienten hier oft von akuten Symptomen beeinträchtigt sind. Ebenso wenig sollte dies am Ende einer Behandlung geschehen, wenn zu wenig automatische Gedanken präsent sind, um einen guten Einstieg in die Exploration der Grundannahmen zu haben. Vielmehr scheint die Mitte der Behandlung ein eher günstiger Zeitpunkt zu sein, wenn der Patient schon Erfolgserlebnisse in der Bearbeitung automatischer Gedanken bzw. eine andere Form der Reduktion seiner Symptome erlebt hat, aber noch nicht soweit »gesund« ist, um keine hinreichende Begründung mehr für das Vorgehen zu haben.

Auswahl der Grundannahmen. Der Therapeut sollte schon vor der eigentlichen Identifikation Hypothesen haben, welche dysfunktionalen Schemata im individuellen Fallkonzept für den Patienten bedeutsam sind, d.h. der Therapeut benötigt eine Art Kompass, um sich auf den Weg zu den zugrunde liegenden Schemata zu machen, um beim Vorgehen nicht die Orientierung zu verlieren. Außerdem soll der Therapeut kritisch hinterfragen, wie nützlich die Identifikation stabiler Grundannahmen für den Patienten mit seiner Symptomatik tatsächlich ist. Hierbei können Fragen helfen wie: »Welchen Nutzen hat es für den Patienten / die Therapie, diese stabile Grundannahmen zu kennen?«, »Will und kann ich diese stabile Grundannahmen mit diesem Patienten bearbeiten?«, »Welche Konsequenzen hat das für den weiteren Verlauf der Behandlung?«, »Welche Möglichkeit zur Identifikation dieser Grundannahme ist für mich und diesen Patienten die Beste?«.

Identifikation stabiler Grundannahmen durch Befragung

Dem Therapeuten ist bei der Exploration zu empfehlen, Hypothesen über zugrunde liegende stabile Grundannahmen zu bilden und diese durch geeignete Befragung zu untermauern (»Wenn Sie mir berichten, was Sie in dieser Situation dachten, dann klingt das so, als könnten Sie niemandem trauen. Ist das so?«, »Wieso glauben Sie, dass diese Gedanken wahr sind?«). Durch geleitetes Entdecken können dem Patienten diese Hypothesen schließlich näher gebracht werden (»Ich frage mich, ob Sie eine allgemeine Regel in Ihrem Kopf darüber haben, was Sie tun müssen, um von anderen geliebt zu werden«).

Bei der Befragung zu stabilen Grundannahmen sollten aufeinander aufbauende Fragen eingesetzt werden, um nach und nach zu immer grundlegenderen Annahmen und Gedanken des Patienten zu gelangen (»downward arrow technique«, s. Abb. 5.1). Bei dieser Technik wählt der Therapeut basierend auf einer Hypothese zugrund-

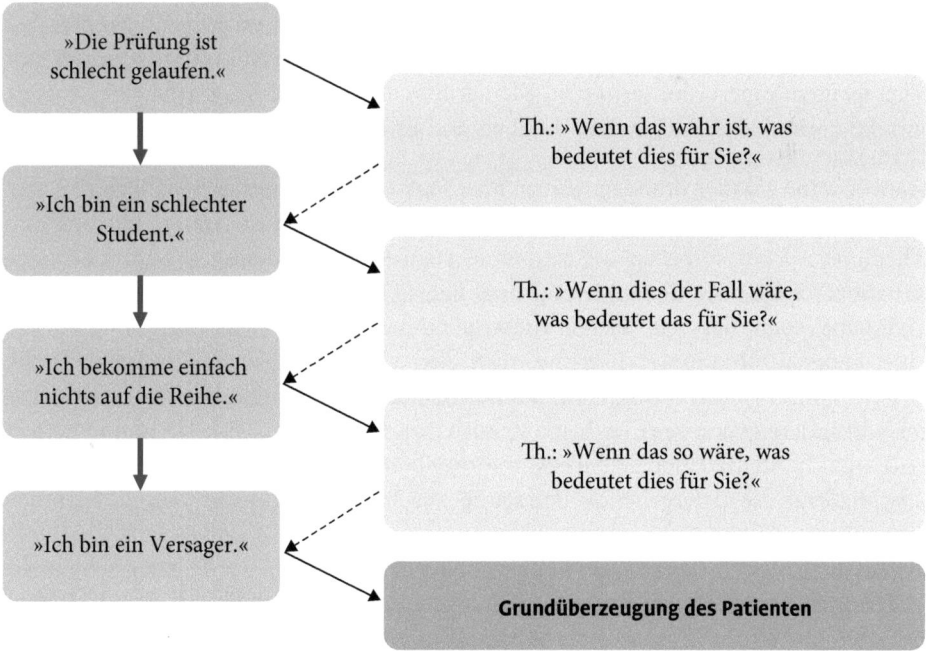

Abbildung 5.1 Beispiel für eine Downward-arrow-Technik

liegender dysfunktionaler Schemata eine Problemsituation mit typischen automatischen Gedanken aus. Dabei kann als Ausgangspunkt auch eine Veränderung der Stimmungslage im Gespräch genutzt werden, da diese einen guten Einstieg in das Gespräch über dahinterliegende Gedanken ermöglicht. Hierbei kann der Therapeut die wahrgenommene Stimmungsänderung zunächst spiegeln und die automatischen Gedanken explorieren (»Ich merke, dass Sie ärgerlich werden, wenn Sie mir von Ihrem Kollegen berichten. Was geht Ihnen durch den Kopf, wenn Sie an diesen Kollegen denken?«), um darauf aufbauende Hypothesen über zugrunde liegende stabile Grundannahmen zurückzumelden (z. B. »Glauben Sie, dass Sie das Verhalten Ihres Kollegen beeinflussen können?«, »Was ärgert Sie so sehr daran, dass Ihr Kollege immer wieder Fehler macht?«).

Nach Auswahl des Themas sollte dem Patienten erklärt werden, dass jetzt eine Reihe von Fragen folgen, um die zugrunde liegenden Schemata zu identifizieren (»Ich werde Ihnen zu dieser Situationen jetzt ein paar Fragen stellen, die Ihnen teilweise sehr schwierig, vielleicht auch ungewöhnlich, vorkommen werden. Wir wollen dabei versuchen, an die Gründe für Ihre ungünstigen Gedanken in Situation X heranzukommen. Ich kann Ihnen auch noch nicht genau sagen, wo dieses Vorgehen uns hinführen wird, aber ich werde Sie auf jeden Fall begleiten und Sie unterstützen, um hier Klarheit zu bekommen.«). Die nachfolgende Befragung ist dann geprägt durch das beschriebene Grundschema »Wenn dieser Gedanke wahr ist, was sagt das über Sie/Ihr Verhalten in Zukunft / Ihren Blick auf Sie als Person aus?«. Hierbei ist es dann notwendig, basierend auf der Beobachtung des Patienten (welche Gefühle zeigt der Patient?) zu entscheiden, ob eine tiefergehende Frage folgen kann oder die Befragung an dieser Stelle beendet werden sollte bzw. muss. Um den »richtigen« Moment zu treffen, braucht es vor allem Übung und Erfahrung. Hierfür können angehende Therapeuten Supervisionsgruppen, Kleingruppenarbeit und Selbsterfahrung nutzen, um die Technik des Nachfragens zu üben und Erfahrungen damit zu sammeln.

Identifikation stabiler Grundannahmen über Muster automatischer Gedanken

Wiederkehrende Themen bei der Besprechung von Situationsanalysen oder auch im Therapiegespräch sprechen dafür, dass es stabile Grundannahmen gibt, die diesen situationsspezifischen Gedanken zugrunde liegen. Beispielsweise können Aussagen wie »Ich habe Angst, dass mir Sachen runterfallen und kaputtgehen« und gleichzeitig in einer anderen Situation »Ich ärgere mich über mich selbst, wenn ich meinen Sohn ausschimpfe« auf eine bedingte Annahme »Ich darf keine Fehler machen, sonst werde ich von anderen verlassen« und eine stabile Grundannahme »Ich muss immer perfekt reagieren« hindeuten. Sobald ein bestimmtes Thema oder Muster erkannt wurde, wird anschließend die tiefergehende Befragung zur Identifikation der Grundannahmen eingesetzt.

Um diese Muster erkennen zu können, sollte der Therapeut auf Themen achten, die in Therapiesitzungen immer wieder auftauchen. Hierbei ist es hilfreich, sich die Videos der Therapiesitzungen noch einmal mit etwas Abstand allein oder auch mit einem Supervisor anzuschauen. Des Weiteren können die Videos (z. B. Situationsanalysen verschiedener Sitzungen) auch gemeinsam mit dem Patienten angeschaut werden, unter der Fragestellung, ob dem Patienten wiederkehrende Themen auffallen. Dabei ist es möglich, ihm mit der gleichen Fragestellung die Arbeitsblätter zu den Situationsanalysen als Hausaufgabe mitzugeben und basierend auf den Ergebnissen des Patienten in der kommenden Stunde eine tiefergehende Befragung zu beginnen. Diese Hausaufgaben haben den Vorteil, dass Patienten auch solche Grundannahmen identifizieren können, die nur außerhalb der Therapiesitzung aktiviert sind. So wird nicht zuletzt das Selbstmanagement der Patienten im Umgang mit Grundannahmen verstärkt.

Als weitere Quelle – vor allem, wenn die anderen Methoden nicht weiterhelfen – können die oben beschriebenen Fragebögen eingesetzt und zur Erkennung von Mustern automatischer Gedanken genutzt werden. Darüber hinaus kann gemeinsam mit dem Klienten eine möglichst lange Liste automatischer Gedanken zusammengetragen und analysiert werden.

Identifikation stabiler Grundannahmen durch Lebensrückblick

Stabile Grundannahmen basieren auf wichtigen Erfahrungen innerhalb des Lebens – geprägt durch wichtige Bezugspersonen, wie Eltern, Gleichaltrige, Lehrer oder Verwandte. Daher können stabile Grundannahmen, stützend auf den mitgegebenen Regeln dieser Personen, dahingehend analysiert werden, ob sich aus ihnen dysfunktionale Schemata für den Patienten entwickelt haben. Es erfolgt somit eine fokussierte Analyse wichtiger Beziehungen und Lebensumstände/-ereignisse sowie der für den Patienten daraus resultierenden Erfahrungen. Es geht jedoch nicht um einen allgemeinen und umfassenden Lebensrückblick. Gleichzeitig sollte der Lebensrückblick nicht nur auf negative Erfahrungen gerichtet sein, sondern auch zur Identifikation von Ressourcen auf Beziehungen und Erfahrungen, die zu adaptiven stabilen Grundannahmen beim Patienten geführt haben, genutzt werden.

Themenbereiche und mögliche Fragen im Lebensrückblick zur Identifikation stabiler Grundannahmen (vgl. Wright et al., 2006)

▶ **Erfahrungen durch bedeutsame Personen:** »Welche Person hat die größte Veränderung in Ihrem Leben herbeigeführt?«, »Welche Person hat in Ihrem Leben einen Einfluss auf Ihr Denken gehabt?«, »Welche Person hat Ihnen Ärger gemacht bzw. Sie schlecht gemacht, was haben Sie für sich aus dieser Erfahrung gelernt?«, »Welche Person hat Ihnen Vertrauen/Ermutigung entgegengebracht, was haben Sie für sich aus dieser Erfahrung gelernt?«

▶ **Erfahrungen durch Jobs, Hobbys und andere bedeutsame Aktivitäten:** »Welche Auswirkung hatte dieser Job auf die Art, wie Sie über sich denken?«, »Wie hat Ihr Hobby die Art und Weise, wie Sie sich selbst sehen, beeinflusst?«, »Welche Gedanken haben Sie zu den Fähigkeiten/Fertigkeiten, die Sie im Rahmen Ihres Hobbys erworben haben bzw. einsetzen können?«, »Haben diese Aktivitäten die Art, wie Sie über sich denken, beeinflusst?«

- **Erfahrungen durch Schule, Lesen und Bildung**: »Wie hat Ihre Schulzeit Ihr Denken über sich selbst beeinflusst?«, »Was haben Sie gern gelesen, wie könnte dies Ihr Denken beeinflusst haben?«, »Welche Ideen für Ihr eigenes Leben haben sich aus dem Lesen dieses Buches für Sie ergeben?«, »Gab es andere Lernerfahrungen, die Ihre Art über sich selbst zu denken beeinflusst haben?«
- **Erfahrungen durch bedeutsame Veränderungen**: »Gab es nach Ihrer Sicht lebensverändernde Ereignisse in Ihrem Leben, was hat sich durch diese Erfahrungen in Ihrem Denken über sich selbst geändert?«, »Gab es in Ihrem Leben Erfahrungen, nach denen sich Ihre Sicht auf die Welt und Ihr Leben darin komplett verändert hat?«
- **Kultureller und sozialer Hintergrund**: »Welchen Einfluss hat der kulturelle Hintergrund, in dem Sie aufgewachsen sind, auf die Art, wie Sie sich selbst beurteilen?«, »Wie hat das Leben als Minderheit Ihre Art über sich selbst zu denken beeinflusst?«, »In wieweit hat das Leben auf dem Dorf Ihre Art über sich selbst zu denken beeinflusst?«

Sulz (1994) fasst die »Anweisungen«, die wir durch Bezugspersonen im Laufe unseres Lebens mitbekommen haben und die durch wiederholte Erfahrungen gestärkt werden, in einer sogenannten Lebensregel zusammen, die beispielhaft für eine Patientin dargestellt ist. Dabei sind die (Über-)Lebensregeln dadurch bedeutsam, dass sie ähnlich wie die stabilen Grundannahmen bestimmen, welches Verhalten aktiviert bzw. vermieden werden muss, um den eigenen Selbstwert sowie die eigene Identität zu erhalten. Die Lebensregel von Sulz (1994) kann dabei auch zur Identifikation stabiler Grundannahmen innerhalb des therapeutischen Gesprächs herangezogen werden.

Überlebensregel nach Sulz (1994) am Beispiel eines Patienten

»Nur, wenn ich immer …	alle Aufgaben perfekt erledige
und niemals …	Fehler mache,
dann bewahre ich mir …	die Anerkennung anderer
und verhindere …	wertlos zu sein«

Identifikation stabiler Grundannahmen durch Fragebögen

Auch die Exploration stabiler Grundannahmen kann durch Fragebögen unterstützt werden, insbesondere, wenn der Patient wenig Zugang zu eigenen Grundannahmen findet. So kann das Ergebnis des Fragebogens erste Hinweise auf stabile Grundannahmen liefern oder bestehende Hypothesen zu Grundannahmen bestätigen. Fragebögen können jedoch nie das individuelle und vertiefende Therapiegespräch ersetzen.

Skala dysfunktionaler Einstellungen. Der am häufigsten eingesetzte Fragebogen ist die Skala dysfunktionaler Einstellungen (Dysfunctional Attitude Scale [DAS], dt. Version: Hautzinger et al., 2005), ein Selbstbeurteilungsinstrument zur Erfassung der Art und

Ausprägung vorhandener dysfunktionaler Einstellungen. Die erfassten Grundannahmen sind sehr depressionstypisch, können aber auch bei anderen Störungen auftreten. Basierend auf den 40 Items (siebenstufiges Rating von 1–7) kann sowohl ein Gesamtwert sowie zwei Skalen (»Anerkennung durch andere« sowie »Perfektionismus«) berechnet werden. Es wird ein Cutoff von RW = 130 zur Identifikation auffälliger Patienten angegeben (es gibt hierzu die Empfehlung, dass eine Behandlung so lange erfolgen soll, bis der Patient einen Wert <120 aufweist, da hohe DAS-Werte die Rückfallwahrscheinlichkeit vorhersagen können). Bei der Interpretation sollten auch die Antworten auf Einzelitems berücksichtigt werden, da diese zusätzlich eine Identifikation bereichsbezogener und extremer Einstellungen ermöglichen. Für die DAS werden sehr gute Reliabilitäts- und Validitätsergebnisse berichtet. Diskutiert wurde insbesondere, ob die aktuelle Affektivität die Ergebnisse der DAS beeinflusst, wobei sich zeigte, dass die DAS unabhängig von der aktuellen Depressivität Varianz aufklärte.

Fragebogen irrationaler Einstellungen. Des Weiteren kann der Fragebogen irrationaler Einstellungen (FIE, Klages, 1989) eingesetzt werden. Diesem Selbstbeurteilungsinstrument liegt das Konzept der irrationalen Gedanken von Ellis zugrunde, sodass dieser Fragebogen häufig bei depressiven Patienten verwendet wird. Es ist aber auch eine Anwendung bei anderen Störungen möglich. Der FIE erhebt mittels vier Skalen folgende Dimensionen:

(1) Negative Selbstbewertung (»Wenn ich Probleme nicht lösen kann, fühle ich mich als Versager«)
(2) Abhängigkeit (»Ich brauche es, dass Leute mich mögen«)
(3) Internalisierung von Misserfolgen (»Ich denke oft über Fehler nach, die ich früher gemacht habe«)
(4) Irritierbarkeit (»Wenn mich jemand warten lässt, werde ich schnell beleidigt«)

Zur Erhebung dieser Dimensionen werden 30 Items mit sechsstufigem Antwortformat (0 = stimmt gar nicht bis 5 = stimmt vollkommen) präsentiert. Die Gütekriterien werden als hinreichend gut beschrieben (u. a. Bühner & Müller, 2006; Klages, 1989).

Schemafragebogen. Eine weitere Möglichkeit zur Erhebung stabiler Grundannahmen ist der Schemafragebogen von Young (YSQ-S; dt. Kurzform Siegmund et al., 2011). Dieser Fragebogen bezieht sich auf die Erfassung von Schemata nach der Theorie von Young (Roediger, 2011; s. a. Kap. 14). Zu beachten ist, dass mit diesen Schemata nicht nur kognitive Schemata gemeint sind, sondern diese neben Grundannahmen auch Emotionen und Körperreaktion umfassen. Dieser bezieht sich basierend auf der grundlegenden Theorie von Young darauf, dass sich frühzeitige maladaptive Schemata gründend auf ungünstigen frühkindlichen Entwicklungsbedingungen herausbilden. Die deutsche Kurzform umfasst 75 Items (und 15 Skalen, wobei die Skala Unattraktivität ausgeschlossen wurde), die auf einer 7-stufigen Skala (1 = völlig unzutreffend bis 6 = völlig zutreffend) beurteilt werden. Tabelle 5.2 gibt einen Überblick über die durch den Fragebogen erfassten Schemata. Bei der Anwendung des Fragebogens sollte aber berücksichtigt werden, dass sich die Schematherapie insbesondere an Patienten mit interaktionellen Schwierigkeiten bzw. Persönlichkeitsstörungen richtet.

Daher lohnt es sich hier mit dem Klienten zu besprechen, welche Erfahrungen er basierend auf den Erlebnissen in der Kindheit gemacht hat und wie dies wiederum sein Denken über die eigene Person beeinflusst.

Tabelle 5.2 Skalen des Young Schema-Fragebogens und Itembeispiele in Anlehnung an Siegmund et al. (2011)

Skala	Itembeispiel
Emotionale Vernachlässigung	»Meistens hatte ich niemanden, auf den ich mich verlassen konnte, um mir zu helfen oder mich emotional zu unterstützen.«
Im Stich gelassen werden	»Ich mache mir oft Gedanken darüber, dass Menschen, denen ich mich nahe fühle, weggehen oder mich alleinlassen.«
Misstrauen/Missbrauch	»Ich muss Menschen erst prüfen, bevor ich ihnen vertrauen kann.«
Isolation	»Ich fühle mich von anderen ausgestoßen.«
Unzulänglichkeit/Scham	»Ich fühle, dass kein vernünftiger Mensch mich respektieren oder wertschätzen kann, egal wie ich mich anstrenge.«
Erfolglosigkeit/Versagen	»Ich vergleiche oft meine Leistungen mit anderen und habe den Eindruck, dass die anderen erfolgreicher sind.«
Abhängigkeit	»Ich brauche andere Leute, um klarzukommen.«
Verletzbarkeit/Allgemeine Ängstlichkeit	»Ich mache mir viele Gedanken um die schlimmen Dinge, die in der Welt passieren, wie Kriminalität, Umweltverschmutzung, etc.«
Verstrickung/Unentwickeltes Selbst	»Ich habe oft das Gefühl, keine eigene Identität neben meinen Eltern oder meinem Partner zu haben.«
Unterordnung	»Ich mache Dinge gerne so, wie andere wollen, weil ich Angst vor negativen Konsequenzen habe.«
Aufopferung	»Ich bin so sehr damit beschäftigt, für andere zu sorgen, dass ich kaum Zeit für mich selbst habe.«
Emotionale Gehemmtheit	»Ich habe mich so sehr unter Kontrolle, dass die anderen denken, ich sei gefühllos.«
Unerbittliche Ansprüche/Leistungsorientierung	»Ich muss immer mein Bestes geben, ›befriedigend‹ reicht mir nicht.«
Besonders sein müssen/Grandiosität	»Ich bin etwas Besonderes und muss nicht alle Grenzen akzeptieren, die für andere gelten.«
Ungenügende Selbstkontrolle/Selbstdisziplin/Impulskontrollmangel	»Es passiert mir oft, dass ich Gefühlen oder Impulsen nachgebe, die andere verletzen oder Ärger bringen. «

Exkurs: Plananalyse

Die stabilen Grundannahmen finden sich insbesondere auch in der vertikalen Verhaltensanalyse (in Form der O-Variable) wieder. In der vertikalen Verhaltensanalyse wird Verhalten im Gegensatz zur horizontalen Verhaltensanalyse nicht mit seinen vorausgehenden und nachfolgenden Bedingungen analysiert, sondern unter Berücksichtigung von Zielen, Bedürfnissen und Plänen. Die vertikale Verhaltensanalyse beschreibt also unter anderem, welche Kognitionen, basierend auf stabilen Grundannahmen, Bedürfnissen und Motiven überdauernd auf verschiedene Situationen Einfluss nehmen. Gleichzeitig werden neben Kognitionen auch situationsübergreifende und bedürfnisorientierte Verhaltensmuster erfasst, die dann zu Verhaltensplänen zusammengefasst werden können. Eine Form der Darstellung einer vertikalen Verhaltensanalyse ist die Plananalyse (Caspar, 2007). Hier lassen sich alle Informationen als differenzierte und individuelle Fallkonzeption des Patienten abbilden, um basierend darauf individuell passende Interventionsstrategien auszuwählen. Dabei werden neben problematischen Aspekten auch Ressourcen und Entwicklungspotenziale deutlich. Der Fokus der Plananalyse liegt darauf, das Verhalten in zwischenmenschlichen Aktivitäten zu analysieren und stabile Interaktionsmuster zu erkennen. Sie bietet somit eine hilfreiche Erweiterung zu den bisher beschriebenen Methoden zur Identifizierung stabiler Grundannahmen. Ziel der vorliegenden Darstellungen ist es, die Plananalyse als ergänzende Technik zur Identifikation situationsübergreifender kognitiver Muster und deren verhaltenssteuernde Wirkung vorzustellen. Für eine detailliertere Darstellung sei verwiesen auf Caspar (2007).

Hintergrund

Ziele. Entwickelt hat sich die Plananalyse zur Überwindung der Grenzen störungsspezifischer, manualisierter sowie rein behavioristischer Therapien (Caspar, 2007), um Patienten mit einer ganzheitlichen Sichtweise zu betrachten und ihrer Individualität gerecht zu werden. Des Weiteren hat die Plananalyse zum Ziel, mögliche Probleme im Therapieverlauf, z.B. bei ambivalenter Motivation, besser antizipieren und dann adäquat auf sie reagieren zu können. Das Anfertigen einer Plananalyse ermöglicht außerdem, eigene Schwierigkeiten und Grenzen im Umgang mit Patienten verstehbar zu machen.

Verhalten im Rahmen der Plananalyse. Innerhalb der Plananalyse wird der »Mensch als zielgerichtet handelndes Wesen« verstanden, das versucht, »einen wahrgenommenen Zustand in einen erwünschten Zustand zu transformieren« (Caspar, 2007, S. 44). Die Grundidee der Plananalyse ist es, dass (individuell bedeutsame) Verhaltensweisen immer einen bestimmten Zweck erfüllen, also eine Funktion haben. Dabei dient dieses Verhalten bewusst oder unbewusst einem echten oder antizipierten Überlebensvorteil für das Individuum. Verhalten, das keinen Zweck für den Patienten erfüllt, wird somit aus der Fallkonzeption eher ausgeschlossen. Dabei kann es aber auch sein, dass der Zweck des Verhaltens nicht gleich ersichtlich ist. Dieses Dilemma zeigt auch die kreative Herausforderung der Plananalyse auf und die Notwendigkeit der intensiveren

Auseinandersetzung mit dieser Methode, wenn sie im Rahmen der Behandlung eingesetzt werden soll (Caspar, 2007). Zu beachten ist auch, dass Pläne zwar relativ überdauernd sind, Menschen ihr Verhalten jedoch stets neu konstruieren und an Gegebenheiten der Umwelt anpassen. So können identifizierte Pläne beispielsweise zwar für berufliche, aber nicht automatisch für private Beziehungen gelten.

Planstruktur. Grundlage der Plananalyse sind hierarchisch angeordnete Planstrukturen (Beispiel s. Abb. 5.2), die mit den vier Grundbedürfnissen Orientierung und Kontrolle, Selbstwerterhöhung, Lustgewinn und Bindung, in Beziehung stehen. Ein Plan besteht in der Regel jeweils aus einer kognitiven Zielkomponente (z. B. Streben nach Aufmerksamkeit des Vaters) und einer verhaltensbezogenen Mittelkomponente (Strategien zur Zielerreichung; z. B., indem man beruflich erfolgreich ist). Dabei stehen zur Erreichung eines Ziels meist mehrere Strategien zur Verfügung. Es ist zu beachten, dass ein Mehr an Strategien zumeist die Flexibilität des Einsatzes und damit die Anpassungsfähigkeit erhöht. Des Weiteren kann eine Strategie auch eingesetzt werden, um mehrere Ziele zu erreichen (z. B. »Werte dich selbst ab« als Strategie, um »Kritik von anderen zu vermeiden« – Ziel A – und »Schonung durch andere zu aktivieren« – Ziel B). Pläne sind außerdem hierarchisch strukturiert, d. h. die Zielkomponente eines Plans kann gleichzeitig die Strategiekomponente eines übergeordneten Plans sein. Die Verhaltenssteuerung findet entweder bewusst oder unbewusst (automatisiert) statt. Die Zielkomponente wird dabei als Aufforderung im Imperativ formuliert während das tatsächlich beobachtbare Verhalten als Aussage im Indikativ dargestellt wird. Wichtig ist hierbei, dass neben *intra*individuellen Prozessen auch *inter*individuelle Prozesse abgebildet werden können, sodass die Plananalyse eine Schnittstelle zwischen psychischer Störung und zwischenmenschlichem Verhalten darstellt.

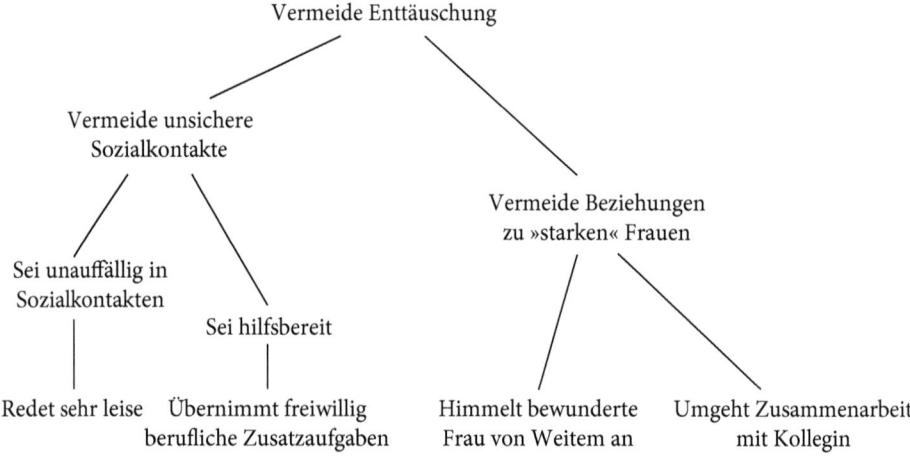

Abbildung 5.2 Beispielhafte Planstruktur (modif. nach Caspar, 2007)

Dysfunktionale Pläne. Viele Patienten weisen Pläne und damit einhergehende Verhaltensweisen auf, die kurzfristig meist hilfreich, langfristig aber nicht zielführend (dysfunktional) sind und mit hohen Kosten einhergehen. Darüber hinaus wird die Befriedigung der Grundbedürfnisse zumeist verhindert. Aus Sicht der Plananalyse sind die Strukturen besonders anfällig für psychische Störungen, wenn sie:

(1) wenig positive und viele negative Ziele aufweisen
(2) ein geringes Verhaltensrepertoire zum Erreichen von Zielen beinhalten
(3) wenig Toleranz für negative Konsequenzen besitzen, z. B. basierend auf einem Perfektionismus-Plan
(4) Ansprüche schlecht regulieren können (verdeutlicht durch fehlende Realitätsnähe)
(5) an einmal bestehenden Strukturen festhalten und keine Veränderungsdynamik erlauben

Therapeutisches Vorgehen

Für das therapeutische Arbeiten ist die Plananalyse ein Hilfsmittel, um die psychischen Probleme des Patienten und seine Beziehungen besser zu verstehen, damit darauf aufbauend und individuell angepasst die therapeutische Beziehung und die Interventionen gestaltet werden können.

Pläne eines Patienten sind keine Realität, sondern eine Konstruktion des Therapeuten. Sie helfen ihm, die Ziele und Strategien eines Patienten zu verstehen und diesem zu erklären. Das Verhalten des Patienten in der Therapiesituation sowie die gezeigten Emotionen, sind ein Hinweis darauf, ob die Pläne des Patienten gerade realisiert werden. Dabei sprechen positive Gefühle dafür, dass Pläne erfüllt, und negative Gefühle, dass wichtige Pläne blockiert werden. Eine Blockierung kann dabei unterschiedliche Gründe haben:

(1) den Verlust an Handlungsmöglichkeiten durch Veränderungen der Umwelt (z. B. Krankheit, Tod eines Angehörigen)
(2) Konflikt von Plänen untereinander (z. B. »Sei eine gute Mutter« vs. »Sei erfolgreich im Job«)
(3) situationsspezifische bzw. überdauernde Blockierungen meist durch Vernachlässigung eines Grundbedürfnisses

Dabei ist nach Ansicht der Plananalyse die Art und Weise des Gefühls sowie die darauf folgende Reaktion ebenfalls individuell in Plänen festgelegt. Hauptaufgabe des Therapeuten ist es, im Rahmen der Diagnostik seine Wahrnehmungen in einer Plananalyse zusammenzufassen und diese über den Verlauf der Behandlung zu nutzen, aber auch stetig weiterzuentwickeln. Hierbei dient die therapeutische Beziehung als eine Art »Mikrokosmos« (Caspar, 2007, S. 57) sowohl zur Identifikation als auch zur Bearbeitung der Pläne.

Die Grundfragen des Therapeuten zum Verhalten des Patienten sind: »Was will der Patient mit seinem Verhalten erreichen? Was ist der Zweck dieses Erlebens bzw. Verhaltens?« Für die Erstellung einer Plananalyse spielt zusätzlich die Beachtung der Beziehung zum Therapeuten eine wichtige Rolle. Eine erkenntnisleitende Frage könnte hierbei sein, welches Verhalten der Patient in der Interaktion mit dem Therapeuten zeigt, und ob dies im Zusammenhang mit seinem Problem steht. Konkrete Fragen, die sich ein Therapeut stellen kann, sind folgende (Caspar, 2007, S. 144):

► »Was (Gefühle, Eindrücke) löst der Patient bei mir aus? Geht das auch anderen so?«
► »Wozu will er mich/andere bringen, was will er bei mir/anderen erreichen? Welches Verhalten/welche Reaktion will er bewirken?«
► »Welches Bild von sich versucht er aufrechtzuerhalten, welches Bild will er mir/anderen suggerieren?«
► »Was könnte ihm gut tun, was wäre schwierig für ihn?«
► »Welches Verhalten von mir/anderen versucht er zu verhindern?«
► »Wie schafft es der Patient, sein Bedürfnis z. B. nach Bindung zu befriedigen?«

Caspar (2007, S. 21) fasst zusammen, welche Fertigkeiten ein Therapeut mitbringen muss, um eine gute Plananalyse erstellen zu können:

► Wissen
► die Fähigkeit, nonverbale Informationen wahrzunehmen und basierend darauf Schlussfolgerungen zu erstellen
► eine gute Selbstreflektion

Die Plananalyse stellt eine sinnvolle und ergänzende Möglichkeit dar, stabile Grundannahmen vor dem Hintergrund von individuellen Bedürfnissen zu identifizieren. Im Kontext der kognitiven Umstrukturierung ist es somit durch die Plananalyse möglich, das komplexe Zusammenspiel von kognitiven Aspekten (motivationalen Schemata, Plänen) zu verdeutlichen und die Dynamik zwischen verschiedenen Grundüberzeugungen abzubilden. Aus der Plananalyse lassen sich schließlich Ansatzpunkte für kognitive Techniken ableiten. Es gilt jedoch zu beachten, dass die Methode aufgrund des kreativen Konstruierens durch den Therapeuten einer intensiven Übung bedarf, um sie zielführend bei Patienten einsetzen zu können (Caspar, 2007).

6 Infragestellen dysfunktionaler Kognitionen und Erarbeitung funktionaler Kognitionen

Im Folgenden wird dargestellt, wie die identifizierten automatischen Gedanken und Grundannahmen modifiziert werden können. Dabei wird zunächst auf die Bearbeitung automatischer Gedanken eingegangen und anschließend erfolgt die Darstellung von Techniken zur Bearbeitung stabiler Grundannahmen.

6.1 Bearbeitung automatischer Gedanken in konkreten Problemsituationen

Für die Bearbeitung automatischer Gedanken liegen unterschiedlichste Techniken vor. Dabei streben alle eine Überprüfung der Gedanken in Bezug auf Logik, Realitätsbezogenheit oder Nützlichkeit an. Die Vermittlungsform reicht dabei von schriftlichen Protokollen über verbale Dispute bis hin zu verhaltensbezogenen Übungen zur möglichen Korrektur von Befürchtungen.

Techniken zur Bearbeitung automatischer Gedanken
- ▶ Gedankentagebuch (»tought change records«)
- ▶ Erarbeitung rationaler Alternativen
- ▶ Überprüfung der Evidenz
- ▶ Entkatastrophisieren
- ▶ Reattribution
- ▶ Explikativer sokratischer Dialog
- ▶ Normativer sokratischer Dialog
- ▶ Gedankenstopp
- ▶ Verhaltensexperimente

Gedankentagebuch (»tought change records«)
Das Gedankentagebuch (auch 5-Spalten-Technik) wurde ursprünglich von Beck und Kollegen (1979) für die Arbeit mit depressiven Patienten entwickelt. Dafür wird das bisher zur Identifikation automatischer Gedanken verwendete ABC-Schema um zwei Spalten erweitert. Es umfasst dann zusätzlich die modifizierten Gedanken und das Ergebnis dieser veränderten Gedanken (s. Tab. 6.1). Ziel ist es, dass der Patient automatische Gedanken wahrnimmt und basierend auf den anderen Techniken in diesem Kapitel Alternativen erarbeitet und festhält sowie den Erfolg dieser Veränderungen für sich sichtbar macht. Ein besonders wichtiger Bestandteil des Gedankentagebuchs sind die Ratingskalen, die das Ausmaß subjektiver Richtigkeit von Gedan-

ken sowie das Ausmaß von auftretenden Gefühlen erfassen. Vor allem zu Beginn sollte der Patient schon für kleine Veränderungen in die richtige Richtung positiv verstärkt werden. Eine fehlende Veränderung in den Gedanken oder Gefühlen kann ein Hinweis darauf sein, dass stabile Grundannahmen oder andere Verhaltensmuster zur Aufrechterhaltung beitragen, welche dann wiederum zunächst modifiziert werden sollten.

Tabelle 6.1 Beispiel für ein Gedankentagebuch (in Anlehnung an Mühlig & Poldrack, 2011)

Situation	Automatischer Gedanke	Gefühle	Rationalerer Gedanke	Ergebnis
Aktuelles Ereignis, auslösende(r) Gedankengang / Erinnerung, Körperwahrnehmung	Automatischer Gedanke, Ausmaß der subjektiven Richtigkeit (0–100%)	Gefühl und Ausmaß des Gefühls (0–100%)	Rationalerer Gedanke, Ausmaß der subjektiven Richtigkeit (0–100%)	Ausmaß der subjektiven Richtigkeit des automatischen Gedankens (0–100%), Ausmaß des Gefühls (0–100%)
Erster Besuch bei den Schwiegereltern steht an	»Die werden mich nicht ausstehen können«	Angst (60%) Anspannung (80%)	»Sie sind wahrscheinlich nett, ihren Sohn mag ich ja auch«	Richtigkeit (70%) Angst (30%) Anspannung (50%)
Chef runzelt im Gespräch die Stirn, während ich eine Idee vorstelle	»Er findet die Idee furchtbar, ich habe versagt«	Traurigkeit (70%) Hilflosigkeit (80%)	»Er denkt angestrengt über meinen Vorschlag nach«	Richtigkeit (70%) Hilflosigkeit (10% Anspannung (50%)

Es ist empfehlenswert, den Patienten so oft wie möglich Gedankentagebücher mit nach Hause zu geben, um die Selbstmanagementfähigkeiten des Patienten zu fördern. Die ausgefüllten Bögen werden dann in der kommenden Stunde nachbesprochen und daraus Ansatzpunkte für weitere Veränderungen abgeleitet, z. B. bei Schwierigkeiten mit bestimmten Kognitionen, bei denen eine Bearbeitung der stabilen Grundannahmen erfolgen sollte oder bei der Bearbeitung bestimmter Emotionen, bei denen andere Techniken zur Verbesserung der Emotionsregulation herangezogen werden können.

Das Gedankentagebuch allein stellt ein gutes Rahmenkonzept dar, um den Prozess der Modifikation automatischer Gedanken, egal mit welcher spezifischen Technik, für den Patienten nachvollziehbar zu machen. Es sind weitere, im Folgenden vorgestellte, Techniken notwendig, um den Patienten darin zu unterstützen, funktionalere Gedanken zu generieren.

Erarbeitung rationaler Alternativen
Ein Ziel der Modifikation von automatischen Gedanken ist, dass der Patient mehr Flexibilität im Denken erreicht. Dies ist dadurch zu realisieren, dass ihm verdeutlicht wird, dass es selten nur eine mögliche Interpretation einer Situation gibt, sondern viele gedankliche Optionen möglich sind, und er die Entscheidungsfreiheit hat, welchem

dieser Gedanken er folgen möchte. Hierzu bietet es sich an, dem Patienten Techniken an die Hand zu geben, mit denen er eine Vielzahl an Gedanken in einer Situation generieren kann (in Anlehnung an Wright et al., 2006).

(a) **Brainstorming:** Dem Patienten wird zunächst erläutert, dass diese Technik der Ideensammlung dient und in vielen Kontexten sehr erfolgreich eingesetzt wird. Dabei soll er zunächst eine möglichst lange Liste an Ideen zu möglichen Gedanken, die in einer bestimmten Situation auftreten könnten, auflisten. Hierbei ist es wichtig, dass der Patient versteht, dass bei der Sammlung von Ideen keine Beurteilung der Gedanken erfolgen darf und er sich keine Grenzen auferlegen soll, also z. B. indem die Umsetzbarkeit, Können oder Vorwissen miteinbezogen werden. Stattdessen soll er seinem Geist Raum in alle Richtungen geben. Es kann helfen, selbst ungewöhnliche, vielleicht auch humorvolle Vorschläge zu machen, um die Kreativität des Patienten anzuregen. Der Patient sollte verstehen, dass beim Brainstorming alles erlaubt ist. Abschließend kann er sich den/die Gedanken, den/die er als rationalere Gedanken bevorzugen würde, auswählen und in das Gedankentagebuch eintragen.

(b) **Perspektivwechsel:** Um weitere, konstruktive gedankliche Optionen zu generieren, kann der Patient motiviert werden, sich in andere Personen hineinzuversetzen und deren gedanklichen Umgang mit der Situation zu explorieren. Beispiele hierfür können sein: eine Person, der er vertraut; ein erfolgreicher Wissenschaftler oder ein Detektiv, der keine Angst vor Schlussfolgerungen und deren Konsequenzen hat; ein Personalcoach, der nur die Stärken des Patienten sieht und ihn positiv unterstützen will.

(c) **Zurückversetzen in das »alte« Selbst:** Hier soll der Patient sich in die Zeit zurückversetzen, in der er noch nicht an der psychischen Störung gelitten hat. Am günstigsten sind besonders herausstechende Situationen, in denen der Patient sehr erfolgreich oder glücklich gewesen ist. Die damit einhergehenden Gefühle sind so besser erinnerbar. Dazugehörige Sätze und Fragen können sein: »Versuchen Sie sich Ihr ›altes‹ Ich so gut wie möglich vorzustellen. Was hätte Ihr altes Ich in der jetzigen Situation gedacht? Welche Alternativen würde Ihr altes Ich in der aktuell problematischen Situation sehen?«

(d) **Von anderen lernen:** Hintergrund dieser Technik ist, dass Patienten mit psychischen Störungen oft dazu neigen, Feedback anderer nicht mehr einzuholen und sich zu sehr auf die eigenen (dysfunktionalen) Wahrnehmungen und Interpretationen zu verlassen. Aufgabe für den Patienten ist es, andere dazu zu befragen, was diese in einer bestimmten Situation denken würden bzw. wie sie eine Situation für sich bewerten/interpretieren. Natürlich ist die Befragung anderer mit einem gewissen Risiko behaftet. Viele Patienten scheuen sich, Rückmeldung von anderen einzuholen. Hier kann es helfen, diese Befürchtungen im Vorfeld aufzugreifen und auch zu disputieren (z. B. »Welche Risiken kann es für Sie haben, andere um ihre Rückmeldung zu bitten?«, »Welche Personen gibt es, denen Sie vertrauen und die Ihnen ein authentisches Feedback geben sowie Sie unterstützen?«). Abläufe von Gesprächen, in denen Patienten Rückmeldungen einholen, lassen sich auch gut als Rollenspiel in der Therapiesitzung vorbereiten. Ein wichtiges und zu antizipierendes Risiko ist, dass andere Personen die dysfunktionalen Gedanken des Patienten bestätigen können. Hier ist es zum einen wichtig, dass der Patient möglichst verschiedene Personen mit unterschiedlichen Hintergründen befragt. Zum anderen kann der Patient antizipierend darauf vorbereitet werden, dass es auch andere Menschen gibt, die in ähnlicher Art und Weise denken, wie er selbst, und darauf, was dies für seine Gedanken bedeutet.

Überprüfung der Evidenz

Ziel dieser Strategie ist es, die Evidenz für die automatischen Gedanken sorgfältig zu prüfen und zu disputieren. Daher findet sich für diese Form der Modifikation auch der Begriff des »empirischen Disputierens«. Das Finden der Evidenzen sollte nicht auf die Therapiesitzung beschränkt sein, vielmehr sollte der Patient auch zu Hause Belege für bzw. gegen den Gedanken suchen. Verhaltensexperimente verschiedenster Art (s. Abschn. »Exkurs: Verhaltensexperimente« in diesem Kap.) können das Finden von Belegen untermauern.

Als Beispiel soll hier folgende Situation dienen: Herr Müller hat auf der Arbeit eine wichtige E-Mail an seinen Chef nicht weitergeleitet und daraufhin folgenden automatischen Gedanken wahrgenommen: »Das ist eine Katastrophe, jetzt werde ich gekündigt!« Der Therapeut schaut daraufhin gemeinsam mit dem Patienten, welche Evidenz für den entsprechenden Gedanken spricht. Im Beispiel könnte der Patient folgende Antworten geben:

(a) »Mein Chef reagiert häufig sehr impulsiv, ohne dass ich das immer nachvollziehen kann«
(b) »Letztes Jahr wurde Frau Meier auch wegen einer Kleinigkeit gefeuert.«
(c) »Durch die Depression bin ich häufiger unkonzentriert und mein Chef ist deshalb bestimmt schon lange unzufrieden mit mir.«

Es ist von großer Bedeutung, gemeinsam mit dem Patienten die tatsächlichen Fakten von eigenen Wahrnehmungen zu unterscheiden. Bezogen auf Antwort (a) wäre es demnach wichtig, konkrete Situationen zu sammeln, um abzuschätzen, was der Patient unter »impulsiv« versteht, und in wieweit dies, das Risiko für eine Kündigung erhöht. Auch bezüglich Antwort (b) ist zu hinterfragen, was im damaligen Fall konkret passiert ist. Für Antwort (c) kann es sinnvoll sein, zu erfassen, welche Fehler Herr Müller im Vorfeld tatsächlich gemacht hat und wie sein Chef darauf reagiert hat. Anschließend wird gemeinsam erarbeitet, was gegen den Gedanken spricht. Hierbei könnte der Patient vielleicht die folgenden Punkte anführen:

(a) »Mein Chef hat mir noch nie zurückgemeldet, dass er unzufrieden mit meiner Arbeit ist.«
(b) »So einfach kann er mich nicht kündigen, wenn überhaupt, dann gäbe es zunächst eine Abmahnung.«

Auch bei diesen Antworten ist wieder darauf zu achten, möglichst objektive Belege für die einzelnen Aspekte zu finden, also ggf. auch den Patienten in seinen Arbeitsvertrag oder ins Gesetzbuch schauen zu lassen, um zu klären, wie leicht bzw. schwer jemand gekündigt werden kann. Abschließend wird basierend auf den neuen Erkenntnissen ein rationalerer Gedanke formuliert. Im Fall von Herrn Müller könnte dieser lauten: »Es ist nicht gut, dass ich vergessen habe, die E-Mail weiterzuleiten, es wird wahrscheinlich Ärger geben, aber ich werde das überstehen.«

Entkatastrophisieren

Das Katastrophisieren, also das Annehmen des schlimmstmöglichen Ausgangs in einer Situation, ist ein sehr typischer kognitiver Fehler bei verschiedenen psychischen Störungen. Was die meisten Patienten dabei nicht tun, ist Weiterzudenken und sich mit den möglichen Konsequenzen der Katastrophe auseinanderzusetzen. Hintergrund ist zumeist die mit der psychischen Störung einhergehende kognitive Verzerrung, teilweise aber auch eine vermehrte Angst vor Veränderungen. Es gibt ebenso Patienten, die sagen: »Besser nehme ich immer das Schlimmste an, dann kann ich nur positiv überrascht werden.«

Die Technik des Entkatastrophisierens bezieht sich darauf, sich mit den Folgen einer antizipierten Katastrophe auseinanderzusetzen, also ein Zu-Ende-Denken zu fördern. Dabei kann der Patient gefragt werden, »Was würde im Schlimmsten Fall passieren, wenn X eintritt?« oder »Was wäre so schlimm daran, wenn XY eintritt?«. Hier lohnt es sich, weiter nachzuhaken und ein möglichst plastisches Bild der Situation mit dem Patienten zu zeichnen. Zum Beispiel könnte ein Patient sagen: »Wenn ich durch diese Prüfung falle, dann werde ich exmatrikuliert, dann ist mein Leben vorbei.« Hier kann der Therapeut nachfragen, wie genau das aussieht, wenn »das Leben vorbei ist«. Hier wird sich im Gespräch zumeist zeigen, dass die Situation mit unangenehmen Emotionen einhergeht, dass es aber Menschen gibt, die trotzdem zum Patienten halten, dass es vielleicht Hobbys, Jobs oder andere stabilisierende Aktivitäten gibt. Basierend darauf lässt sich dann ein rationalerer Gedanke formulieren.

Darüber hinaus kann der Patient auch wiederholt gefragt werden, was das Schlimmste an dem jeweiligen Ausgang wäre (z. B. »Ich werde gekündigt« → »Wir verlieren unser Haus, weil wir den Kredit nicht mehr bezahlen können« → »Mein Mann ist mit der Situation so unglücklich, dass er sich von mir scheiden lässt« → …). Im weiteren Verlauf wird dann eingeschätzt, für wie wahrscheinlich der Patient die jeweiligen Ausgänge hält und als ergänzende Technik können die Evidenzen der jeweilig antizipierten Ausgänge disputiert werden. Tabelle 6.2 zeigt eine durchgeführte Hausaufgabe zum Entkatastrophisieren.

Außerdem ist es in einigen Situationen auch sinnvoll, die Emotionen, die mit einzelnen Ausgängen einhergehen, »auszuhalten« und dem Patienten alternative Copingstrategien zu vermitteln. Hierbei kann der Patient ähnlich der Exposition in sensu (auch »Sorgenexposition« bei generalisierter Angststörung; Hoyer & Beesdo-Baum, 2012) mit einem Drehbuchszenario des schlimmsten Ausgangs wiederholt konfrontiert werden. Ziel ist es, die Angst vor diesem Ausgang zu reduzieren, nicht aber die zumeist zugrunde liegende Emotion der Traurigkeit bzw. Hilflosigkeit zu negieren.

Tabelle 6.2 Hausaufgabenblatt einer Patientin zum Entkatastrophisieren (in Anlehnung an Fehm & Helbig, 2008)

Situation: Patientin erwischt Partner beim Telefonieren mit einer anderen Frau. Im Vorfeld hat es schon häufig Konflikte wegen der Untreue des Partners gegeben. Sie will sich trennen.		
Befürchteter Ausgang: »Ich werde nie mehr einen Partner finden.«	**Bestmöglicher Ausgang:** »Ich lerne schnell einen Mann kennen, der mich liebt und mir treu ist.«	**Wahrscheinlichster Ausgang:** »Ich bleibe eine Weile allein, komme aber gut damit zurecht.«
Was können Sie tun, um diesen Ausgang zu verhindern? ▶ »Mit Freunden ausgehen« ▶ »Mir ein Hobby suchen, um jemanden kennenzulernen« ▶ »An meinem Selbstbewusstsein arbeiten, um mich mit mir wohlzufühlen«	**Was können Sie tun, um diesen Ausgang zu erreichen?** ▶ »Nicht viel, da ist ja viel Glück dabei«	**Was können Sie tun, um sich auf diesen Ausgang vorzubereiten?** ▶ »Kontakte zu meinen Freundinnen wieder aufbauen« ▶ »Mir eine schöne Wohnung suchen und diese gemütlich einrichten« ▶ »Schauen, was mir sonst noch wichtig ist, z. B. doch die Weiterbildung machen«

Reattribution

Patienten mit psychischen Störungen tendieren in Situationen oft dazu, ungünstige Attributionen anzuwenden. Dabei ist generell zwischen internaler vs. externaler, allgemeiner vs. spezifischer und stabiler vs. variabler Attribution zu unterscheiden. Depressive Patienten neigen dazu, negative Erlebnisse eher auf sich selbst (also internal) allgemein und stabil zu attribuieren (Beesdo-Baum & Wittchen, 2011), z. B.: »Ich wurde verlassen. Das ist meine Schuld, mein Leben geht den Bach runter und ich werde nie wieder jemanden finden, der mich liebt.«

Neben dem Hinterfragen dieser Attributionen mittels naiver und offener Fragen und dem Suchen von Evidenzen für die einzelnen Aspekte, kommt die Technik der Reattribution zum Einsatz. Darunter ist zu verstehen, dass der Patient in negativen Situationen flexibler in seiner Art der Attribution wird. Basierend auf dem Gedankentagebuch kann beispielsweise der im Folgenden beschriebene Einstieg gewählt werden.

Beispielaussage des Therapeuten

Einstieg in die Reattributionstechnik

»Mir fällt auf, dass Sie sich bei Problemen oft selbst die Schuld geben bzw. die Ursache nur in Ihrem eigenen Verhalten suchen. Wir nennen diese gedankliche Verzerrung ›internale Attribution‹. Ich würde gern anhand der letzten Situation mit Ihnen schauen, wie viel Verantwortung Sie sich in der Situation selbst zuschreiben und welche Konsequenzen diese Situation aktuell hat und in Zukunft haben wird. Die Situation war, dass Ihr Mann Ihnen gestanden hat, dass er seit einem halben Jahr eine außereheliche Beziehung hat. Können Sie sich bitte zunächst einmal auf folgenden Skalen einordnen ...«

Wright et al. (2006) empfehlen drei Skalen als Grundlage der Reattributionstechnik, auf denen sich der Patient einordnen soll.

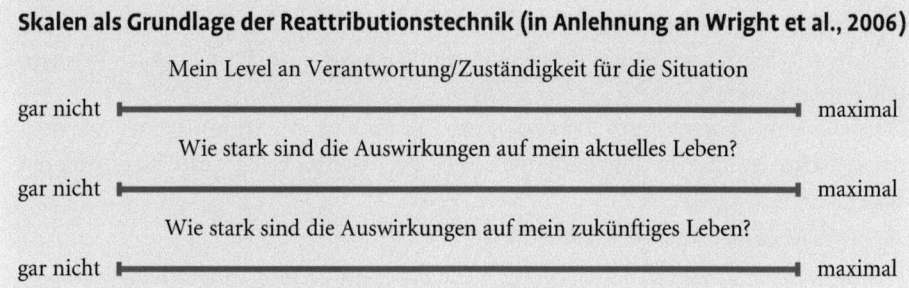

Skalen als Grundlage der Reattributionstechnik (in Anlehnung an Wright et al., 2006)

Mein Level an Verantwortung/Zuständigkeit für die Situation

gar nicht |————————————————————————————| maximal

Wie stark sind die Auswirkungen auf mein aktuelles Leben?

gar nicht |————————————————————————————| maximal

Wie stark sind die Auswirkungen auf mein zukünftiges Leben?

gar nicht |————————————————————————————| maximal

Daran anschließend können andere Techniken genutzt werden, um die Richtung der Attribution zu flexibilisieren. Hier können auch Visualisierungen, wie z.B. das »Tortendiagramm«, eingesetzt werden. Der Patient wird beispielsweise gefragt, welche anderen Personen noch Verantwortung in der beschrieben Situation haben. Außerdem sollten Umstände berücksichtigt werden, wie beruflicher Stress oder finanzielle Möglichkeiten. Des Weiteren sollten Konzepte wie »Glück/Pech«, »Zufall«, »Schicksal« oder »genetische Faktoren« angeboten werden. Für alle Aspekte wird dann in einem »Tortendiagramm« eingetragen, wie viel Verantwortung der jeweilige Aspekt für die entsprechende Situation hat. Am Ende kann zusammenfassend besprochen werden, ob sich die Einteilung des Patienten auf den drei Attributionsskalen in die gewünschte Richtung verändert hat.

Explikativer sokratischer Dialog zur Bearbeitung automatischer Gedanken

Der explikative sokratische Dialog ist eine umfangreiche Gesprächsstrategie, die unterschiedlichste Disputationstechniken umfasst. Sie dient dazu, bestimmte Begriffe oder Konzepte als Teil von automatischen Gedanken beschreiben und definieren zu lassen. Dabei kann eine Begriffsbestimmung selbst das Ziel sein, um innerhalb der Therapie eine Verständnisgrundlage zu schaffen. So ist es beispielsweise bei der Therapie eines Patienten mit starken Verbitterungstendenzen und Gerechtigkeitsstreben in Folge eines unverschuldeten Unfalls wichtig, zunächst zu klären, was er unter »Gerechtigkeit« versteht. Viel häufiger wird es in der kognitiven Umstrukturierung jedoch darum gehen, zu der Schlussfolgerung zu gelangen, dass keine endgültige und allumfassende Definition eines Begriffs gefunden werden kann. Dies sollte vor allem bei rigiden und unrealistischen Annahmen das Ziel sein. So würde sich aus der identifizierten (bedingten) Annahme »Nur wenn ich viel arbeite, bin ich ein wertvoller Mensch« die Klärung des Begriffs »wertvoller Mensch« anschließen. Mittels Beispielen und Gegenbeispielen, logischem Hinterfragen etc. sollte, da in der Natur der Sache liegend, keine allgemeingültige haltbare Definition gefunden werden.

Im Folgenden ist ein detailliertes Ablaufschema des explikativen sokratischen Dialogs (in Anlehnung an Stavemann, 2015) dargestellt, das durch eigene Beispielsequenzen veranschaulicht wird.

Phasen des explikativen sokratischen Dialogs zur Begriffsklärung

(1) Auswahl des Themas. Das Thema sollte sich aus der bisherigen Therapie durch die Identifikation von Annahmen und Gedanken ergeben, z. B.: »Kann ich meinem Partner vertrauen?«

(2) Erster Definitionsversuch des Patienten. Der Patient unternimmt einen Versuch der Zuschreibung von Eigenschaften und Verhaltensweisen zum ausgewählten Begriff.

T: »Was ist das denn für Sie, Vertrauen?«

P: »Bei sich ein sicheres und wohliges Gefühl bezüglich des Partners zu spüren und davon auszugehen, dass der Partner nichts tut, was mich verletzt.«

(3) Konkretisierung der Fragestellung und Herstellung des Alltagsbezugs. Anhand von Alltagsbeispielen soll der erste Definitionsversuch konkretisiert werden.

T: »Ok, lassen Sie uns das mal konkreter anschauen, was Sie damit meinen. Nennen Sie bitte eine Situation aus dem Alltag, in der Sie denken, Sie können Ihrem Partner nicht vertrauen.«

P: »Zum Beispiel, wenn mein Partner zu spät kommt. Denn das könnte heißen, dass er eine andere Frau trifft!«

Achtung: Hier kann der Therapeut bereits einhaken und wie in Schritt (5) dargestellt, den Zusammenhang zwischen Vertrauen und Pünktlichkeit hinterfragen.

T: »Wenn Ihr Partner immer pünktlich, wie vereinbart, nach Hause käme, würde das bedeuten, dass Sie ihm dann vertrauen können?
Könnte es noch andere Erklärungen dafür geben, dass er zu spät kommt?«

(4) Ggf. neuer Definitionsversuch, weitere Konkretisierung oder Umformulierung des betrachteten Themas oder des betrachteten dysfunktionalen Denkmusters.

P: »Ich kann meinem Partner nur dann vertrauen, wenn ich immer weiß, was er macht.«

Achtung: Hier kann der Therapeut einhaken und wie in Schritt (5) dargestellt den Zusammenhang zwischen »immer wissen, was er tut« und Vertrauen hinterfragen, um zu prüfen, ob Vertrauen dadurch gemessen werden kann. Entweder der Dialog endet dann bereits hier oder der Versuch, neue Definitionen oder Formulierungen zu finden, kann unternommen werden, indem wieder bei Schritt (2) begonnen wird.

(5) Widerlegung in naiv fragender Weise. Es wird eine funktionale und inhaltlich-logische Disputation der aufgestellten Definition oder des dysfunktionalen Denkmusters durchgeführt.

Beispielfragen:

▶ »Wenn Sie in jeder Minute genau wissen, was Ihr Partner macht, dann könnten Sie ihm also vertrauen? Wieso müssen Sie dann noch vertrauen, Sie wissen es doch dann?«

▶ »Heißt nicht Vertrauen, das Ergebnis eben noch nicht definitiv zu kennen? Wollen Sie unbedingte Sicherheit, dass er Sie nicht betrügt, oder wollen Sie ihm vertrauen?«

▶ »Was müssten Sie tun, um wirklich sicher sein zu können? Welche Konsequenzen hätte das für Sie?«

▶ »Heißt denn jemandem vertrauen immer, dass der andere sich dann auch so verhält, wie Sie das wollen?«

(Weiter bis zum Zustand innerer Verwirrung)

Achtung: Kam es unter Schritt (4) schlussendlich zu einer zunächst haltbaren Definition, so endet der explikative sokratische Dialog häufig unter Schritt (5) mit der Schlussfolgerung, dass diese Definition einer logischen Überprüfung nicht standhalten kann und es keine allgemeingültige Definition geben kann, sondern diese (a) der individuellen Sichtweise unterliegt und/oder (b) die bisherige Definition nicht länger haltbar ist.

(6) Hinführung. Gemeinsam wird nach alternativen, zielführenden Denkmustern und einem adäquaten, widerspruchsfreien Modell gesucht.

T: »Ok, wie würden Sie denn die bisherigen Erkenntnisse zusammenfassen?«

P: »Vertrauen ist eine Entscheidung, es kann nicht nur bloßes Ergebnis von absoluter Sicherheit sein, dann muss man nicht mehr vertrauen, weil man es dann weiß. Vertrauen birgt immer ein Risiko, dass es schief gehen kann. Wenn ich jedoch meinem Partner hinterherspioniere und ihn kontrolliere, dann lerne ich nicht, ihm zu vertrauen und provoziere Streitigkeiten, weil ich ihn nicht seine eigenen Bedürfnisse ausleben lasse.«

Achtung: Auch an dieser Stelle kann der explikative sokratische Dialog beendet werden, indem eine zielführendere und weniger rigide Definition entstanden ist.

P: »Ich weiß aber noch nicht so richtig, wie ich das konkret im Alltag hinkriegen soll.«

T: »Dann lassen Sie uns doch schauen, was Sie konkret brauchen, um neben dem vertrauen *wollen* in Ihrer Beziehung auch vertrauen zu *können*.«

Optional: **Methode der regressiven Abstraktion** am folgenden Beispiel: Die Kriterien für »Vertrauen-Können« in einer Beziehung erarbeiten.

A1 Sammeln von Eigenschaften:

T: »Was sind die Kriterien an Sie und Ihren Partner, um besser vertrauen zu können?«

P: »Da fällt mir ein: Fragen, was der andere macht; Absprachen über Aktivitäten treffen; Bescheid sagen und sich entschuldigen, wenn man ein Versprechen nicht einhält; nicht kontrollieren; den Partner nach Wünschen fragen; eigene Wünsche äußern; dem anderen Freiräume lassen; keine Tabuthemen in der Beziehung; nachfragen, was der andere sagt.«

A2 Zusammenfassen der gesammelten Eigenschaften:

T: »Sehr schön, das ist eine lange Liste. Können bestimmte Dinge, die Sie genannt haben zu einem Oberbegriff zusammengefasst werden? Überlappen sich Kriterien, die Sie genannt haben?«

P: »Man könnte zum Beispiel ›Fragen, was der andere macht‹ und ›Absprachen über Aktivitäten treffen‹ und ›Freiräume lassen‹ zusammenfassen. Das ist ja alles ein Aushandeln von gemeinsamen und getrennten Aktivitäten.«

T: »Ok, dann fassen wir das zusammen zu ›Aushandeln von gemeinsamen und getrennten Aktivitäten‹«.

A3 Frage nach weiteren Eigenschaften

T: »Fällt Ihnen noch etwas ein, was für Sie wichtig ist, um zu vertrauen?«

P: »Wir könnten noch ergänzen: sich an Versprechen halten.«

A4 Trennung von notwendigen und hinreichenden Eigenschaften

T: »Wenn Sie sich die Liste einmal anschauen, gibt es da Eigenschaften, die wir weglassen könnten, ohne dass Sie dann sagen würde, es fehlt etwas?«

A5 Erarbeitung von wesentlichen Kriterien:

T: »Sehen Sie sich bitte noch einmal unsere bisherige Sammlung an. Was sind denn für Sie die wichtigsten Merkmale, um Vertrauen in Ihrer Beziehung zu beschreiben?«

P: »Auf jeden Fall das Aushandeln von gemeinsamen und getrennten Aktivitäten. Das würde ich in einer Freundschaft nicht fordern, da habe ich entweder Zeit oder nicht, da gehe ich weniger Kompromisse ein.«

(7) Ergebnis des Dialogs formulieren. Entweder als Ergebnis der regressives Abstraktion oder als direktes Ergebnis aus Schritt (6):

T: »Lassen Sie uns noch mal das eben besprochene zusammenfassen. Wie können Sie denn Ihrem Partner nun vertrauen?«

P: »Vertrauen kann keine Sicherheit bedeuten. Um vertrauen zu können, möchte ich mit meinem Partner gemeinsame und getrennte Aktivitäten aushandeln, dann aber auch die Entscheidung treffen, ihm vertrauen zu wollen.«

Anhand des Beispieldialogs sollte deutlich geworden sein, dass die Anwendung des explikativen sokratischen Dialogs kein lineares Abarbeiten von Schritten beinhaltet. Schlussendlich geht es um die Definition von Begrifflichkeiten und darum, diese Definition für den Betroffenen zu konkretisieren und einen Alltagsbezug herzustellen, um dann mittels geeigneter Fragen unlogische, rigide oder wenig nützliche Aspekte zu hinterfragen. Der Dialog kann an den unterschiedlichsten Stellen enden, nämlich dann, wenn:

(1) eine erste konkrete Definition nicht haltbar ist und es das Ziel des Dialogs war, eine konkrete Definition zu widerlegen

(2) wenn mehrere Definitionen nicht haltbar waren und es Ziel des Dialogs war, aufzuzeigen, dass es keine allgemeingültige Definition gibt

(3) wenn eine realistischere und weniger rigide Definition gefunden wurde, entweder durch ein Vorgehen, wie in Schritt (5) oder durch Anwendung der Methode der regressiven Abstraktion

Nach klinischer Erfahrung verlaufen explikative sokratische Dialoge selten ideal-typisch. Patienten verlieren sich von Zeit zu Zeit in den Inhalten, entziehen sich der Logik oder fühlen sich überrumpelt (merklich an vielen Verteidigungen oder Ja-aber-Sätzen) oder haben generell Schwierigkeiten, dem Diskurs kognitiv zu folgen. Umso wichtiger ist es, dass der Therapeut das grundlegende Ablaufschema im Diskurs immer präsent hat, weiß, an welchem Punkt er steht, und was in jedem Moment das Ziel ist. So kann er den Patienten immer wieder geduldig fokussieren (»Das verstehe ich nicht«, »Moment, lassen Sie uns noch mal auf diesen Punkt zurückkommen« usw.) und sich zwischenzeitlich die Zeit nehmen, alle Argumente des Patienten geduldig aufzunehmen und zu hinterfragen. Es ist nicht ungewöhnlich, dass ein solcher Disput schließlich mehrere Sitzungen umfasst, zwischen denen sich der Patient mittels Hausaufgaben weiter mit den Begriffsklärungen und deren Implikationen beschäftigen soll.

Normativer sokratischer Dialog zur Bearbeitung von automatischen Gedanken

Der normative sokratische Dialog dient dazu, Entscheidungen und Verhaltensweisen auf ihre Nützlichkeit, Zielführung und Übereinstimmung mit eigenen Werten und Normen hin zu überprüfen. Ziel ist es also hier, zu einer konkreten Entscheidung zu gelangen. Im Rahmen der Behandlung verschiedener Störungen können anstehende Entscheidungen und Konflikte (z. B. »Darf ich ›Nein‹ sagen?«) oder auch vergangene getroffene Entscheidungen (z. B. »Hatte ich das Recht, meine Mutter ins Altenheim zur Pflege zu geben?«) einen bemerkenswerten Anteil der Symptome ausmachen. Bei der sokratischen Klärung dieser Fragen spielen die Wertvorstellungen des Patienten eine große Rolle. Eine Patientin mit schuldhafter Verarbeitung einer zurückliegenden Entscheidung, nämlich die Mutter zur Pflege ins Altersheim gegeben zu haben, könnte günstigstenfalls (aber das ist nicht unbedingt Zielsetzung!) zu einer ausgewogeneren Sicht auf die Entscheidungsgründe gelangen und auch ihre eigenen guten Gründe einbeziehen.

Im Folgenden ist ein detailliertes Ablaufschema für den normativen sokratischen Dialog (in Anlehnung an Stavemann, 2015) dargestellt, das durch eigene Beispielse-quenzen veranschaulicht wird.

Phasen des normativen sokratischen Dialogs zur Klärung von moralischen Konflikten

(1) Auswahl des Themas. Das Thema sollte sich aus der bisherigen Therapie ergeben durch Identifikation von Annahmen/Gedanken, aktuellen oder vergangenen Konflikten.

Beispielthema: »Darf ich in einer Beziehung auch Dinge alleine unternehmen?«

(2) Konkretisierung der Fragestellung und Herstellung des Alltagsbezugs. Anhand von Alltagsbeispielen soll der genannte Konflikt verdeutlicht werden.

T: »Wie sieht das bei Ihnen konkret aus?«

P: »Naja, mein Mann ist seit einigen Jahren herzkrank und bleibt nur noch zu Hause, mir fehlen die Unternehmungen. Aber irgendwie würde ich mich schuldig fühlen, allein wegzugehen, er kann ja nicht mit, wenn ich mal ins Theater gehen würde.«

(3) Sammlung der Gründe für oder gegen die Entscheidung, der Konsequenzen daraus oder der positiven und negativen Aspekte der Optionen.

T: »Lassen Sie uns doch mal anschauen, welche Gründe es für Sie gibt, die dafür sprechen würden, mehr alleine zu unternehmen, und welche dagegen.«

P: »Dagegen spricht, dass ich es gemein finde und dann im Theater sitze und ein schlechtes Gewissen hätte. Dafür sprechen würde, dass es mir halt schon irgendwie fehlt.« (Weitere Gründe oder Aspekte sammeln)

(4) Zusammenfassung der Gründe/Konsequenzen oder Aspekte aus Punkt (3).

T: »Gut, dann lassen Sie uns mal zusammenfassen, was nun auf jeder Seite steht. Mit welcher Seite wollen Sie anfangen?
Gibt es Dinge auf der Liste die Sie unter einem Oberbegriff zusammenfassen können?«

(5) Suche nach weiteren Gründen, Aspekten oder Konsequenzen des Konflikts: wenn ja, dann zurück zu Punkt (4) unter Beachtung der neuen Aspekte.

T: »Fehlt noch etwas auf der einen oder anderen Seite?«

(6) Suche nach moralischen Grundsätzen, Lebenszielen und Werten, die in Zusammenhang mit dem anstehenden Konflikt stehen.

T: »Als Nächstes würde ich gerne mit Ihnen einen Blick auf Ihre Normen, Werte und Ziele werfen, die mit diesem Thema zu tun haben. Haben Sie vielleicht eine Idee, wieso das wichtig sein könnte?«

P: »Damit ich mich besser entscheiden kann?«

T: »Ja, schlussendlich schon, und solche Entscheidungen, wie Sie sie vorgebracht haben, hängen ja auch immer stark davon ab, was man selbst, ganz persönlich, im Leben als wichtig und richtig erachtet.«

P: »Naja, zum Beispiel habe ich meinem Mann ja mit der Heirat geschworen, dass wir zusammenhalten, in guten und auch in schlechten Tagen. Wenn ich jetzt plötzlich mein eigenes Ding mache, dann fühlt es sich an, als würde ich ihn dahingehend betrügen.«

(7) Zusammenfassung und Gewichtung der mit dem anstehenden Konflikt in Zusammenhang stehenden moralischen Grundsätze, Lebensziele und Werte.

T: »Lassen Sie uns auch hier Ihre genannten Normen und Werte einmal zusammenfassen, die auf jeder Seite stehen. Gibt es denn einige Normen oder Werte, die man zu einem Oberbegriff zusammenfassen könnte? Mit welcher Seite wollen Sie anfangen?«

P: »Mmh, man könnte vielleicht diesen Punkt und diesen zusammenfassen.«

T: »Wie würden Sie das denn nennen?«

P: »Vielleicht, wenn es meinem Partner schlecht geht, muss ich an seiner Seite stehen.«

T: »Könnten Sie noch mal alle Aspekte, die nun dafür und dagegen sprechen, vorlesen?«

(8) Abwägen des Für und Wider auf Basis der zusammengefassten Grundsätze, Ziele und Werte.

T: »Gut, lassen Sie uns nun mal die Bedeutsamkeit der genannten Aspekte, die dafür und dagegen sprechen, anschauen. Bitte gewichten Sie alle Aspekte zunächst auf der einen Seite mit einer Zahl von 0–100 und machen Sie dann das gleiche auf der anderen Seite, sodass jeweils eine Rangfolge entsteht. 100 bedeutet, dass es das wichtigste Argument ist, 0 bedeutet, dass das Argument gar nicht wichtig ist.«

P: »Auf dieser Seite, ist am wichtigsten für mich ›Ich muss an der Seite meines Partners stehen, wenn es ihm schlecht geht‹. Das bekommt die 100. Auf der anderen Seite steht ›Jeder hat das Recht, Dinge zu tun, die ihm Freude machen‹, das bekommt auch die 100.«

T: »Ok, auf der einen Seite, also was dagegen spricht, alleine Dinge zu unternehmen, haben Sie als wichtigstes Argument gewertet, dass Sie Ihrem Partner, wenn es ihm schlecht geht, zur Seite stehen. Auf der anderen Seite, also was dafür spricht, haben Sie ›Jeder hat das Recht darauf, Dinge zu tun, die ihm Freude machen.‹ Lassen Sie uns die beiden doch einmal vergleichen.«

Achtung: Ziel ist es hier, die jeweils wichtigsten, zweitwichtigsten (usw.) Argumente von beiden Seiten sowohl einzeln zu disputieren (falls notwendig) und miteinander in direkten Vergleich zu setzen. Dies soll den Regeln der allgemeinen Logik, Erfahrung und Nützlichkeit folgen.

T: »Beginnen wir mit dem Argument ›Dem Partner zur Seite stehen‹.
Was heißt das genau?
Wieviel Zeit umfasst denn pro Tag ›an der Seite des Mannes stehen‹?
Was machen Sie, wenn Sie mal einkaufen gehen und Ihren Mann alleine lassen müssen?
Wie lange kann Ihr Mann denn ohne Betreuung sein?‹
Möchten Sie das Argument so beibehalten?
Möchten Sie es umformulieren?
Möchten Sie dem Argument eine andere Gewichtung geben?«

Achtung: Einzelargumente können nach einem Disput bestehen bleiben, in einzelnen Aspekten oder ihrer Wertigkeit korrigiert oder gestrichen werden, falls sie nicht länger haltbar sind.

T: »Gut, dann bleibt von den Argumenten noch … übrig.
Können Sie auf dieser Grundlage zu einer Entscheidung kommen?«

(9) Entscheidung

P: »Ja, mir ist klar geworden, dass ich immer zu viel Verantwortung für meinen Mann getragen habe. Es ist schlimm, dass er nicht mehr ins Theater oder woanders hin kann. Deshalb muss ich aber nicht auf alles verzichten. Ich habe mich entschieden, ihm das zu erklären und mir nächste Woche ein Theaterabo zu kaufen. Ich kann meinem Mann dann immer von den Stücken erzählen und ihm ein Programmheft mitbringen. Aber vermutlich werde ich mich immer auch ein bisschen schlecht dabei fühlen, aber das ist in Ordnung so, da es meine enge Verbindung zu meinem Mann zeigt.«

Der normative sokratische Dialog hat prinzipiell das Ziel, zu einer konkreten Entscheidung bezüglich einer gestellten Frage zu führen. Im Gegensatz zum explikativen sokratischen Dialog endet also der Diskurs nicht vorzeitig, sondern erst mit einer getroffenen Entscheidung. In jedem Fall endet er nicht, bevor nicht alle Aspekte des Für und Wider unter Bezugnahme der moralischen Auffassungen gesammelt und besprochen wurden. Hier verspürt der Patient vielleicht schon eine Entscheidungstendenz, kann oder will diese aber noch nicht festlegen. Nicht selten verläuft auch der normative sokratische Dialog wenig idealtypisch. Während es meist gut gelingt, die positiven und negativen Aspekte plastisch herauszuarbeiten, ist es erfahrungsgemäß herausfordernder, die dahinterstehenden moralischen Werte und Konflikte zu identifizieren und zu benennen. Auch hier gilt es, sich auf geduldige und wertschätzende Weise mit dem Patient auf Suche nach diesen Punkten zu begeben. Dies kann einige Zeit dauern, was insofern unproblematisch ist, als der Therapeut die Struktur des Dialogs immer präsent hat, ebenso wie den aktuellen Stand des Dialogs. Üblicherweise dauert der normative Disput mehrere Sitzungen bis hin zu einer kompletten Psychotherapie oder Beratungseinheit. In der Zwischenzeit können Sammlungen von positiven und negativen Aspekten, ethischen Werten oder deren Gewichtung als Hausaufgabe aufgegeben werden.

Gedankenstopp

Grundprinzip. Als Ergänzung zur eigentlichen Umstrukturierung empfiehlt sich bei Patienten, die ständig Grübeln und negativistische Gedankenketten aufweisen, dass diese vor der eigentlichen Bearbeitung erst einmal lernen, die Gedankenketten zu unterbrechen. Dafür wurde in den 1950er Jahren die Technik des »Gedankenstopps« entwickelt, die heute in unterschiedlichen Variationen vorliegt (Tyron, 2011). Der Patient lernt dabei, sich gegen unerwünschte, immer wiederkehrende, unangenehme Gedanken zur Wehr zu setzen, indem er bei deren Auftreten »Stopp« sagt. Dieses Vorgehen erhöht die Selbstwirksamkeit des Patienten, seinen Gedanken nicht schutzlos ausgeliefert zu sein.

Vorgehen. Zunächst wird der zu kontrollierende Gedanke ausgewählt. Dies sollte möglichst ein Gedanke am Anfang einer Gedankenkette sein, der dem Patient signalisiert: Jetzt geht das Grübeln wieder los. Beispielhaft könnte der Gedanke sein, »Ich muss für morgen noch so viel vorbereiten, das werde ich nicht alles schaffen«, woraufhin sich der Patient angespannt und ängstlich fühlt. Der Therapeut wird hierbei zunächst basierend auf dem kognitiven Modell den Zusammenhang zwischen Gedanken und Befinden verdeutlichen. Anschließend wird er dem Patienten die »Stopp-Technik« erläutern. Das Beispiel verdeutlicht, dass es sich beim Gedankenstopp nicht um eine losgelöste Technik handelt, sondern diese vielmehr ermöglicht, weiter an automatischen Gedanken zu arbeiten.

Beispielaussage des Therapeuten

Einführung der »Stopp«-Technik

»Wie wir gerade gesehen haben, hängen Gedanken und Gefühle sehr eng miteinander zusammen. Um daran arbeiten zu können, dass Sie Gedanken haben, mit denen Sie sich wohler fühlen, bzw. die mehr dem entsprechen, was Sie denken wollen, muss es uns erst einmal gelingen, die für Sie schon alltägliche und automatische Gedankenkette zu unterbrechen. Hierfür gibt es eine Technik, die sich Gedankenstopp nennt. Dabei werden Sie lernen, sobald Ihnen bewusst ein unangenehmer Gedanke begegnet, sich innerlich »Stopp« zu sagen und damit die Gedankenkette zu unterbrechen. Was Sie dann stattdessen denken können, werden wir im weiteren Verlauf erarbeiten.«

Nach dieser Einführung soll der Patient den unangenehmen Gedanken vorsprechen und der Therapeut ruft laut »Stopp«. Wichtig ist dabei, als Therapeut wirklich laut und eindrücklich »Stopp« zu sagen, um eine Orientierungsreaktion hervorzurufen und das tatsächliche Unterbrechen der Gedankenkette erlebbar zu machen. Es empfiehlt sich, dieses eher ungewöhnliche Therapeutenverhalten im Vorfeld zu üben, vor allem dann, wenn das eigene therapeutische Vorgehen üblicherweise eher zurückhaltend ist. Das Erleben des Patienten während dieser kleinen Übung wird nachbesprochen. Es erfolgt eine Wiederholung, in der der Patient mittels Fingertippen anzeigt, wenn der Gedanke aufkommt (d. h. an dieser Stelle wird der Gedanke nicht mehr ausgesprochen). Wenn dies passiert, sagt der Therapeut wieder laut und deutlich »Stopp«. Auch hierbei werden die Erfahrungen des Patienten sorgfältig exploriert und nachbesprochen. Anschließend übt der Patient eigenständig »Stopp« zu sagen, wenn der Gedanke aufkommt. Auch diese Übung wird im Beisein des Therapeuten durchgeführt und nachbesprochen. Wenn dies gut funktioniert, sagt der Patient bei der Wiederholung der Übung lediglich in seiner Vorstellung laut »Stopp«. Diese Übung wird ebenfalls reflektiert. Abschließend soll die Übung als Hausaufgabe mit variablem Kontingenzplan durchgeführt werden. Das bedeutet, dass zwar eine hohe Kontiguität besteht (das »Stopp-Signal« folgt immer direkt auf den Gedanken), aber eine variable Kontingenz (die Übungen werden variabel verteilt und finden nicht bei jedem Auftreten des Gedankens statt). Dadurch wird eine längerfristige Verhaltensänderung erreicht (Narciss, 2011).

Wirksamkeit und Indikation. Bezogen auf die Wirksamkeit dieses Vorgehens berichtet Tyron (2011), dass es sich beim Gedankenstopp um eine weit verbreitete und häufig eingesetzte Technik handelt, bei der allerdings der Nachweis der Wirksamkeit noch aussteht. Vorteil der Gedankenstopptechnik aus klinischer Sicht ist die leichte Vermittelbarkeit und Anwendbarkeit. Beachtet werden muss allerdings, dass die unangenehmen Gedanken lediglich kurzfristig unterbrochen werden, d. h. es ist essenziell notwendig für den weiteren Erfolg der Behandlung, dass über die Modifikation unangenehmer Gedanken Alternativen aufgebaut werden.

Verhaltensexperimente

Verhaltensexperimente stellen eine sinnvolle und notwendige Ergänzung zum verbalen Disputieren und Besprechen von Gedanken dar. Dem liegt die Idee zugrunde, dass das Erleben in der Realität eine Veränderung von Gedächtnisprozessen und somit den Therapieerfolg unterstützt (u. a. Grawe, 2004). Im Rahmen der kognitiven Umstrukturierung dienen Verhaltensexperimente u. a. dazu, dysfunktionale Gedanken aufzudecken, aber insbesondere auch dazu, Befürchtungen sowie erarbeitete alternative Gedanken hinsichtlich deren empirischer Fundierung zu überprüfen. In der folgenden Tabelle sind verschiedene mögliche Arten von Verhaltensexperimenten beschrieben.

Tabelle 6.3 Arten von Verhaltensexperimenten (nach Bennett-Levy, 2008)

Kategorie	Art des Experiments	Beispiele
Design	Hypothesentestend	»Wenn ich mich nicht bis zum Schluss vorbereite, werde ich nicht wissen, was ich sagen soll, und die anderen halten mich für inkompetent« (Test von Hypothese A). »Wenn ich mich nicht bis zum Schluss vorbereite, kann es sein, dass mir nichts einfällt und mich die anderen für inkompetent halten, oder es läuft alles gut und die anderen merken nichts« (Test von Hypothese A und B).
	Entdeckend	»Ich weiß noch nicht, was passiert, wenn ich mit nur siebzigprozentiger Vorbereitung in die Situation gehe.« (Eine Hypothese fehlt bzw. ist vage; kann basierend auf den Erfahrungen präzisiert werden).
Typ	Aktiv	Der Patient agiert in einer realen Situation oder einer Simulation.
	Beobachtend	Der Patient beobachtet direkt ein bestimmtes Verhalten, ohne selbst einzugreifen (z. B. »Wie reagieren andere, wenn jemandem ein Fehler passiert?«) Der Patient befragt andere (z. B. »Wie geht es dir, wenn du einen Fehler machst? Was denkst du, was tust du?«) Der Patient nutzt andere Quellen, z. B. Zeitschriften, Bücher, Internet (z. B. »Welche anderen Erklärungen gibt es für Schwindelsymptome?«)

Nach Wells (1997) besteht ein Verhaltensexperiment bei Patienten mit Angststörungen aus fünf Schritten, wobei sich das Vorgehen auch auf andere psychische Störungen übertragen lässt. Bei der Planung ist es wichtig, zu berücksichtigen, dass eine Alltagssituation ausgewählt wird, die der Patient selbst herstellen kann oder die ohne dessen Zutun mit hoher Wahrscheinlichkeit auftritt. Des Weiteren benötigt der Patient eine genaue Instruktion darüber, wie er sich konkret verhalten soll, um seine dysfunktionalen Kognitionen zu überprüfen.

Prepare-Expose-Test-Summarize-Technik nach Wells (1997, in Anlehung an Mühlig & Poldrack, 2011)

▶ **Prepare:** Zunächst liegt der Fokus auf der Identifikation der zu bearbeitenden Kognition (z. B. »Ich werde zittern und die anderen werden mich auslachen«) und der Exploration der dazugehörigen Evidenzen (»Was spricht für diese Annahme?«). Des Weiteren wird eine typische Problemsituation (z. B. Essen gehen) sowie damit einhergehende aufrechterhaltende Bedingungen (z. B. Hände krampfhaft festhalten als Sicherheitsverhalten) identifiziert. Anschließend erfolgt die Vermittlung des Grundprinzips des Verhaltensexperiments, also des Rationals des geplanten Vorgehens (»Welches Ziel verfolgen wir mit dem Experiment?«). Dabei soll auch darauf eingegangen werden, welche Bedeutung Gewohnheiten (z. B. der Einsatz von Sicherheitsverhalten) für die Aufrechterhaltung von Gedanken und Gefühlen haben.

▶ **Expose and Test:** Daraufhin erfolgt das Aufsuchen der angstauslösenden Situation (also das Exponieren mit der Situation, z. B. dem Restaurant) mit dem Ziel, die unangemessenen Gedanken zu überprüfen bzw. eine neue Verhaltensweise auszuprobieren und die negativen Erwartungen zu widerlegen.

▶ **Summarize:** Die gemachten Erfahrungen werden abschließend mit dem Patienten diskutiert und daraus Schritte für das weitere Vorgehen, z. B. Wiederholung des Experiments in anderer Konstellation, abgeleitet.

Die Durchführung der Verhaltensexperimente – sowohl in der Therapie als auch als Hausaufgabe – sollte in entsprechenden Protokollen dokumentiert werden (s. Tab. 6.4), um den Lernerfolg nachverfolgen zu können. Zu beachten ist, dass der Patient vor dem Experiment seine Erwartungen aufschreibt, um die Lernerfahrung wahrheitsgemäß abzubilden.

Tabelle 6.4 Dokumentation eines Verhaltensexperiments anhand eines Patientenbeispiels (mod. nach Stangier et al., 2009)

Experiment, dem ich mich stellen will:	»Ich will prüfen, wie meine Familie reagiert, wenn ich nicht täglich die Wohnung aufräume und staubwische.«
Situation (»Wo und wann findet das Ganze statt?«):	»Am Freitag werde ich nach Hause kommen und mir eine Tasse Tee machen und nicht alles sofort aufräumen und putzen.«
Vorhersage (»Was denke ich, wird passieren?«):	»Mein Mann und meine Kinder werden spätestens nach einer halben Stunde ärgerlich werden und mich fragen, wann ich endlich aufräume.«
Ergebnis (»Was ist tatsächlich passiert?«):	»Keiner hat zunächst gemerkt, was los war. Meine Kinder haben ein richtiges Chaos im Kinderzimmer gemacht, weshalb ich sehr unruhig war. Erst abends hat mein Mann mich angesprochen, dass ich nach außen so entspannt war, was er sehr genossen hat. Er hat mir dann sogar geholfen, das Kinderzimmer wieder herzurichten, geputzt habe ich nicht und es hat sich gut angefühlt, in Ruhe mit den Kindern zu spielen.«
Schlussfolgerung (»Was lerne ich daraus?«):	»Ich kann es aushalten, wenn ich mal nicht gleich aufräume und putze. Meine Familie genießt es sogar, wenn ich nicht alles aufräume und immer putze. Ich habe mehr Zeit mit meinen Kindern und bin entspannter. Diese Erfahrung hat mir den Schrecken vor einer chaotischen und unsauberen Wohnung ein wenig genommen.«

Bei der Durchführung von Verhaltensexperimenten gibt es typische Stolperfallen, die durch eine gute Vorbereitung reduziert werden können. Dazu gehören:

▶ Therapeuten sollten den richtigen Zeitpunkt finden, um den Patienten über das Verhaltensexperiment zu informieren. Dabei gehen Verhaltensexperimente oft mit einer gewissen Erwartungsangst einher, die größer wird, je längere der Zeitraum zwischen der Information und der Durchführung des Experiments ist.

▶ Therapeuten sollten flexibel sein, um spontan auf unvorhergesehene Ereignisse reagieren zu können.

▶ Therapeuten sollten Experimente so planen, dass der Patient im Prinzip nicht verlieren kann, d. h. die Planung sollte so erfolgen, dass der Patient die Situation meistert. Hierbei hilft auch die therapeutische Überzeugung, dass jede gemachte Erfahrung hilft, um die eigene Problematik zu verstehen; ggf. haben Patient und Therapeut mehr über die aufrechterhaltenden Bedingungen gelernt.

▶ Therapeuten sollten bei der Planung beachten, dass die Ziele des Experiments herausfordernd, aber auch realistisch und erreichbar, also nicht zu hoch bzw. zu niedrig, sind. Dabei sollten auch die physischen und psychischen Möglichkeiten des Patienten beachtet werden.

▶ Therapeuten sollten berücksichtigen, ob die hypothetischen Ausgänge überhaupt zu testen sind, z. B. ist dies bezogen auf »Dann werde ich von Gott verdammt« schwierig zu validieren.

Zusammenfassend lässt sich feststellen, dass Verhaltensexperimente eine notwendige Ergänzung zum reinen kognitiven Arbeiten darstellen, um langfristig korrigierende Erfahrungen machen zu können. Dabei konnte an dieser Stelle nur ein grober Einblick in die Arbeit mit Verhaltensexperimenten gegeben werden. Zur weiteren Vertiefung in dieses Thema sei verwiesen auf Teismann & Ertle (2011).

6.2 Bearbeitung stabiler Grundannahmen

Besonders bei der Bearbeitung stabiler Grundannahmen sollte sich der Therapeut bewusst sein, dass möglicherweise das grundlegende Selbstkonzept des Patienten und dessen Art, über sich und das Leben zu denken, infrage gestellt wird. Diese Grundannahmen haben sich meist über Jahre hinweg entwickelt und wurden durch verschiedene Erfahrungen stabilisiert. Daher braucht es für die Veränderung dieser Annahmen Geduld, Übung, Fingerspitzengefühl und die geeignete Technik. Dabei wird die Arbeit an Grundannahmen konsequent durchgeführt, indem Annahmen hinterfragt sowie Alternativen erarbeitet und erprobt werden.

Auch zur Bearbeitung stabiler Grundannahmen stehen verschiedene Techniken zur Verfügung, die im Folgenden beschrieben werden.

Techniken zur Bearbeitung stabiler Grundannahmen
- ► Anwendung sokratischer Gesprächstechniken
- ► Überprüfung der Evidenz einer Grundannahme
- ► Gegenüberstellung der Vor- und Nachteile einer Grundannahme
- ► Skalierung
- ► Finden von Alternativen

Anwendung sokratischer Gesprächstechniken

Insbesondere bei der Bearbeitung stabiler Grundannahmen sollte darauf geachtet werden, eine wenig direktive, eher fragende und wenig überzeugende sowie bezogen auf das Ergebnis offene Gesprächsführung einzusetzen. Ein solcher Gesprächsstil erleichtert es dem Patienten, das Infragestellen der Grundannahmen bezogen auf die eigene Person und die Sicht auf die Welt besser annehmen zu können. Dabei geht es darum, den Patienten dahingehend zu stimulieren, dass er einen flexiblen, wissbegierigen und wachstumsförderlichen Blick auf sich, seine Umwelt und Vergangenheit richten kann. Wright und Kollegen (2006) empfehlen folgende Gesprächsführungsstrategien beim Infragestellen stabiler Grundannahmen:

- ► **Achten Sie beim Fragen auf den roten Faden!** Bevor die Bearbeitung einer Grundannahme beginnt, wird eine spezifische Strategie zur Veränderung ausgewählt. Hierbei empfiehlt es sich, sich auf mehrere Strategien vorzubereiten, die sich allerdings alle auf die Bearbeitung einer Grundannahme beziehen. Dabei werden verschiedene spezifische Techniken, die im Folgenden vorgestellt werden, vorbereitet, sodass flexibel auf den Verlauf des Gesprächs reagiert werden kann. Dabei können sokratische Fragen als »Eingangstür« für andere Methoden der Veränderung dienen. Bestenfalls hat der Therapeut bereits Pläne dafür vorliegen, wie mit unterschiedlichen Reaktionen des Patienten umgegangen werden kann. Diese können im Vorfeld in Inter- oder Supervision vorbereitet und ggf. auch geübt werden. Zu achten ist darauf, dass trotz des eigenen Plans, der vorbereitet wurde, die Fragetechnik weiterhin nicht in Belehrung oder Konkurrenz abgleitet. Hier ist es besonders wichtig, keine tonangebenden Fragen zu stellen, sondern vielmehr aus der Perspektive des Patienten heraus eine empirische Sichtweise auf das Denken zu fördern.

- ► **Verwenden Sie Fragen, die den Patienten darin unterstützen, die Widersprüche seines Denkens zu erkennen!** Oft tendieren Patienten dazu, sich durch verschiedene Grundannahmen selbst zu widersprechen. Diese Widersprüche sollten wertfrei aufgezeigt werden, indem der Patient im Gespräch auf einen Widerspruch oder Konflikt in seinem Denken hingewiesen wird. An einem Beispiel könnte das so aussehen, dass der Therapeut folgendes zurückmeldet: »Sie haben mir eben berichtet, dass Sie zu hundert Prozent für Ihre Frau da sein, Sie in allem unterstützen und ein harmonisches Leben führen wollen. Auf der anderen Seite haben Sie berichtet, wie wichtig es Ihnen ist, sich frei und ungebunden zu fühlen. Wie lässt sich dies aus Ihrer Sicht vereinbaren?«

▶ **Nutzen Sie Fragen, die den Patienten von sich aus darauf bringen, adaptive Gedanken zu äußern!** Die Erfahrung zeigt, dass Patienten eher dazu neigen, adaptive Grundannahmen zu entwickeln, wenn sie sich diese selbst erarbeiten bzw. konstruiert haben. Das bedeutet, dass Therapeuten eher Fragen stellen sollten, als adaptive Gedanken vorzugeben oder dem Patienten zurückzumelden, dass er die Fähigkeiten zur Problemlösung aufweist. Außerdem muss berücksichtigt werden, dass Lernen im emotionalen Kontext besser gelingt. Eine gewisse emotionale Beteiligung des Patienten ist also wünschenswert, ohne dass der Patient jedoch in den Emotionen untergeht und von diesen vollständig eingenommen wird.

Im folgenden Kasten ist ein Dialog dargestellt, der die Art der sokratischen Gesprächsführung durch gezieltes Fragen beispielhaft untermalt. Hierbei zeigt sich auch, dass es sich im Gespräch anbietet, Grundannahmen und vor allem dabei aufkommende Widersprüche für den Patienten grafisch zu veranschaulichen.

Fallbeispiel

»Sokratische« Gesprächsführung zur Bearbeitung dysfunktionaler Grundannahmen
Der 68-jährige Patient hat Schwierigkeiten beim Geschlechtsverkehr mit seiner Frau, da ihm immer wieder störende Gedanken durch den Kopf gehen. Über den lebensgeschichtlichen Hintergrund berichtet der Patient, dass es ihm immer wichtig war, etwas darzustellen und sich als Mann zu fühlen. Aufgrund des Wegfalls der beruflichen Bestätigung mit dem Renteneintritt, falle es ihm schwer, Dinge zu finden, die seinen Selbstwert stabilisieren. Die Frau zeigt nun schon seit einigen Monaten hormonell bedingt kein Interesse an Sex, sie hat für sich als Problemlösung entwickelt, dass ihr Mann jederzeit Sex mit ihr haben kann, wann immer er möchte, er dürfe sie aber auf keinen Fall animieren (z. B. sexuell massieren), um bei ihr sexuelle Erregungen hervorzurufen, da sie das zu sehr unter Druck setze. Darauf reagiert der Patient mit einer Erektionsstörung. Bei der Identifikation dysfunktionaler Kognitionen in diesem Zusammenhang zeigt sich folgende ungünstige bedingte Annahme: »Nur, wenn ich beim Sex auch meine Frau glücklich mache, dann bin ich ein Mann«.

T: »Ich versuche mal zusammenzufassen, was bei Ihnen passiert: Ihre Frau macht Sie durch Ihr Verhalten sexuell glücklich, gibt Ihnen aber nicht die Möglichkeit, dass Sie ihr das in gleicher Art und Weise zurückgeben und sie auch sexuell befriedigen können, ist das richtig?«

P: »Ja, das stimmt, das macht mich unglücklich. Ich denke dann, dass ich als Mann nichts wert bin, da meine Frau nicht das von mir bekommt, was ich ihr geben müsste, damit auch sie glücklich ist.«

T: »Ihre Frau lässt Sie da aber auch ganz schön im Stich. Sie sagt Ihnen, dass sie für Sie alle Ihre sexuellen Wünsche erfüllt und glücklich ist, wenn Sie glücklich sind; gibt Ihnen aber gar nicht die Möglichkeit, ja verbietet es Ihnen sogar, Sie andersherum auch durch das gleiche Verhalten glücklich zu machen. Ist das richtig so?«

P: »Ja, das stimmt. Ich fühle mich dann wertlos, so als würde ich nichts auf die Reihe bekommen, und dann geht das Grübeln los.«

T: »Mmh, auf der anderen Seite haben Sie mir berichtet, dass Ihre Frau das ja aber nicht mit Absicht macht, sondern körperlich bedingt keine sexuelle Erregung mehr erfahren kann. Es also diesen Weg des Glücklich-Machens für Sie beide einfach nicht mehr gibt. Was würde Ihre Frau denn sagen, welchen anderen Weg es gibt, damit Sie sie glücklich machen können?«

P: »Meine Frau ist einfach glücklich, wenn es mir gut geht. Wenn ich früh schon gute Laune habe, dann geht es auch ihr gut, dann weiß sie, dass es ein guter Tag wird.«

T: »Mmh, das ist natürlich ein Problem. Sie haben ja den Eindruck, dass Ihre Frau für Sie eine Art Leistung erbringt und Sie möchten ihr im Sinne einer gleichberechtigten Partnerschaft auch eine Art Leistung zurückgeben. Das ist mit der Stimmung natürlich schwer zu erreichen, da jeder von uns ja auch mal einen schlechten Tag hat und das keine Leistung ist, bei der Sie sich als Mann fühlen können, oder?«

P: »Das ist richtig. Ich brauche das Gefühl, als Mann etwas wert zu sein und etwas leisten zu können, und bisher konnte ich das meiner Frau und mir immer durch die sexuelle Befriedigung zeigen und beweisen.«

T: »… das heißt, Ihre Frau muss Ihnen jetzt sagen, wie Sie stattdessen Ihre Leistung als Mann erbringen können, damit sie weiterhin glücklich ist …?«

P: »Naja, genau genommen mache ich das ja schon. Ich kümmere mich um alle handwerklichen Sachen im Haus, ganz akkurat, organisiere alle Termine. Fahre die Schwiegermutter, wann immer nötig, kümmere mich um die gesamten Finanzen.«

T: »Macht Ihre Frau das glücklich?«

P: »Ja, sie zeigt es halt nicht so, aber ich bin mir sicher, dass sie das sehr zu schätzen weiß.«

T: »Das heißt dann, Ihre Frau müsste diese Leistung, die Sie hier erbringen, mehr anerkennen, damit Sie das Gefühl haben, auch Ihren Teil zu einer glücklichen Partnerschaft beizutragen?«

P: »Mmh (etwas längere Pause, nachdenklich) … und ich müsste mir bewusst machen, dass ich meiner Frau einfach nur etwas anderes gebe, um glücklich zu sein, und es daher nur ›rechtens‹ ist, dass sie mich durch Sex glücklich macht … sozusagen als ihre Leistung zu einer glücklichen Partnerschaft … na, darüber muss ich jetzt aber noch mal nachdenken …«

Neben dem Einsatz allgemeiner sokratischer Gesprächstechniken können für die Bearbeitung stabiler Grundannahmen auch die oben beschrieben Techniken des explikativen sowie des normativen sokratischen Dialogs (s. Abschn. »Explikativer sokratischer Dialog zur Bearbeitung automatischer Gedanken« sowie »Normativer sokratischer Dialog zur Bearbeitung automatischer Gedanken«) angewendet werden.

Überprüfung der Evidenz einer Grundannahme

Das Vorgehen zur Überprüfung der Evidenz von Grundannahmen ist ähnlich dem bei automatischen Gedanken. Allerdings ist zu berücksichtigen, dass Grundannahmen zumeist stabiler sind und durch z. B. negative aktuelle Erfahrungen, Kritik und dysfunktionale Beziehungen immer wieder aktualisiert und bestätigt werden. Eine therapeutische Veränderung dieser Schemata kann deshalb erschwert sein. Aus diesem Grund ist es insbesondere bei der Bearbeitung von Grundannahmen wichtig, die Aspekte zu würdigen, die für das Bestehen des Schemas sprechen, und damit die Lebenserfahrungen des Patienten ernst zu nehmen.

Zur Prüfung der Evidenz einer Grundannahme kann das im Kasten dargestellte Arbeitsblatt (nach Wright et al. 2006) verwendet werden. Dabei sollte zunächst gemeinsam geklärt werden, welche Grundannahme besprochen bzw. geprüft werden soll. Der Patient sollte eingeladen werden, einen experimentellen und ehrlichen Blick auf die Evidenz dieser Überzeugung zu richten. Anschließend wird der Patient ermutigt, alle Aspekte zu benennen, die für und gegen diese Grundannahme sprechen. Dabei empfiehlt es sich, wenn zunächst der Therapeut die Punkte aufschreibt, diese Aufgabe aber sobald als möglich an den Patienten übergibt. Bei der Besprechung der Evidenz sollte geprüft werden, inwieweit der Patient beim Finden der Argumente für das Schema kognitiven Fehlern unterliegt. Dies sollte mit dem Patienten erarbeitet und mittels sokratischer Fragen hinterfragt werden. Darüber hinaus ist es hilfreich, andere Strategien, z. B. Verhaltensexperimente (s. Abschn. »Exkurs: Verhaltensexperimente«) oder auch akzeptanzbasierte Techniken oder ein soziales Kompetenztraining in die Bearbeitung einzubauen, um v. a. Aspekte zu sammeln, die gegen das Schema sprechen. Aufgabe des Therapeuten bei der Bearbeitung ist es, den Patienten trotz der negativen Sicht auf das Thema immer wieder zu motivieren, sich mit möglichen Veränderungen der Grundannahme zu beschäftigen, ohne Druck auszulösen und den Patienten zu überreden. Nachdem möglichst viele Argumente gesammelt wurden, wird der Patient gefragt, ob er Ansatzpunkte zur Veränderung der Grundannahme sieht, die mit weniger unangenehmen Emotionen und einer funktionaleren Sicht auf sich und die Welt einhergeht. Diese sollte auch schriftlich fixiert und weitergehend bearbeitet werden, ggf. unter Zuhilfenahme anderer Techniken. In den seltensten Fällen wird die Bearbeitung einer Grundannahme innerhalb einer Sitzung abgeschlossen. In Abhängigkeit davon, an welcher Stelle der Bearbeitung sich der Patient befindet, sollten auf jeden Fall passende Hausaufgaben abgeleitet werden, z. B. zum Finden weiterer Pro- und Kontra-Argumente, zur Beobachtung kognitiver Fehler bzw. zur Modifizierung der dysfunktionalen Grundannahme.

Überprüfung der Evidenz einer Grundannahme (nach Wright et al. 2006)

Zu überprüfende Grundannahme: »Wer Fehler macht, wird von allen abgelehnt.«
Grad der Überzeugung (0–100 %): 90 %

Für dieses Schema spricht:	Gegen dieses Schema spricht:
▶ Frühere Erfahrung mit Eltern ▶ Ich denke so, also tun andere das auch und lehnen mich ab	▶ Kollegin geht immer noch mit mir Mittagessen, obwohl ich ihr neulich eine falsche Information gegeben habe ▶ In meiner Einarbeitungsphase habe ich viele Fehler gemacht und trotzdem guten Kontakt zu Kollegen gefunden

> Dazugehöriger kognitiver Fehler: Generalisierung
>
> Grad der Überzeugung bezogen auf die zu modifizierende Grundannahme (0–100 %): 60 %
>
> Überarbeitete, funktionale Grundannahme(n):
> »Wer Fehler macht, kann abgelehnt werden.«
>
> Verhaltensweisen/Dinge, die zur Veränderung des Schemas getan werden:
> Absichtlich einen Fehler machen und beobachten, wie andere reagieren

Gegenüberstellung der Vor- und Nachteile einer Grundannahme

In Analogie zum Sammeln der Evidenzen für vs. gegen einen automatischen Gedanken (s. Abschn. »Überprüfung der Evidenz« in diesem Kap.) können auch Vor- und Nachteile einer Grundannahme gesammelt werden. Dabei sollte zunächst auch wieder das Vorgehen erklärt und sich auf eine zu bearbeitende Grundannahme geeinigt werden. Anschließend wird der Patient mittels Fragen motiviert, alle Vor- und Nachteile der Grundannahme zu benennen und aufzuschreiben. Aus diesem Vergleich der Vor- und Nachteile lassen sich kreative Ansatzpunkte für Modifikationen ableiten. Das Auflisten der Vorteile kann zunächst auch noch einmal die Grundannahme bestätigen, dieser Teil ist aber notwendig, um zu wissen, welche Aspekte bei der Modifikation der Grundannahme zu beachten sind, da sich ein Patient langfristig nur auf eine Grundannahme einlassen kann, wenn die positiven Aspekte zumindest zum Teil noch erfüllt sind. Auch hier empfiehlt es sich, den Patienten selbst das Arbeitsblatt ausfüllen zu lassen, auch wenn er sicherlich am Anfang therapeutische Unterstützung benötigt. Abschließend wird der Patient angehalten, die Grundannahme so zu modifizieren, dass diese sich weniger negativ auf sein Leben auswirkt und gleichzeitig aber zumindest einige positive Aspekte weiterhin bestehen bleiben. Daraus sollten auch Verhaltensweisen abgeleitet werden, die der Patient als Hausaufgabe experimentell ausprobieren sollte und die dann in der nächsten Therapiestunde nachbesprochen werden.

> **Überprüfung der Vor- und Nachteile einer Grundannahme
> (in Anlehnung an Wright et al., 2006)**
>
> Zu überprüfende Grundannahme: »Immer Kontrolle über sich zu haben, ist wichtig.«
> Grad der Überzeugung (0–100 %): 95 %
>
> | Vorteile der Grundannahme: | Nachteile der Grundannahme: |
> |---|---|
> | ▶ Verhindert Kritik und Ablehnung
▶ Gefühl von Sicherheit | ▶ Ist anstrengend
▶ Was, wenn mal keine Kontrolle möglich ist? |
>
> Überarbeitete, funktionale Grundannahme(n): »Zu viel Kontrolle schadet mir.«
> Grad der Überzeugung (0–100 %): 75 %
>
> Verhaltensweisen/Dinge, die zur Veränderung der Grundannahme getan werden:
> Kontrolle loslassen und beobachten, was dann passiert

Skalierung

Vor allem bei sehr absolutistischen, schwarz-weißen Grundannahmen (z. B. »Ich bin total allein«) empfiehlt sich der Einsatz von Skalierungen, um das Denken des Patienten zu flexibilisieren und »aufzuweichen«. Dabei wird der Patient gebeten, sich auf einer Skala von 0 bis 100 bezogen auf das seiner Grundannahme zugrunde liegende Konstrukt einzuschätzen. In dem genannten Beispiel könnte der Patient gebeten werden, sich selbst auf einer Skala von 100 (die absolut einsamste Person aller Zeiten) über 50 (ein moderates Ausmaß an Einsamkeit) bis hin zu 0 (die am allerwenigsten einsame Person aller Zeiten) einzuordnen. Selbst wenn der Patient sich bei einem Wert von 99 einordnet, können mit ihm mittels naiv-fragender Gesprächsführung verschiedene Aspekte zur Modifikation der Grundannahme abgeleitet werden, z. B.:

▶ »Was unterscheidet Sie von der Person mit einem Wert von 100?«
▶ »Kennen Sie eine Person oder können sich eine vorstellen, die den Wert 100 schon einmal erreicht hat? Wodurch ist diese gekennzeichnet?«
▶ »Wie sieht eine Person aus, die den Wert 0 erreicht? Kennen Sie so eine Person?«

Nach der Auseinandersetzung mit der Skala wird der Patient erneut gebeten, sich auf der Skala einzuordnen. Dabei kann der Patient auch gebeten werden, andere Leute, die er sehr mag, auf der Skala einzuordnen und zu schauen, was ihn von diesen Personen unterscheidet, um daraus eventuell Verhaltensmodifikationen abzuleiten.

Finden alternativer Grundannahmen

Eine Möglichkeit, wie Patienten angeregt werden können, Alternativen zu ihren bisherigen Grundannahmen zu generieren, sind die oben beschriebenen Strategien zum Finden rationalerer Erklärungen (s. Abschn. »Erarbeitung rationaler Alternativen«). Dabei lädt der Therapeut den Patienten spielerisch bzw. experimentell ein, eine größere Bandbreite an Grundannahmen kennenzulernen, um die eigenen, festgefahrenen Grundannahmen zu modifizieren.

Weitere Möglichkeiten sind die Modifikation der Sprache der Grundannahme (s. a. Wright et al., 2006). Dabei kann der Patient beispielsweise auf absolute Formulierungen hingewiesen werden, um diese weniger extrem zu formulieren (z. B. statt »Ich bin ein Versager«, besser »Ich habe zwar meinen Job verloren, aber ich bin ein liebevoller Vater«). Auch kann der Patient motiviert werden, zunächst einzelne Wörter der Grundannahme zu ändern, also z. B. statt »Ich muss immer alles perfekt machen«, besser »Ich will immer alles perfekt machen«. Dabei werden die dadurch entstehenden Veränderungen des Erlebens beim wiederholten Aussprechen disputiert. Des Weiteren kann der Patient mittels Psychoedukation auf die negativen Auswirkungen rigider Wenn-dann-Regeln (z. B. »Wenn ich niemals widerspreche, werde ich von allen geliebt«) hingewiesen werden, um daraus flexiblere Regeln abzuleiten (z. B. »Wenn ich jemandem widerspreche, hat das zwar das Risiko, dass mich jemand nicht mag, aber andere werden mich umso mehr schätzen«).

Zuletzt können, um alternative Grundannahmen zu finden, die Meinungen und Einstellungen anderer Menschen herangezogen werden. Dies kann unter anderem gefördert werden durch Lesen (z.B. von Biografien oder anderen historischen Büchern) oder den Besuch von entsprechenden Veranstaltungen sowie durch die Auseinandersetzung mit Kultur und Spiritualität. Hierbei sollte der Therapeut vorbereitet sein, dass Themen wie Lebenssinn bzw. Endlichkeit des Lebens Gegenstand in der Therapie werden können, wobei ein offener Umgang mit diesen Themen vonseiten des Therapeuten von vielen Patienten als sehr hilfreich wahrgenommen wird.

7 Einübung funktionaler Kognitionen als neue Bewältigungsfertigkeiten

Um sowohl die Modifizierung automatischer Kognitionen sowie der stabilen Grundannahmen zu unterstützen, empfiehlt es sich, dass dem Einüben neuer Gedanken ein besonderer Raum in der Therapie zur Verfügung gestellt wird. Auch hierfür stehen verschiedene Techniken zur Verfügung.

Techniken zur Einübung neuer Bewältigungsfertigkeiten
▶ Coping Cards (»Bewältigungskarten«)
▶ Cognitive Rehearsal (»Kognitives Probehandeln«)
▶ Verhaltensexperimente

Coping Cards

Wright und Kollegen (2006) empfehlen zur Stabilisierung des Therapieerfolgs die Verwendung sogenannter »Coping Cards« oder »Bewältigungskarten«. Dabei wählen Patient und Therapeut zunächst eine bedeutsame, aber zu bewältigende Situation aus. Anschließend werden alle funktionalen Gedanken, die notwendig sind, um die Situation zu bewältigen, knapp und gut erinnerbar aufgeschrieben. Dabei können im Vorfeld oben beschriebene Interventionen zur Umstrukturierung dysfunktionaler Gedanken angewendet und die dabei erarbeiteten funktionalen Gedanken als Bewältigungsmöglichkeit auf der Karte festgehalten werden.

Beispiel für eine Bewältigungskarte
Situation:
Mein Chef kritisiert, dass ich eine zusätzliche Arbeit noch nicht erledigt habe.
Bewältigungsgedanken:
Ich achte darauf, was ich in diesem Moment denke, insbesondere auf Sätze mit »muss« und »immer«.
Bevor ich reagiere, atme ich tief durch und distanziere mich erst einmal von der Situation.
Ich erinnere mich daran, was meine Hauptaufgaben sind und wie gut ich diese bewältige.
Ich sage mir, dass mein Chef »nur« eine Aufgabe, aber nicht mich als Person kritisiert.

Nach Erarbeitung der Bewältigungskarte erhält der Patient die Hausaufgabe, diese im Alltag anzuwenden. Dabei soll der Patient die Karte an einer prominenten Stelle platzieren, damit er sich im Problemfall daran erinnern kann. Typischerweise legen Patienten die Karten in den Terminkalender oder ins Portemonnaie. In der nachfolgenden Sitzung wird die Anwendbarkeit nachbesprochen und Sätze ggf. modifiziert.

Cognitive Rehearsal

Grundgedanke der Verfahrens. Bevor ein Patient die rationaleren bzw. funktionaleren Gedanken im täglichen Leben einsetzt, kann es sinnvoll sein, diese Gedanken in einer Vorstellungsübung innerhalb der Therapiesitzung zu trainieren. Dies kann dem Patienten anhand des Sports näher gebracht werden, z. B. gehen Rennfahrer vor dem Start mehrmals den Kurs in Gedanken durch und visualisieren, was sie selbst wann tun müssen, um die Strecke gut zu bewältigen. Hierbei wird der Patient angehalten, sich auf möglichst verschiedene Kontexte bzw. Variablen in der belastenden Situation vorzubereiten.

Vorgehen nach der Modifikation automatischer Gedanken. Voraussetzung für diese Methode ist, dass basierend auf den oben genannten Techniken bereits eine Modifikation der automatischen Gedanken (oder auch der dazugehörigen stabilen Grundannahmen) erfolgt ist. Anschließend suchen sich Patient und Therapeut eine geeignete Situation aus, die sich der Patient zunächst möglichst bildhaft vorstellen soll (was sieht er, was hört er, wer ist dabei etc.). Hier kann der Therapeut über Fragen den Patienten in der Situation leiten. Wenn der Patient sich die Situation gut vorstellen kann, dann wird er gebeten, die neu erarbeiteten Gedanken auszuprobieren. Hier ist es wichtig, wortwörtlich die Sätze zu nutzen, die mit dem Patienten vorher abgestimmt wurden. Es ist auch wichtig, diese mehrfach zu wiederholen. Der Patient soll dann basierend auf den neuen Gedanken, seine Reaktion in der Situation beobachten (wie fühlt er sich, was tut er, was denkt er jetzt, wie reagiert ggf. in seiner Vorstellung das Gegenüber etc.). Anschließend wird die Wahrnehmungsübung mit dem Patienten nachbesprochen. Hierbei sollte darauf geachtet werden, dass Probleme bei der Übung vorweggenommen werden. Es kann sein, dass sich ein Patient nicht gut in die Situation einfühlen kann. Hier sollten die Ursachen dafür besprochen werden. Zumeist braucht der Patient noch einen typischen Schlüsselreiz, um sich die Situation besser vorstellen zu können. Es ist auch möglich, dass die generelle Vorstellungsfähigkeit trainiert werden muss. Hierbei kann es helfen, dem Patienten eine alltägliche Situation (z. B. in die Küche gehen und sich eine Tasse Kaffee/Tee kochen) zunächst beobachten und dann so oft wie möglich in seiner Vorstellung wiederholen zu lassen.

Vorgehen nach der Modifikation stabiler Grundannahmen. Ein solches imaginatives Vorgehen hat sich auch für das Ausprobieren neuer Grundannahmen bewährt. Hierbei empfehlen Wright und Kollegen (2006) zunächst, die modifizierten Grundannahmen und dazugehörige neue Verhaltensweisen aufzuschreiben. Im Rahmen der Imagination wird dann insbesondere auf Verhaltensweisen geachtet, die einer Umsetzung des Plans im Weg stehen, v. a. automatische Gedanken, andere auftretende Grundannahmen, aber auch ungünstige motorische Verhaltensweisen. Hierbei sollte dann besprochen werden, wie mit diesen Störfaktoren umzugehen ist. Dieses Vorgehen kann dann auf einer »Coping Card« festgehalten und anschließend als Hausaufgabe in realen

Situationen ausprobiert werden. Der Therapeut sollte darauf achten, dass der Patient unabhängig vom Ergebnis diese Hausaufgabe als wertvolle Erfahrung betrachtet, die ihm in der Bearbeitung der Grundannahme weiterhilft. Anschließend geht es darum, das Vorgehen so oft wie möglich und in möglichst verschiedenen Situationen anzuwenden.

Verhaltensexperimente

Verhaltensexperimente (s. a. Kap. 6, Abschn. »Verhaltensexperimente«) können auch dazu verwendet werden, die erarbeiteten neuen Kognitionen in den Alltag zu übertragen. Dabei können Verhaltensexperimente in Folge einer kognitiven Umstrukturierung dazu eingesetzt werden, dass in der Realität ein probeweises Anwenden der neuen Gedanken stattfindet und die damit gemachten Erfahrungen validiert werden. So könnte der Gedanke »Ich schaffe es, in der Situation zu bleiben und nicht wegzurennen« vor und in einer Konfliktsituation ausprobiert werden. Dabei hat der Patient vorher seine Erwartungen dokumentiert und es wird im Anschluss an die Situation ausgewertet, inwieweit die Erwartung wirklich eingetreten ist. Darüber hinaus kann ein derartiges Experiment auch in der Therapiesitzung, z. B. im Rahmen eines videogestützten Rollenspiels, durchgeführt werden. Hierbei könnte der Patient im Rahmen beobachten, wie er unter Anwendung der alternativen Gedanken nach außen hin wirkt oder die Perspektive seines Gegenübers einnehmen, z. B. des Partners oder des Chefs.

III Spezifische kognitive Therapietechniken für besondere Herausforderungen

8 Rational-emotive Therapie (RET) nach Ellis

Die rational-emotive Therapie (RET)nach Albert Ellis ist die älteste der kognitiven Theorien und betont die Bedeutung bestimmter grundlegender Bewertungsmuster. Diese Theorie hat sich, wie viele andere psychotherapeutische Verfahren, aus der klassischen Psychoanalyse heraus entwickelt. Dabei war Ellis zunächst als Sexual- und Familientherapeut tätig und hat sich dann nach seiner Promotion der klassischen psychoanalytischen Therapie verschrieben, da er diese für die tiefgreifendste und effektivste Form der Psychotherapie hielt (Ellis, 1975; Ellis & Dryden, 2007). Basierend auf seiner praktischen Tätigkeit als Psychoanalytiker begann Ellis sich mit Philosophie auseinanderzusetzen, um seine Art des therapeutischen Arbeitens weiter zu effektivieren und zu verstehen. Dabei verschrieb er sich dem philosophischen Grundsatz, dass Menschen an sich nicht durch Dinge bzw. Erlebnisse zerstört/beeinflusst werden, sondern vielmehr durch ihre Art, wie sie Dinge bzw. Erlebnisse betrachten. Diese Erkenntnis prägte sein weiteres therapeutisches Arbeiten und die Entwicklung der RET.

8.1 Grundlagen der rational-emotiven Therapie (RET)

Theoretischer Hintergrund

Basierend auf seiner Auseinandersetzung mit verschiedenen Philosophen, z. B. Kant, Spinoza, Schopenhauer, Popper etc., legte Ellis der RET verschiedene Prinzipien zugrunde:

▶ Gedanken und Ideen sind kraftvoll und bedeutsam.
▶ Menschen entwickeln Hypothesen über die sie umgebende Welt, wobei diese Hypothesen nicht einfach als wahr bzw. hilfreich angenommen, sondern besser getestet werden sollten.
▶ Einer der Hauptgründe für menschliche Störungen ist rigider Absolutismus. Menschen sollten daher nicht bewertet und in Kategorien eingeteilt bzw. abgestempelt werden.
▶ Ein Mensch ist das Zentrum seines, aber nicht *des* Universums.
▶ Jeder hat die (wenn auch nicht uneingeschränkte) Kraft bzw. Möglichkeit der Entscheidung, wie er sein Leben gestalten und mit seinen Gefühlen umgehen möchte.

Neben der intensiven Beschäftigung mit philosophischen Ansätzen über das Denken und die Wahrnehmung interessiere sich Ellis auch für die Lehre der Semantik, insbesondere dafür, dass Sprache einen bedeutsamen Effekt auf unser Denken, aber auch unser Fühlen hat (Ellis & Dryden, 2007).

Ellis beschäftigte sich jedoch auch mit verschiedenen psychologischen Ansätzen, die in sein therapeutisches Arbeiten und sein Störungsverständnis einflossen. Seine Ansichten zur Bedeutung des Absolutismus für die Entwicklung psychischer Störungen sind insbesondere geprägt durch die Arbeit von Horney (1950, zit. nach Ellis & Dryden, 2007). Darüber hinaus haben die Ansätze von Adler und der Individualpsychologie Eingang in die Grundlagen der RET gefunden, hierbei insbesondere die Folgenden:

(a) die Betonung von Gefühlen der Minderwertigkeit
(b) die Bedeutung von Zielen und Werten des Menschen
(c) aktiv-direktives Verhalten sowie ausgeprägtes kognitiv-persuasives Herangehen des Therapeuten
(d) die Idee, dass Stress auf sozialen Interessen basiert.

Auch wenn der Ursprung der RET ein sehr kognitiver ist, so betont Ellis dennoch die Bedeutung von verhaltens- und emotionsbezogenen Techniken. Dies führte dazu, dass die rational-emotive Therapie sich über die Zeit zur rational-emotiven Verhaltenstherapie (REVT; Rational Emotive Behavior Therapy, REBT) entwickelt hat (Ellis & Dryden, 2007).

Störungsverständnis der RET

Definition »irrationaler« Gedanken. Die RET geht davon aus, dass Menschen dann glücklich sind, wenn sie sich aktiv mit der Erreichung ihrer Lebensziele auseinandersetzen und an der Erreichung dieser arbeiten können. Als »irrational« bezeichnet Ellis dabei alles, was uns von der Erreichung unserer Ziele abhält. Hierbei geht es somit weniger darum, dass ein Gedanke kognitiv nachvollziehbar und logisch ist, sondern vielmehr darum, zu verstehen, welchen Sinn ein Gedanke für eine Person hat, und ob ihr dieser Gedanke hilft, sich so zu fühlen und zu verhalten, wie es ihren Zielen entspricht. Dies lässt sich an folgendem Beispiel verdeutlichen: Wenn mein Ziel ist, dass ich mit meinem Partner einen harmonischen Abend haben möchte, und mein Partner kommt später von der Arbeit als abgesprochen, dann wäre der Gedanke »Immer kommt er zu spät, die Arbeit ist ihm wichtiger als ich« nicht zielführend, sondern nach Ansicht von Ellis »irrational«, während der Gedanke »Er hatte bestimmt ganz schön Stress auf Arbeit, ich lasse ihn erst mal ankommen und ich mache es uns im Wohnzimmer ein bisschen gemütlich« zielführend sein kann und damit im Sinne Ellis' »rational« wäre.

Bedeutung »irrationaler« Gedanken innerhalb der Störungsgenese. Unangemessene, irrationale Bewertungen der Situation sind demnach zentral an der Entstehung und Aufrechterhaltung psychischer Störungen beteiligt. Psychische Störungen sind gekennzeichnet als lang andauernde, festgefahrene oder sehr stark ausgeprägte Gefühle und damit einhergehenden Verhaltensweisen, die aufgrund der unangemessenen Bewertung der Auslösesituationen entstanden sind und durch sie aufrechterhalten werden. Dabei basiert eine psychische Störung nach Ellis auf einer verzerrten Wahrnehmung, einer falschen Interpretation oder unlogischen Annahmen, die im Rahmen der Therapie verändert werden müssen, um die Funktionsfähigkeit des Patienten wiederherzustellen. Deshalb werden die irrationalen Überzeugungen, die zu emotionalen Störungen führen, im Rahmen der RET identifiziert und durch kognitive und/oder verhaltensorientierte Disputationsmethoden modifiziert (s. Abschn. 8.2). Dabei gilt die RET als reinste Form der Kognitiven Therapie (v. a. auf der Basis der Anwendung des »sokratischen« Dialogs).

Ellis geht davon aus, dass Menschen generell eine starke Tendenz zu irrationalem Denken angeboren ist, die sich auch kultur- und epochenunabhängig stabil nachweisen lässt. Selbst vermeintlich kompetente und »wissende« Menschen, z.B. Psychotherapeuten, zeigen immer wieder Ansätze menschlicher Irrationalität und »Schwarzmalerei«. Dabei scheint das bloße Wissen, um die eigene Irrationalität des Denkens nicht auszureichen, um das Denken zu verändern. Hinzu kommt, dass verschiedene Institutionen, v. a. Eltern, Schule, Medien, Kirche, durch die Äußerung und Belohnung absoluter Forderungen, z.B. »Nur wer Leistung bringt, ist ein wertvoller Mensch«, »Nur wer immer ruhig zuhört, ist ein guter Schüler«, »Du sollst nie fremdgehen«, »Du musst dich den Regeln unterordnen, sonst wirst du bestraft«, diese Tendenz zu irrationalem Denken stärken und aufrechterhalten. Irrationales Denken führt nach Ellis im weiteren Verlauf zu irrationalen Prämissen (auch Annahmen über die eigene Person und andere) sowie zu absolutistischen Lebensphilosophien. Als besonders problematisch für die Entstehung und Aufrechterhaltung psychischer Störungen sieht er das Vorliegen absoluter Forderungen an sich selbst, an andere und an die Welt. Diese zentrale Annahme steuert eine ungünstige Wahrnehmung der Umgebung und damit das Auftreten ungünstiger Emotionen und Verhaltensweisen. Die irrationalen Prämissen werden bei kritischen Lebensereignissen, z.B. einer Trennung, aktiviert. Zu psychischen Störungen kommt es dann basierend auf diesem Prozess, wenn die Personen eine zu starke Übernahme des irrationalen Denkens aufweisen, also fast eine Art »Selbstindoktrination« (Wilken, 2013, S. 19) mit den irrationalen Gedanken. Dabei sieht Ellis insbesondere darin ein Problem, dass Betroffene irrational darauf beharren, dass unsere starken Wünsche erfüllt und mächtige Abneigungen beseitigt werden.

Zwei Formen der Angst. Abhängig von den vorausgehenden irrationalen Überzeugungen unterscheidet Ellis in seinem Störungsverständnis darüber hinaus zwei »Formen der Angst«, die bei verschiedenen psychischen Störungen anzutreffen sind und ein unterschiedliches therapeutisches Vorgehen implizieren (Wilken, 2013, S. 20):

(1) **Die sogenannte »ego anxiety« (Ich-Angst):** Die »Ich-Angst« basiert auf absoluten Forderungen an die eigene Person (»Ich muss von allen geliebt werden«) sowie globalen negativen Selbstbewertungen (»Ich bin für alles zu dumm«) und geht damit einher, dass sich eine Person in ihrem Selbst oder in ihrem Wert bedroht sieht. Das rationale Gegenstück zur Ich-Angst ist die uneingeschränkte Selbstakzeptanz.

(2) **Die sogenannte »discomfort anxiety« (Angst vor Unbehagen):** Die »Angst vor Unbehagen« basiert darauf, dass absolute Forderungen an andere bzw. die Lebensumstände (»Mir muss es immer gut gehen«) gestellt werden und eine geringe Frustrationstoleranz (»Ich kann das nicht aushalten«) vorliegt. Die Angst

entsteht dann, wenn sich die Person darin bedroht sieht, dass die eigene bequeme Situation sowie das eigene Wohlbefinden nicht mehr gewährleistet sind. Das rationale Gegenstück hierzu ist gekennzeichnet durch das Aushalten von Unannehmlichkeiten.

Zielstellung der RET. Zusammenfassend liegt der RET insgesamt eine sehr biologische Grundannahme für das Auftreten der irrationalen Gedanken zugrunde (insbesondere da uns das Denken zur Irrationalität angeboren ist und in uns allen wohnt); dennoch betont Ellis, dass Menschen ihrer Biologie nicht sklavisch ausgeliefert sind, sondern vielmehr die Wahl haben, ob sie ihr Denken aktiv verändern und hinterfragen wollen. Dabei haben Menschen (a) die Einsichtsfähigkeit, dahingehend, inwieweit das Denken ihr Fühlen und Verhalten beeinflusst, und (b) die Fähigkeit, zu sehen, dass sie ihr Denken verändern und dies auch umsetzen können (Ellis & Dryden, 2007). Ziel der darauf basierenden therapeutischen Änderung ist es, dass der Patient vor allem für spezifische auslösende Ereignisse rationale Bewertungen erarbeitet. Darüber hinaus ist es ideal, wenn er am Ende der Behandlung eine generell rationalere, also funktionalere Sicht auf sein Leben aufweist und somit die zugrunde liegenden irrationalen Lebensphilosophien ad acta legt. Dadurch wird nicht nur eine Reduktion der aktuell belastenden Symptomatik, sondern gleichzeitig im Sinne einer Rückfallprophylaxe die präventiv verbesserte Bewertung zukünftiger Ereignisse erreicht. Geprägt sein könnte diese neue Lebenseinstellung durch die Relativierung absoluter Forderungen, eine Erhöhung der Selbstakzeptanz und Frustrationstoleranz sowie einer realistischeren Einschätzung dessen, welche Bedeutung einzelne Ereignisse für das eigene Leben haben.

Das ABC-Modell
Die Sichtweisen der RET über Entstehung und Aufrechterhaltung psychischer Störungen beruht auf dem ABC-Modell (s. Abb. 8.1). Dabei werden die Gefühle und Verhaltensweisen (C), nicht direkt über das auslösende Ereignis (A) verursacht, sondern vielmehr über die dysfunktionalen (irrationalen, selbstschädigenden, nicht zielführenden) Bewertungen (B) der auslösenden Situation.

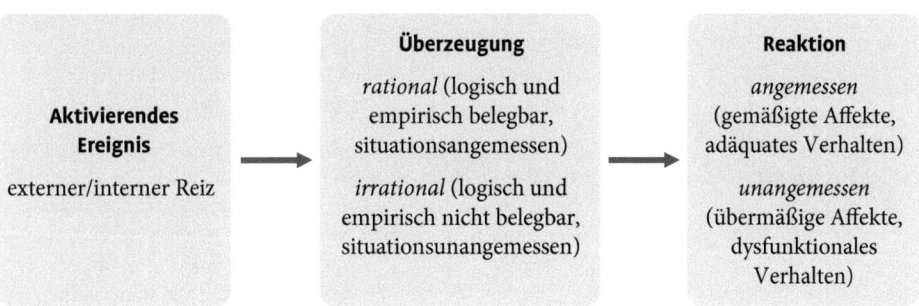

Abbildung 8.1 Schematische Darstellung des ABC-Modells von Ellis

Situation (A) und Bewertung (B). Auslösende Ereignisse können aktuelle oder frühere Situationen, aber auch Gedanken, Gefühle und Verhaltensweisen sein. Die Ereignisse helfen der Person beim Erreichen ihrer Ziele, können diese aber auch blockieren. Welche auslösenden Ereignisse von einer Person »ausgesucht« werden, hängt von ihrer biologischen Prädisposition und bisherigen Lebenserfahrungen ab. Die darauf folgenden Bewertungen des Ereignisses basieren ebenfalls auf biologischen Determinanten und Vorerfahrungen und sind als eine Art Mediator für die danach folgenden Konsequenzen zu verstehen. Hierbei haben Personen oft eine Vielzahl von Kognitionen in einer Situation, und es ist die Aufgabe des Therapeuten, daraus die für die Therapie wichtigen rationalen und irrationalen Bewertungen gemeinsam mit dem Patienten herauszufiltern. Die von Ellis als am wichtigsten betrachteten Bewertungen sind in Tabelle 8.1 zusammengefasst. Dabei gilt es, therapeutisch zwischen irrationalen Muss-Gedanken (»Ich muss immer …«) und rationalen Vorlieben (»Es wäre schön, wenn ich …) zu unterscheiden und Letztere zu fördern.

Tabelle 8.1 Wichtige Bewertungen (B) im Rahmen des ABC-Modells (in Anlehnung an Ellis & Dryden, 2007)

Bewertung	Erklärung	Beispiel
Wertende Beobachtungen	Es werden die reinen Beobachtungen dargestellt; wenn sie mit unseren Zielen zusammenhängen und unsere Gedanken evaluieren, werden sie als wertend bezeichnet.	»Die Frau sitzt auf der Parkbank (darüber freue ich mich, denn wir waren verabredet).«
Wertende Schlussfolgerung	Es wird basierend auf den Beobachtungen eine (oder auch mehrere) Hypothese(n) aufgestellt; diese ist wiederum bezogen auf unsere Ziele.	»Die Frau sitzt auf der Parkbank und wartet auf mich (darüber freue ich mich, denn wir waren verabredet).«
Positive rationale »Vorzugsbewertungen«	Diese Bewertungen beziehen sich auf positive, nicht-absolute Schlussfolgerungen und kennzeichnen, welche Bewertung eine Person bevorzugt.	»Ich mag es, wenn mich andere Leute für kompetent halten (aber sie müssen nicht).« → Dies wird in einer Vortragssituation, in der viele Fragen gestellt werden, zu Gedanken führen, wie »(Ich vermute) sie halten mich für kompetent.«
Positive irrationale »Musturbationen«	Diese Bewertungen beziehen sich auf positive, absolute Schlussfolgerungen und kennzeichnen, welche Bewertung eine Person unbedingt braucht.	»Ich brauche es, wenn mich andere für kompetent halten.« → Dies wird in einer Vortragssituation, in der viele Fragen gestellt werden, zu Gedanken führen, wie »Ich bin eine gefragte Person, alle finden mich toll.«

Tabelle 8.1 (Fortsetzung)

Bewertung	Erklärung	Beispiel
Negative rationale »Vorzugsbewertungen«	Diese Bewertungen beziehen sich auf negative, nicht-absolute Schlussfolgerungen und kennzeichnen, welche Bewertung eine Person nicht bevorzugt.	»Ich mag es nicht, wenn mich andere Leute für inkompetent halten (aber sie müssen es auch nicht).« → Dies wird in einer Vortragssituation, in der viele Fragen gestellt werden, zu Gedanken führen, wie »(Ich vermute) sie halten mich für inkompetent.«
Negative irrationale »Musturbationen«	Diese Bewertungen beziehen sich auf negative, absolute Schlussfolgerungen und kennzeichnen, welche Bewertung eine Person unbedingt vermeiden bzw. verhindern muss.	»Es darf unter keinen Umständen passieren, dass mich andere Leute für inkompetent halten.« → Dies wird in einer Vortragssituation, in der viele Fragen gestellt werden, zu Gedanken führen, wie »Ich bin inkompetent und ich werde mich immer inkompetent verhalten.«

Manifestationsformen irrationaler Bewertungen. Irrationale Bewertungen zeigen sich nach Ansicht von Ellis durch einen ausgeprägten Absolutismus und Ausdrücke wie, »müssen« oder »sollte« und sind dadurch gekennzeichnet, dass sie zu unangemessenen Gefühlen und/oder Verhaltensweisen führen. Diese erlebt eine Person als belastend oder beeinträchtigend. Außerdem hindern diese Emotionen oder Verhaltensweisen die Person daran, die eigenen Lebensziele zu realisieren. Am Beispiel lässt sich das folgendermaßen verdeutlichen: Wenn eine Person die grundlegende Annahme vertritt »Ich muss immer alles richtig machen und darf unter keinen Umständen einen Fehler machen«, so wird sie bereits beim kleinsten Fehler oder der kleinsten Unstimmigkeit mit anderen aufgrund irrationaler Schlussfolgerungen wie »Warum muss immer mir so etwas passieren« oder »Es ist eine Katastrophe, dass dies passiert ist« ein ungutes Gefühl, vielleicht Angst vor der Reaktion der anderen oder Traurigkeit bezüglich der eigenen Unzulänglichkeit, haben. Dies führt zumeist (dauerhaft) zur Beeinträchtigung dahingehend, dass die Person mit ihrem Leben überfordert ist und sich keinen neuen Herausforderungen stellen kann und so ihr Ziel, ein erfülltes und herausforderndes Leben zu haben, nicht realisieren kann. Ob dies so eintritt oder nicht, entscheidet sich, basierend auf der Definition von Ellis, allein dadurch, ob eine Bewertung/Schlussfolgerung irrational bzw. dysfunktional ist. Demgegenüber gehen rationale Bewertungen einher mit angemessenen, nicht-belastenden und zielführenden Gefühlen und funktionalen Verhaltensweisen.

Grundkategorien irrationaler Überzeugungen. Walen und Kollegen (2011) ordnen die von Ellis in verschiedenen Publikationen benannten irrationalen Überzeugungen in vier Grundkategorien (s. Kasten). Dabei treten Überzeugungen selten in Reinform auf, sondern stellen vielmehr eine Kombination der vier Grundkategorien dar. Des Weiteren geht die RET davon aus, dass die absoluten Forderungen hierarchisch eine

Vormachtstellung haben und die anderen Kategorien eine Art Ableitung aus diesen Muss-Gedanken darstellen (Ellis & Dryden, 2007). Aus den Muss-Gedanken leiten sich darüber hinaus auch die u.a. von Beck benannten kognitiven Fehler (s. Abschn. 9.1) ab.

Vier Grundkategorien irrationaler Bewertungen (in Anlehnung an Wilken, 2013)

(1) Absolute Forderungen, v.a. Muss- oder Soll-Gedanken: Dabei geht es um alle Gedanken, die sich auf »ich muss …« und »andere müssen …« beziehen. Forderungen sind entweder an die eigene Person (z.B. auf sehr gute Leistungen oder die Anerkennung anderer), auf andere (z.B. andere müssen mich unbedingt gut behandeln) oder an die Welt (z.B. Bedingungen müssen günstig und ohne Mühsal sein) gerichtet.

(2) Globale negative Selbst-/Fremdbewertungen (auch »Verdammung«): Statt Bezug zu nehmen auf eine einzelne Erfahrung oder Verhaltensweise, wird die gesamte Person negativ konnotiert, z.B. »Ich bin ein Versager« oder »X ist durch und durch böse«.

(3) Katastrophendenken (auch »Schwarzmalen«): Ein negatives Ereignis wird nicht bewertet als unangenehm und negativ, sondern als extrem unangenehm, als Qual sowie als besondere Last, z.B. »Es ist eine Katastrophe, wenn …«.

(4) Niedrige Frustrationstoleranz: Ereignisse werden nicht als negativ, sondern als unerträglich oder überhaupt nicht aushaltbar bewertet, z.B. »Ich kann das unter keinen Umständen aushalten«.

Konsequenzen (C). Die Konsequenzen aus solchen irrationalen Bewertungen können sich als Gefühle oder Verhaltensweisen, aber auch als Gedanken (z.B. Zwangsgedanken) manifestieren. Diese ergeben sich in einer Situation in der Regel aus einer Interaktion zwischen Ereignis (A) und Bewertung (B). Konsequenzen sind jedoch nicht gezwungenermaßen verursacht durch dieses Zusammenspiel, da Menschen zum Teil auch direkt auf Ereignisse reagieren, was durch die Stärke der Situation (z.B. Autounfall), aber auch den direkten Einfluss biologischer Faktoren (z.B. genetische Prädisposition) verursacht wird. In Abhängigkeit davon, welche Bewertungen mit einer Situation einhergehen, können auch gleichzeitig positive und negative Konsequenzen folgen. Ziel der RET ist es dabei nicht, negative Konsequenzen, z.B. negative Emotionen, komplett aus dem Erfahrungsschatz des Patienten zu streichen, sondern vielmehr gesunde Emotionen aus rationalen Erfahrungen und Schlussfolgerungen für den Patienten erlebbar zu machen.

Sekundäre ABC-Modelle (Symptomstress). Darüber hinaus kann eine Konsequenz des primären ABC-Modells (z.B. Traurigkeit über den Streit mit dem Partner) zum auslösenden Ereignis eines neuen, sekundären Modells führen, das wiederum dysfunktionale Bewertungen nach sich zieht (z.B. »Es ist schrecklich, dass ich traurig bin. Ich müsste mich besser im Griff haben«) und darüber zu einer weiterführenden ungünstigen Emotion oder Verhaltensweise (z.B. Ärger über die Traurigkeit). Letzteres bildet ein für die RET bedeutsames Konzept, das des sogenannten »Symptom-stresses«. Hierbei geht es darum, dass die durch die irrationalen Überzeugungen ausgelösten Emotionen auch wieder, wie beschrieben, irrational bewertet werden. Hierüber erklärt Ellis, wie es zum Auftreten sekundärer Depression bei Angst oder aber auch der Angst vor der Angst kommen kann. Der Symptomstress kann dabei wirken wie eine Blockade, sodass zunächst basierend auf diesen Überlegungen an der Akzeptanz der primären Emotionen im Rahmen einer wertschätzenden, akzeptieren-den therapeutischen Beziehung gearbeitet werden muss, um diese später bearbeiten zu können.

8.2 RET als therapeutische Technik der kognitiven Umstrukturierung

Behandlungsrational
Die RET beruht, wie oben beschrieben, auf dem ABC-Modell von Ellis. Sie zielt darauf ab, die in der Situation aktivierten irrationalen Bewertungen therapeutisch aufzugrei-fen, um dadurch zu einer Veränderung der zeitstabilen, belastenden Emotionen und Verhaltensweisen zu gelangen.

Fokus auf Musturbationen. Ein Hauptaugenmerk der Behandlung liegt dabei auf der Umstrukturierung absoluter Forderungen (an sich selbst, an andere sowie an die Lebensumstände). Ellis (1996) begründet dies damit, dass die »Musturbationen« unter anderem die Wahrscheinlichkeit von nicht-empirisch begründbaren Gedanken im Sinne Becks (s. a. Abschn. 9.1) erhöhen, letztere aber einer Überprüfung durch Therapeut und Patient weniger zugänglich sind. An einem Beispiel verdeutlicht, geht Ellis davon aus, dass der Muss-Gedanke »Ich muss immer komplett symptomfrei sein« leichter zu disputieren ist als der dazugehörige Gedanke im Sinne Becks »Wenn ich Herzklopfen habe, heißt das, ich bekomme einen Herzinfarkt«. Darüber hinaus können auch unwahrscheinliche Situationen, wie sie in der Bearbeitung nach dem Vorgehen von Beck als Relativierung herangezogen werden, in der Realität tatsächlich eintreten (z. B. ein Panikpatient bekommt tatsächlich einen Herzinfarkt).

ABCZDE-Schema. Basierend auf dem ABC-Modell erfolgt die Behandlung nach dem ABCZDE-Schema, wobei das ABC-Modell ergänzt wird durch die Berücksichtigung der Ziele des Patienten (Z), die das Vorgehen bei der Bearbeitung, auch Disputation (D), prägen und letztendlich zum Ergebnis der kognitiven Umstrukturierung, dem Effekt (E) führen. Dieses Vorgehen ist zusammenfassend in Abbildung 8.2 dargestellt (detaillierter lässt sich das Schema auch anhand des Arbeitsblattes 2 des Arbeits-materials nachvollziehen). Bei der Disputation würde, wie oben beschrieben, als Erstes an der Reduktion des »Symptomstresses«, d. h. an der dysfunktionalen Bewertung der zugrunde liegenden Emotion gearbeitet.

AB 2

Ellis und Dryden (2007) schlagen drei Möglichkeiten vor, wie Therapeuten das Rational der RET ableiten können:

(1) **»Vortherapeutische Rollen-Instruktions-Prozeduren«:** Dabei wird dem Patienten mittels Psychoedukation vor der Therapie verdeutlicht, welche Erwartungen an

ihn als Patienten gestellt werden, sowie umgedreht, was der Patient von Therapeut und Therapie erwarten kann.

(2) Referat des Therapeuten: Hierbei wird dem Patienten ebenfalls mittels Psychoedukation direktiv am Anfang der Therapie aufgezeigt, was im Rahmen einer RET passiert.

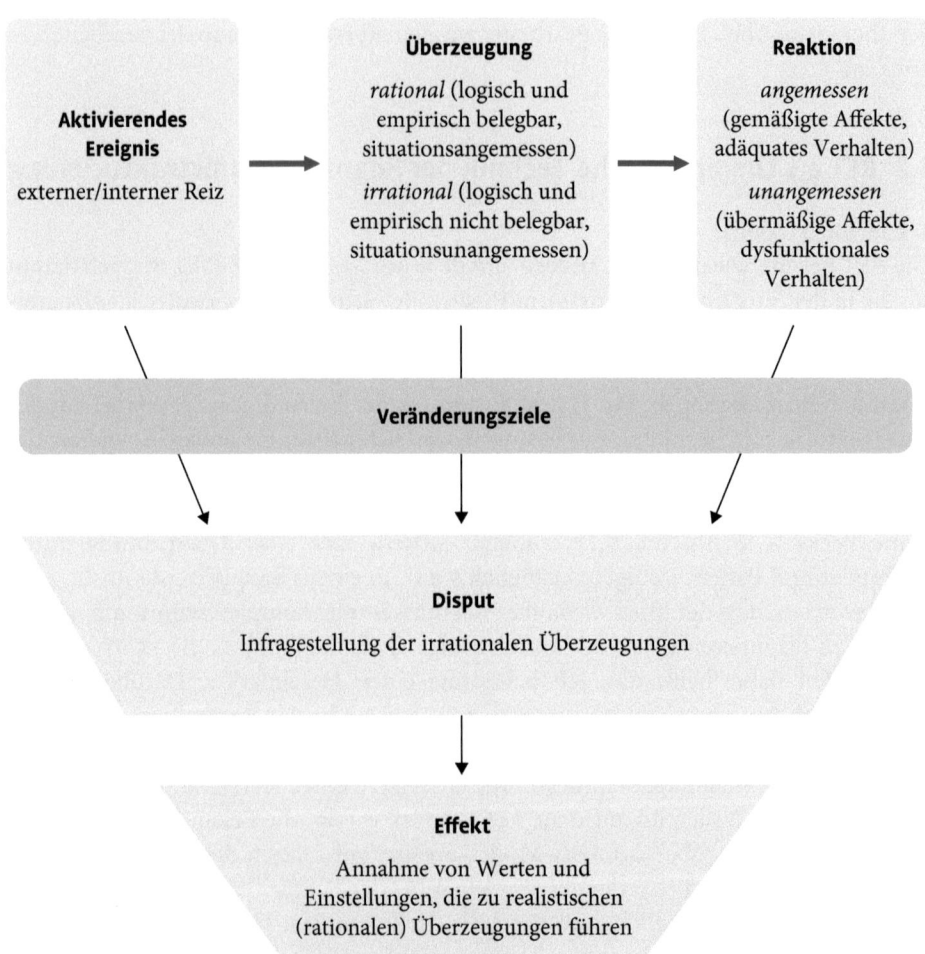

Abbildung 8.2 Schematische Darstellung des ABCZDE-Schemas von Ellis

(3) Rückmeldung anhand von Beispielsituationen: Dem Patienten wird am Anfang der Therapie basierend auf eigenen Problemen veranschaulicht, was im Rahmen der RET passiert.

Hierbei kann zur Unterstützung der Rationalableitung das ABC-Modell und im weiteren Verlauf auch das ABCZDE-Modell herangezogen werden.

Bezogen auf das Therapeutenverhalten im Kontext der RET stellen Ellis und Dryden (2007) folgende Forderungen an einen guten RET-Therapeuten: RET-Therapeuten ...

▶ fühlen sich mit der stark strukturierten Therapie wohl und sind gleichzeitig flexibel genug, wenn Probleme auftauchen

▶ haben eine Vorliebe für intellektuelle und philosophische Fragestellungen und nutzen die RET zur Erweiterung dieser Tendenz

▶ sind gern aktiv und direktiv, können sich aber auch an die Notwendigkeit der therapeutischen Beziehung anpassen

▶ unterstützen den Patienten darin, das Gelernte in den Alltag zu übertragen und geben verhaltensbezogene Instruktionen

▶ haben wenig Angst vor eigenen Fehlschlägen sowie eine hohe Frustrationstoleranz z. B. gegenüber langsameren Veränderungsprozessen beim Patienten und akzeptieren auch Misserfolge des Patienten

▶ stellen bezogen auf die Denkprozesse und ihr gesamtes Verhalten gesunde Rollenmodelle für den Patienten dar

▶ fühlen sich mit einer Vielzahl an therapeutischen Techniken wohl und können diese flexibel in Abhängigkeit von den Bedürfnissen der Therapie und des Patienten anwenden

Behandlungstechniken

Für die kognitive Umstrukturierung wird im Rahmen der RET, basierend auf der Annahme, dass Gedanken, Gefühle und Verhalten miteinander interagieren, eine Vielzahl an Techniken herangezogen, die sowohl an den eigentlichen Kognitionen, aber eben auch den Emotionen und dem Verhalten ansetzen. Nach Meinung von Ellis ist es nur so möglich, eine langfristig stabile Veränderung beim Patienten zu bewirken. Ellis und Dryden (2007) beschreiben die RET hierbei als eine Therapie, die sich einem »theoretisch fundierten Eklektizismus« verschrieben hat (S. 44). Dies meint, dass nicht nur kognitive Techniken Anwendung finden, sondern vielmehr viele Techniken im Kontext der Behandlung genutzt werden können, solange sie dem theoretischen Modell der RET folgen. Neben kognitiven Techniken kommen hierbei emotive und verhaltensbezogene Techniken zur Anwendung, die im Folgenden beschrieben werden. Zu Techniken, die sich mit diesem Modell nicht vereinbaren lassen, gehören nach Ellis beispielsweise Entspannungsverfahren, da diese den Patienten in seiner dysfunktionalen Lebenssicht »Ich muss Situationen aus dem Weg gehen, kann mich diesen nicht direkt stellen« unterstützen, aber auch die systematische Desensibilisierung, da diese die niedrige Frustrationstoleranz des Patienten verstärkt.

Kognitive Techniken. Im Rahmen der Disputationstechniken ist Ellis ein großer Verfechter des »sokratischen Dialogs«. In seiner Interpretation dieser Technik werden argumentativ die dysfunktionalen Bewertungen der Situation diskutiert. Zu Beginn werden auch hier dysfunktionale Gedanken, insbesondere die »Musturbationen«, identifiziert. Eine typische Frage im Rahmen der darauf folgenden Disputation nach RET ist »Warum muss es so sein, dass Sie …?«. Es wird somit versucht, das »Muss« in eine Formulierung »Ich fände es schön, wenn …« umzustrukturieren. Diese Bewertungen werden dazu insbesondere bezogen auf deren Nutzen zum Erreichen der eigenen Lebensziele sowie deren zugrunde liegende Logik und deren empirische Untermauerung disputiert. Dies erfolgt ähnlich, wie es im empirischen und normativen Dialog (s. Kap. 6, Abschn. »Explikativer sokratischer Dialog zur Bearbeitung automatischer Gedanken« und »Normativer sokratischer Dialog zur Bearbeitung automatischer Gedanken«) beschrieben wurde. Dabei verfolgt Ellis in der Disputation drei Leitfragen:

(1) »Ist die Aussage wahr?«
(2) »Ist die Aussage logisch?«
(3) »Ist die Aussage hilfreich?«

Die Disputation basiert hierbei zumeist auf offenen Fragen und der Strategie des geleiteten Entdeckens. Bei der Disputation wird auch darauf geachtet, dass der Patient (und natürlich auch der Therapeut) eine aktive, selbst-bestärkende Sprache verwendet (z. B. statt »Ich kann nicht …«, besser »Ich habe nicht …«). Das Prozedere der Umstrukturierung stützt sich auch auf Hausaufgaben, in denen der Patient das Rational selbstständig auf eigene Problemsituationen anwenden soll (s. Arbeitsblatt 2). Diese Aufgaben werden jeweils in der Therapiesitzung vor- bzw. nachbesprochen und Schwierigkeiten im Sinne des Rationals der RET bearbeitet.

Unterstützt wird die Disputationsphase u. a. dadurch, dass sich der Patient die Aufnahmen der Therapiesitzung zu Hause noch einmal anhört und z. B. als Dialog zwischen seiner rationalen vs. irrationalen Ansicht zusammenfasst. Darüber hinaus unterstützt der Therapeut den Patienten auch dabei, zwischen seinen absoluten Werten (Ansprüchen, Forderungen, Befehlen) und den nicht-absoluten Werten (Bevorzugungen, Wünsche, Neigungen) zu unterscheiden und auch die daraus entstehenden Bewertungen zu differenzieren.

Einen besonderen Stellenwert nimmt für Ellis die Bibliotherapie ein, d. h. die Patienten werden angehalten, sich mit Literatur oder Tonaufnahmen, entwickelt für Betroffene, auseinanderzusetzen. Des Weiteren spielen Hausaufgaben in Form der wiederholten Bearbeitung von ABC-Schemata anhand eigener Beispiele aus dem Alltag eine bedeutsame Rolle im Kontext der RET. RET-Therapeuten halten ihre Patienten dazu an, die erlernten Techniken auch in Gesprächen mit Freunden und Verwandten anzuwenden, sodass eine rationalere Lebenssicht immer mehr Eintritt in den Alltag des Patienten findet.

Emotive Techniken. Neben den Techniken zur Bearbeitung der Kognitionen zieht Ellis emotive, d. h. Emotionen berücksichtigende Methoden heran, um die belastenden

Emotionen direkt zu bearbeiten. Dabei kann nach Ellis und Dryden (2007) die durch die therapeutische Beziehung etablierte bedingungslose Akzeptanz als eine wichtige grundlegende Technik verstanden werden, die dem Patienten das Erleben anderer Emotionen erlaubt. Des Weiteren ist das therapeutische Verhalten in der RET geprägt durch ein energisch-aktives Vorgehen bei der Disputation, das eben auch die Emotionen des Patienten ansprechen und aktivieren soll.

Als weiteres Beispiel sei auf die sogenannten »rational-emotiven-Imaginations-übungen« verwiesen. Diese haben das Ziel, ähnlich wie die im Rahmen der Schematherapie eingesetzten Übungen (s. Kap. 14, Abschn. »Diagnostik und schematherapeutische Fallkonzeption« u. »Therapeutische Techniken zur Modifizierung der Modi«), durch das genaue Vorstellen der auslösenden Situation (Imagination mit Ansprechen möglichst aller Sinneskanäle) das belastende Gefühl direkt in den Therapieraum zu holen. Dies wiederum ermöglicht im Sinne der Problemaktualisierung von Grawe (2004), dass diese überhaupt erst bearbeitet werden können. Dabei kann der Patient auch imaginieren, wie das Problem durch eine rationalere Sichtweise gelöst wird und welche Konsequenzen mit der geänderten Sichtweise einhergehen. Eine weitere Imaginationstechnik kann sich darauf beziehen, dass sich der Patient ein negatives Erlebnis vorstellt und dann im Zeitsprung schaut, wie sich dieses Erlebnis auf sein Lebens in der Zukunft auswirken wird (»Zeitprojektion«). Ziel ist es hier, dass der Patient indirekt realisiert, dass das Leben trotz der Erfahrung weitergeht, dass er eine Bewältigung realisieren und sich auf die Verwirklichung seiner Ziele konzentrieren kann. Emotive Aspekte lassen sich auch durch Rollenspiele realisieren, bei denen der Patient die Rollen der irrationalen sowie der rationalen Bewertung einnimmt und diese selbst disputiert.

Als weitere emotive Techniken können zur Anwendung kommen:

▶ **Humor:** Lernen, rational über sich und andere zu denken, indem man sich selbst nicht so ernst nimmt.
▶ **Selbstoffenbarung des Therapeuten:** Der Therapeut ist Modell für rationales Denken, aber auch die Veränderung des Denkens durch Techniken der RET.
▶ **Verwendung von Geschichten, Fabeln, Sprüchen etc.:** Dabei können die Patienten auch angehalten werden, das Gelernte selbst in Spruch- oder Gedichtform festzuhalten.

Verhaltensbezogene Techniken. Des Weiteren legte Ellis Wert auf sogenannte verhaltensorientierte Disputationstechniken, die den oben beschriebenen Verhaltensexperimenten ähneln. Dabei ging es Ellis insbesondere um »schambesetzte Mutproben«. Diese später auch unter den Begriffen »Shame Attack«- oder Peinlichkeitsübungen bekannten Verhaltensexperimente beziehen sich darauf, dass der Patient prüfen soll, wie die Umwelt im Allgemeinen auf ein absurdes, peinliches oder beschämendes Verhalten reagiert. Dies stellt insbesondere eine Herausforderung an die absoluten Forderungen, wie z. B. »Ich darf nie auffallen«, »Andere müssen sich mir gegenüber immer korrekt verhalten, dürfen nicht über mich lachen« sowie das Katastrophendenken, z. B. »Ich werde mich total blamieren«. Außerdem geht es darum, Unbehagen auszuhalten und die bisher damit einhergehende Angst zu verlieren mit der Idee: »Das fühlt sich zwar schrecklich an, geht aber vorbei.«

In eine ähnliche Richtung gehen »Risiko-Experimente«, bei denen der Patient ein kalkulierbares Risiko eingeht und seine Bewertungen überprüft (z. B. »Ich schicke eine E-Mail raus, ohne sie noch mal gelesen zu haben«). Dabei soll der Patient vorher Befürchtungen aufschreiben und dann ähnlich zu anderen Verhaltensexperimenten im Nachgang bewerten. Bei der Planung ist darauf zu achten, dass der Patient tatsächlich die Erfahrung machen kann, dass die Befürchtung nicht zur Realität wird, und somit ein Neulernen erfolgen kann. Ergänzt werden können diese Experimente durch rationale Selbstaussagen, die vom Patienten auf kleinen Karten niedergeschrieben werden, ähnlich denen von Meichenbaums Selbstinstruktionstraining (s. Kap. 10).

Als weitere verhaltensbezogene Techniken können in Anlehnung an Ellis und Dryden (2007) zur Anwendung kommen:

- ▶ **»So-als-ob«-Rollenspiele:** Hierbei soll sich der Patient so verhalten, als würde er bereits rational denken. Dadurch soll er realisieren, dass eine Veränderung generell möglich ist.
- ▶ **»In der Situation bleiben«:** Hierbei geht es darum, auch über längere Zeit in unangenehmen Situationen zu bleiben, um negative Emotionen besser tolerieren zu lernen.
- ▶ **»Anti-Verschleppungs«-Übungen:** Patienten werden dahingehend unterstützt, mit Aufgaben besser früher als später anzufangen, auch mit der Idee, die damit einhergehenden Anstrengungen besser aushalten zu lernen.
- ▶ **»Belohnungen« und »Strafen«:** Diese dienen insbesondere dem Ziel, dass Patienten sich unangenehmen Situationen stellen, um dadurch langfristige Ziele zu erreichen.
- ▶ **Fertigkeiten-Trainings:** Sie sollen bewirken, dass fehlende Fertigkeiten zum Erreichen der Ziele des Patienten aufgebaut werden, um damit ein rationales Denken zu ermöglichen.

8.3 Indikation für RET

Therapeutisches Ziel. Zusammenfassend lässt sich feststellen, dass das Vorgehen der RET bei Patienten herangezogen werden kann, bei denen dysfunktionale Bewertungen (insbesondere absolute Forderungen, »Muss-Gedanken«) sowie absolutistische Lebensphilosophien im Vordergrund stehen. Dabei sollte der Patient offen sein für eine kognitive Auseinandersetzung mit diesen Bewertungen und dem eher »philosophisch« anmutenden Veränderungsprozess, da weniger an konkreten Situationen sondern gleich an den zugrunde liegenden Prämissen gearbeitet wird. Außerdem ist es wichtig, dass sich der Therapeut mit den Anforderungen, die an ihn vonseiten der RET gestellt werden, wohlfühlt.

Einsatzgebiete und Wirksamkeit. Insgesamt gilt die RET, trotz ihrer psychodynamischen und gesprächspsychotherapeutischen Wurzeln, heute als eine sehr gut etablierte Form der Kognitiven Verhaltenstherapie. Die Ideen und das therapeutische Vorgehen der RET wurden inzwischen in einer Vielzahl von Kontexten angewendet, egal ob Einzel-, Paar- oder Gruppentherapie, egal ob bei Kindern oder Erwachsenen (Ellis & Dryden, 2007). Auch die Anwendungsmöglichkeit bei verschiedenen Störungen kann als indiziert angenommen werden. So berichten Grawe und Kollegen (2001) in ihrer Übersichtsarbeit, dass sich die RET bereits in sehr kurzen Behandlungen als ein wirksames Therapieverfahren bei verschiedenen Störungen gezeigt hat. Dabei erhöht sich die Wirksamkeit erwartungsgemäß, wenn kognitive und verhaltensbezogene Techniken kombiniert werden. Grawe und Kollegen (2001) betonen auch, dass die Wirksamkeit der RET zwar durch kontrollierte Therapiestudien nachgewiesen wurde, die Übertragbarkeit der Befunde in die alltägliche klinische Routine bisher jedoch nur wenig geprüft wurde.

Gründe für Nonresponse. Ellis (1975) merkt zur Wirksamkeit allerdings an, dass, wie jede Therapieform, auch die RET nicht bei allen Patienten funktioniert. Dabei beschreibt er als einen Grund für fehlenden langfristigen Erfolg u. a. die fehlende psychische Gesundheit der Therapeuten. Ein weiterer Grund für die fehlende Wirksamkeit sei, dass sich Therapeuten nicht an das Rational der von ihnen vertretenen Therapierichtung halten. Des Weiteren schildert er, dass Patienten sich zwar den Herausforderungen und Risiken der Therapie oberflächlich stellen, sich aufgrund von Angst aber noch ein Hintertürchen offen halten und eben doch kein Risiko eingehen. Hierbei scheint die Offenheit für neue Erfahrungen, die aus Sicht von Ellis biologisch determiniert ist, ein wichtiger Faktor für den Erfolg der RET zu sein.

8.4 Fazit

Zusammenfassend betrachtet zeigt sich, dass die RE(V)T ein ganzheitlicher, humanistisch-orientierter Psychotherapieansatz der Kognitiven Verhaltenstherapie ist. Dabei zielt die RET insbesondere auf die Veränderung der Bewertungen von Situationen ab und trägt darüber zum Wohlbefinden und zur Weiterentwicklung der Patienten bei. Der Hauptfokus liegt darauf, dass absolutistische Lebensphilosophien als Grundlage psychischer Störungen frühzeitig in der Therapie identifiziert und basierend auf kognitiven, aber auch emotiven und verhaltensbezogenen Techniken verändert werden.

9 Kognitive Therapie nach Beck

Ausgehend von seiner Tätigkeit als Psychoanalytiker entwickelte Aaron T. Beck in den 1960er Jahren im Rahmen der Behandlung von depressiven Patienten seinen Ansatz der Kognitiven Therapie. Diese Entwicklung gilt als Geburtsstunde der sogenannten »kognitiven Wende« (auch zweite Welle der Verhaltenstherapie, Mühlig & Poldrack, 2011), nachdem zuvor der Behaviorismus in der Psychologie und Psychotherapie prägend gewesen war. Beck untersuchte unter anderem die Träume depressiver Patienten (zit. nach Wills, 2014) und konnte die psychoanalytischen Konzepte in seiner Forschung nicht bestätigen. Darüber hinaus störte er sich an der fehlenden Effektivität langfristiger psychoanalytischer Therapien, sodass er sich schließlich von der Psychoanalyse abwendete.

Im Gegensatz zu Ellis, der vor allem als Praktiker tätig war, ist Beck selbst als Psychiater und späterer Professor (Universität von Pennsylvania) in der Forschung tätig. Dass er immer wieder die Überprüfung seiner Überlegungen durch empirische Forschung betonte und forderte sowie selbst Instrumente zur Evaluation entwickelte (z. B. Beck-Depressions-Inventar, Hopelessness-Scale, Beck-Anxiety-Scale), macht seine Form der Kognitiven Therapie besonders überzeugend für Verhaltenstherapeuten.

Die durch Beck in der Behandlung von depressiven Patienten gewonnene Theorie wurde weiterführend auch auf andere psychische Störungen, z. B. Sucht, Angststörung, Persönlichkeitsstörung, ausgeweitet (Wills, 2014). Allerdings bleibt die Depression die am besten durch diese Theorie beschriebene Störung. Insgesamt lässt sich aufgrund der Vielzahl an Arbeiten, die Beck geschaffen hat und womit er einen tiefgreifenden Einfluss auf die Kognitive Verhaltenstherapie erreicht hat, wie auch aufgrund des auf empirischen Analysen basierenden und immer wieder modifizierten Herangehens heute kaum *die* Kognitive Therapie nach Beck beschreiben. Dennoch soll im Folgenden die Besonderheit der kognitiven Arbeit nach Beck herausgearbeitet werden. Zum Überblick über die Arbeiten von Beck sei auch verwiesen auf Beck (1979), Dobson (2012) und Wills (2014).

9.1 Die Grundlagen der Kognitiven Therapie (KT) nach Beck

Theoretischer Hintergrund

Der Mensch wird im Rahmen der Kognitiven Therapie nach Beck als Person betrachtet, die permanent Hypothesen über sich und ihre Umwelt aufstellt und diese überprüft (»Man as scientist«-Modell, zit. nach Wilkens, 2013). Ellis und Beck gelangen trotz ihrer unterschiedlichen Ausgangspunkte (Blick stärker aus der Praxis vs. stärker aus der Forschung) schlussendlich zu ähnlichen Ergebnissen bezüglich der Bedeutung kognitiver Prozesse für das Entstehen und Aufrechterhalten psychischer

Störungen. In Abgrenzung zu Ellis, der seinen Fokus auf die Bedeutung von Musturbationen legt, differenziert Beck zunächst unterschiedliche Arten von Kognitionen (s. Kasten), deren Identifikation bereits in der Fallkonzeption geschehen soll.

Schema
- ▶ höchste Ebene der Kognition, im Prinzip so etwas wie die Überschrift
- ▶ generalisiert abgespeicherte Ansammlung von Erfahrungen, Grundüberzeugungen (Grundannahmen), Einstellungen und bedingten Annahmen, z.B. »Nicht-liebenswert-Schema«
- ▶ kann auch positiv konnotiert sein, z.B. als »Liebenswert-Schema«
- ▶ situationsübergreifend, »nicht-bewusst«
- ▶ stabiles kognitives Verarbeitungsmuster, das sich bereits in der Kindheit etabliert (sich aber danach weiterentwickeln kann)
- ▶ auslösbar über situative Stimuli, die meist mit der Situation der Abspeicherung zu tun hatten, z.B. Tonfall des Sprechers, Gerüche, Berührungen

(Unbedingte) Grundüberzeugung (auch Grundannahme)
- ▶ »unbedingte Sichtweise in Bezug auf das Selbst, andere Menschen oder die Welt« (Wills, 2014, S. 23)
- ▶ Glaubenssätze über die eigene Person oder andere Personen
- ▶ oftmals absolute Kategorien, z.B. »Ich bin nicht liebenswert«, »Ich bin allein, keiner steht mir bei«

(Bedingte) Annahme
- ▶ bedingte Sichtweise, d.h. eine Wenn-dann-Verknüpfung, z.B. »Wenn ich jemandem zeige, wie ich wirklich bin, wird er mich nicht lieben können«
- ▶ Hierdurch ist eine Abschwächung der unbedingten Sichtweise möglich: »Ich bin nicht liebenswert, aber wenn ich es schaffe, andere zu idealisieren, dann fühlen diese sich in meiner Umgebung wohl und verlassen mich nicht«

Automatische Gedanken
- ▶ sehr schnell, ohne bewusstes Agieren auftretend, situationsspezifisch
- ▶ eine Schlussfolgerung basierend auf den Überzeugungen und Annahmen der aktuellen Situation
- ▶ sind in der Regel negativ und verzerrt, wenn sie mit für die Person negativen Emotionen einhergehen, trotzdem glaubt der Patient diesen inneren Aussagen

Nach Becks Konzeptualisierung stehen automatische Gedanken dem therapeutischen Zugriff aufgrund ihrer Greifbarkeit in konkreten Situationen am leichtesten zur Verfügung. Grundlegend ist die Annahme, dass alle Menschen (dysfunktionale) automatische Gedanken haben und diese typischerweise auch automatisch auf deren Realitätsgehalt hin überprüfen. Bei Patienten mit psychischen Störungen ist diese automatische Realitätsprüfung aufgrund der zugrunde liegenden kognitiven Strukturen blockiert. Die Blockade wird dabei gesteuert durch das in der Situation aktivierte Schema, das Grundüberzeugungen und bedingte Annahmen beinhaltet, die wiederum das Fühlen und Verhalten in einer Situation steuern.

Störungsverständnis

Bedeutung von Kognitionen innerhalb der Störungsgenese. Beck betont, dass psychische Störungen als Folge fehlangepasster, also nicht angemessen überprüfter Einstellungen, damit verbundenen Denkfehlern und automatischen Gedanken entstehen. Gleichzeitig verweist er aber darauf, dass psychische Störungen multikausal im Sinne eines Diathese-Stress-Modells erklärbar sind (Wills, 2014). Somit verdeutlicht Beck, dass neben dysfunktionalen Kognitionen auch andere Faktoren an der Genese einer Störung beteiligt sind, z. B. genetische Prozesse oder sozioökonomische Faktoren.

Definition dysfunktionaler Kognitionen. Der Begriff des »Irrationalen« ist aus Beck's Sicht ungünstig, da Gedanken zu einem früheren Zeitpunkt für den Patienten richtig und sinnvoll waren (Wills, 2014). Beck versteht dysfunktionale Kognitionen vielmehr als verzerrte Wahrnehmungen der Realität (d. h. »antiempirical cognitions«; beinhaltet Grundüberzeugungen und bedingte Annahmen), welche wiederum in situationsübergreifenden dysfunktionalen Schemata zusammengefasst sind. Sein Konzept unterscheidet sich von der Annahme »irrationaler« Kognitionen nach Ellis dadurch, dass Beck insbesondere darauf achtet, ob die in einer Situation auftretenden automatischen Gedanken als hilfreich betrachtet werden oder nicht, und zwar insbesondere bezogen auf die nachfolgenden Emotionen und Verhaltensweisen. Daher ist aus Sicht von Beck bei der Behandlung die Veränderung von Kognitionen in konkreten Situationen, aber auch die Bearbeitung der den situativen Kognitionen zugrunde liegenden Schemata bedeutsam.

Beck beschreibt in seiner Theorie zur Depression, dass bei depressiven Patienten eine übergreifende negative Sicht (Grundüberzeugung) auf die eigene Person (»Ich kann nichts«), die Umwelt (»Alle sind gegen mich«), aber auch die Zukunft (»Es gibt keine Hoffnung«) auftritt (»Kognitive Triade«). Es zeigte sich, dass Grundüberzeugungen und damit einhergehende bedingte Annahmen in diesen drei Bereichen die entscheidende Grundlage für andere Merkmale der depressiven Symptomatik (z. B. Rückzug, Inaktivität) darstellen.

Grundüberzeugungen werden basierend auf der Theorie von Beck durch Erfahrungen in der Kindheit über die Interaktion mit anderen erworben. Hierdurch entwickelt die Person eine Vulnerabilität für die Entwicklung psychischer Störungen. Dabei führen rigide Grundüberzeugungen zu Verzerrungen im Abruf, der Organisation, der Enkodierung sowie der Auswahl von Informationen. Das heißt, die Grundüberzeugungen beeinflussen die Art der Wahrnehmung der eigenen Person in Interaktion mit der Umwelt. Zur Ausbildung einer emotionalen Störung kommt es im Verlauf, wenn ungünstige Grundüberzeugungen durch kritische Lebensereignisse aktiviert werden.

Automatische Gedanken. Neben den überdauernden Grundüberzeugungen betont Beck bei der Entstehung und Aufrechterhaltung psychischer Störungen die Bedeutung automatischer Gedanken. Auch diese sind basierend auf den Grundüberzeugungen

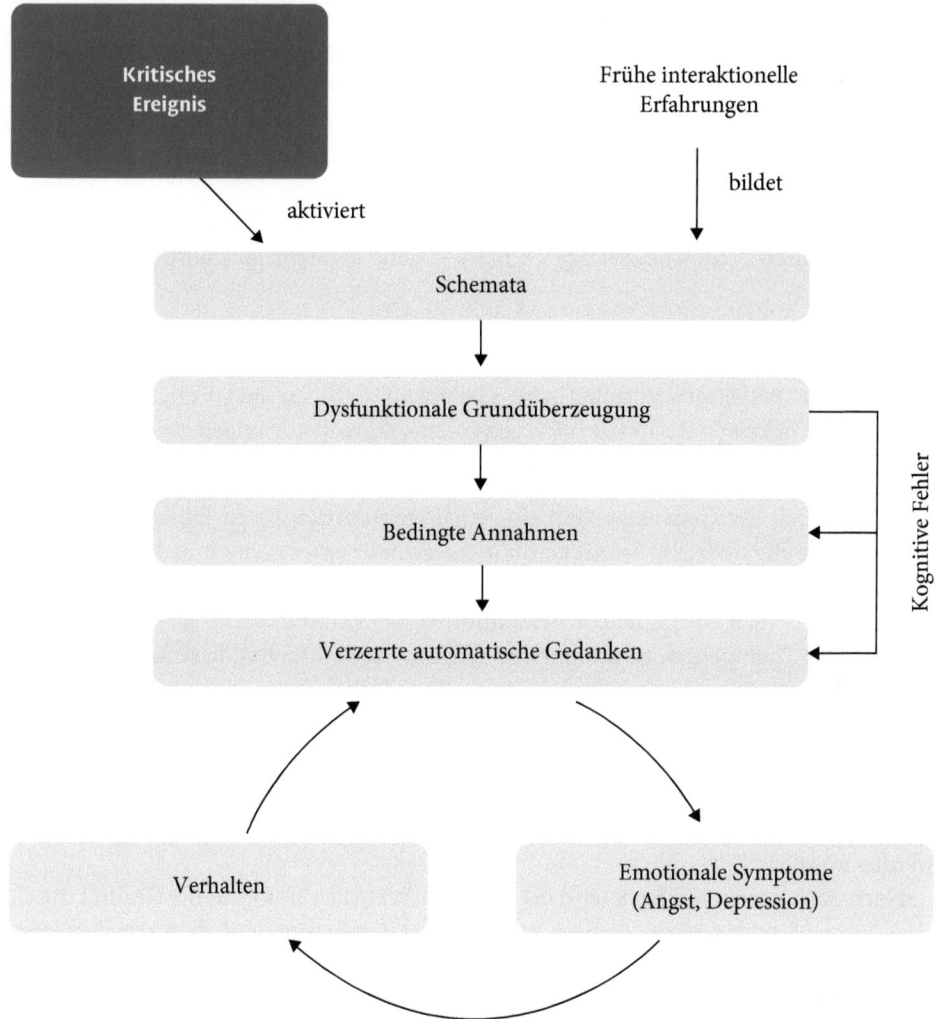

Abbildung 9.1 Schematische Darstellung des kognitiven Modells nach Beck

fehlerbehaftet und spiegeln eine verzerrte Wahrnehmung der jeweiligen Situation wider. Abbildung 9.1 fasst das kognitive Modell von Beck grafisch zusammen. Dabei sind die automatischen Gedanken als Schlussfolgerungen der Aktivierung einer dysfunktionalen Grundüberzeugung in einer bestimmten Situation zu verstehen:

► **Schema:** »Perfektionismus«
► **Grundüberzeugung:** »Ich muss perfekt sein.«
► **Bedingte Annahme:** »Nur, wenn ich immer alles perfekt mache, bin ich kein Versager.«
► **Konkrete Situation/Beobachtung:** »Ich habe zu viel Arbeit auf meinem Schreibtisch, ich kann nicht alles perfekt machen.«
► **Schlussfolgerung** (automatischer Gedanke): Ich bin ein Versager.

Ähnlich wie die Kognitionen in der Theorie von Ellis (»beliefs«) werden die automatischen Gedanken als Zwischenstück zwischen der Situation und der daraus resultierenden Emotion gesehen. Dabei sind automatische Gedanken sehr schnelle, subjektive, bewusstseinsfähige Kognitionen, die fast reflexhaft in einer Situation auftreten. Beck unterscheidet auf Basis empirischer Ergebnisse typische automatische Gedanken für verschiedene Störungsbilder (Wills, 2014):

▶ **Depressive Patienten:** automatische Gedanken bezogen auf Verlust (z. B. »Ich habe alles verloren«) und Niederlage (z. B. »Ich habe es nicht geschafft, mich durchzusetzen«)

▶ **Ängstliche Patienten:** automatische Gedanken bezogen auf Gefahren (z. B. »Ich bin ausgeliefert«, »Das ist zu groß für mich«, »Sie werden mich auslachen«)

▶ **Ärgerliche Patienten:** automatische Gedanken bezogen auf Verletzungen und Ungerechtigkeit (z. B. »Er hat mich vergessen«, »Er will mir zeigen, wer der Stärkere ist«, »Immer wird sie bevorzugt«)

Diese Spezifität der Gedanken stellt eine wichtige Abgrenzung zu Ellis dar, da dieser insbesondere die über alle Störungen hinweg gemeinsam wirkende Bedeutung absolutistischer Bewertungen betont. Dabei sollten, beruhend auf der Spezifität der Kognitionen, auch spezifische Interventionen der Modifikation gewählt werden. Aufgabe des Therapeuten ist es daher zu Beginn, dem Patienten diese automatischen Gedanken bewusst zu machen und dadurch eine Modifikation zu ermöglichen. Dabei ist zunächst zu klären, welche Bedeutung ein automatischer Gedanke für den Patienten hat (z. B. »Ich bekomme keine Luft« kann für eine tatsächliche Luftnot oder für das In-Bedrängnis-Geraten in einer Situation stehen). Diese automatischen Gedanken ermöglichen es auch, dass die zugrunde liegenden Grundüberzeugungen bearbeitet werden können.

Nach der Theorie von Beck wird die verzerrte Wahrnehmung auf die Realität durch eine Vielzahl an logischen Fehlern immer wieder bestätigt und dadurch aufrechterhalten. Beck unterscheidet hierbei sechs Kategorien logischer Fehler, die für depressive Patienten typisch sind (zu kognitiven Fehlern s. a. Abschn. 4.3). Diese logischen Fehler zeigen sich insbesondere bei automatischen Gedanken, geprägt durch die zugrunde liegenden dysfunktionalen bedingten Annahmen und Grundüberzeugungen. Die Grundüberzeugungen, die von der Konzeption her sehr den irrationalen Überzeugungen von Ellis ähneln, bieten somit die Grundlage der verzerrten Wahrnehmung der Realität und die der wiederholten kognitiven Fehler.

> **Typische logische Fehler basierend auf der Theorie von Beck (mod. nach Wilken, 2013)**
> ▶ **Willkürliches Schlussfolgern:** Schlussfolgerungen werden ohne das Vorliegen von Beweisen, teilweise sogar trotz gegenteiliger Informationen gezogen.
> ▶ **Selektives Verallgemeinern:** Die Interpretation basiert auf einzelnen Informationen, es werden nicht alle bedeutsamen Fakten der jeweiligen Situation berücksichtigt.

- **Übergeneralisieren:** Die Schlussfolgerung, die aus einem Ereignis gezogen wurde, wird für ähnliche (oder auch unähnliche) Situationen verwendet, ohne die Besonderheiten der neuen Situation zu berücksichtigen.
- **Maximieren und Minimieren:** Einzelne negative Ereignisse werden als bedeutsam überschätzt, während einzelne positive Ereignisse deutlich unterschätzt werden.
- **Personalisieren:** Ereignisse werden ohne Berücksichtigung gegenteiliger Informationen aus der Umwelt auf die eigene Person bezogen, also persönlich genommen. Das bedeutet, egal, was die Person erlebt, sie bezieht alles auf sich.
- **Verabsolutiertes, dichotomes Denken:** Gemachte Erfahrungen können nur einer von zwei Kategorien, zumeist der negativeren von beiden, zugeordnet werden. Dies wird auch als Schwarz-Weiß-Denken bezeichnet, wobei der Patient keine dazwischenliegenden »Graustufen« wahrnimmt.

9.2 Kognitive Therapie nach Beck als therapeutische Technik der kognitiven Umstrukturierung

Behandlungsrational

Zielstellung. Ziel der Therapie nach Beck ist es, die verzerrten Kognitionen, die der emotionalen Störung zugrunde liegen, hin zu einer realitätsadäquateren Wahrnehmung zu verändern. Das Kriterium dafür, ob eine Kognition durch Therapeut und Patient als dysfunktional zu bewerten ist, besteht in der mangelnden Realitätsnähe des Gedanken. Dabei geht es darum, dass Patienten lernen, weniger global, sondern mehr bezogen auf den Einzelfall zu urteilen, mehr Fakten in ihre Schlussfolgerungen einzubeziehen sowie weniger absolutistisch und personalisiert zu urteilen. Zur langfristigen Stabilisierung und als Schutz vor künftigen Rückfällen soll der Patient im Laufe der Behandlung durch verschiedene Techniken lernen, Kognitionen selbstständig zu identifizieren und zu modifizieren, um so sein emotionales Befinden langfristig zu stabilisieren.

Gesprächsführung und therapeutische Beziehung. Beck betont in der Bearbeitung »nicht-hilfreicher« Kognitionen eine hypothesentestende, empirische Herangehensweise. Dabei erfolgt – wie auch bei Ellis – eine konsequente Anwendung der sokratisch-geprägten Gesprächsführung (s. Kap. 3) als Grundlage der allgemeinen Gesprächsgestaltung zwischen Patient und Therapeut. Beck betont die Notwendigkeit einer empathischen, warmen und kongruenten therapeutischen Beziehung (Wills, 2014), ähnlich den formulierten Grundbedingungen von Rogers im Rahmen der Gesprächstherapie (Finke, 2009). Allerdings sieht er die therapeutische Beziehung im Gegensatz zu Rogers nicht allein als hinreichend an, um notwendige Veränderungen beim Patienten zu erreichen (Wills, 2014). Die therapeutische Beziehung im Rahmen der Kognitiven Therapie ist darüber hinaus geprägt durch einen »kollaborativen Empirismus« (zit. in Wills, 2014, S. 96). Das bedeutet, dass Patient und Therapeut zwar als

Team zusammenarbeiten, aber mit unterschiedlichen Rollen. Während der Therapeut als empirischer Experte die Richtung vorgibt (z. B. die Bedingungen eines Experiments, den Suchbereich), fungiert der Patient als »Datensammler«. Dabei ist darauf zu achten, dass der Therapeut nicht die Rolle des Chefs, sondern die des gleichberechtigten Teammitgliedes einnimmt.

Planung und Strukturierung. Des Weiteren legt Beck Wert darauf, dass eine Kognitive Therapie kurz ist (zumeist 12–16 Sitzungen), und fasst dies in bündigen Leitsätzen zusammen (Beck & Emery, 1985, S. 172):

▶ Die Behandlung soll spezifisch, konkret und einfach sein.
▶ Es sollte die Rolle von Hausaufgaben und wiederholtem Feedback betont werden.
▶ Der Fokus sollte auf der jeweiligen Aufgabe und den lösbaren Problemen liegen.
▶ Es sollte Wert auf ein gutes Zeitmanagement gelegt werden.
▶ Der Therapeut sollte immer eine Kurzzeitbehandlung anstreben.

Dennoch wird auch betont, dass Patienten v. a. zur Bearbeitung dysfunktionaler Überzeugungen mehr Zeit benötigen, insbesondere dann, wenn Persönlichkeitsanteile betroffen sind, wodurch das Herstellen einer guten therapeutischen Beziehung erschwert wird oder der Patient keinen guten Zugang zu seinen Gedanken hat.

Die Kürze der Therapie lässt sich durch ein hohes Ausmaß an Struktur, sowohl bezogen auf die einzelne Therapiesitzung als auch auf die Gesamtstruktur der Therapie, erreichen. Therapeut und Patient sind gemeinsam gefordert, um eine hinreichende Balance zwischen dem Geben von Struktur und Richtung durch den Therapeuten als auch dem Berücksichtigen eigener Entscheidungen aufseiten des Patienten zu finden.

Behandlungstechniken

Die Kognitive Therapie nach Beck lässt sich in folgende Phasen unterteilen:
(1) Erweiterung der Aktivitäten, Verbesserung der Stimmung
(2) Bearbeitung dysfunktionaler Gedanken
    (a) Analyse und Modifikation automatischer Gedanken
    (b) Identifikation verzerrten Denkens und Änderung von Grundannahmen

Erweiterung der Aktivitäten und Verbesserung der Stimmung. Bevor die eigentliche Kognitive Therapie beginnt, empfiehlt Beck (zit. nach Wills, 2014) eine hinreichend starke Aktivierung des Patienten durch geeignete verhaltenstherapeutische Maßnahmen, wie beispielsweise die Verhaltensaktivierung (Linden & Hautzinger, 2011). Verhaltensaktivierung sollte insbesondere mittels Aktivitätentagebüchern durchgeführt werden. Basierend auf den Überlegungen von Grawe (2004) kann es an dieser Stelle sinnvoll und notwendig sein, dass der Patient zunächst mittels Ressourcenaktivierung dahingehend motiviert wird, Annäherungsziele zu benennen, sodass dann eine Bearbeitung neuer Verhaltensstrategien überhaupt erfolgen kann.

Bearbeitung dysfunktionaler Gedanken. Zu Beginn der eigentlichen Kognitiven Therapie sind die automatischen Gedanken Hauptansatzpunkt für die therapeutischen Interventionen, später werden auch die prädisponierenden Grundüberzeugungen zum

Thema gemacht, wobei Letztere aus wiederholt auftretenden automatischen Gedanken geschlossen werden. Im Zentrum der Bearbeitung steht hier generell die Überprüfung der Realitätsnähe des zu bearbeitenden Gedankens. Dabei ähnelt das Vorgehen sehr stark der Therapie von Ellis.

Als Einstieg in das kognitive Arbeiten empfiehlt Beck die Betrachtung der Zusammenhänge aus Stimmung und Gedanken. Diese Zusammenhänge können als Hausaufgabe oder bei Auftreten relevanter Situationen im Therapieraum über ein Stimmungsprotokoll oder eine Situationsanalyse dargestellt werden. Darüber hinaus erfolgt eine Psychoedukation bezogen auf die Bedeutung einer verzerrten Wahrnehmung für die Entstehung und Aufrechterhaltung emotionaler Probleme.

Anschließend werden die individuellen verzerrten Wahrnehmungen (zunächst die automatischen Gedanken, anschließend auch die zugrunde liegenden Grundüberzeugungen) gemeinsam mit dem Patienten identifiziert. Zur Identifikation automatischer Gedanken im Rahmen der Kognitiven Therapie nach Beck empfiehlt Wills (2014) den Einsatz des Fragebogens zur Erfassung automatischer Gedanken (ATQ) von Hollon & Kendall (1980, s. a. Abschn. 5.1), sowie die Identifikation von automatischen Gedanken anhand der Beschreibung vergangener Situationen. Letzteres kann dadurch gefördert werden, dass sich der Patient in die erlebte Situation zurückversetzt (z. B. durch Beschreibung der Situation im Präsens und unter Gebrauch von Ich-Sätzen) und alles beschreibt, was ihm durch den Kopf geht. Unterstützt wird das Vorgehen durch das Aufschreiben der Gedanken durch den Therapeuten, z. B. auf einem Flipchart. In Anlehnung an das ABC-Schema von Ellis werden dabei zunächst Auslöser, Gedanken und Gefühle exploriert. Diese können in Form von Spalten oder als »Teufelskreis« zusammenfassend dargestellt werden. Im weiteren Verlauf werden wiederholt Gefühle und die damit einhergehenden Auslöser und Gedanken besprochen, mit dem Ziel, dass der Patient wiederkehrende Muster an Themen dabei erkennen kann. Die Aufgabe des Therapeuten ist es, insbesondere auf die kognitiven Verzerrungen, d. h. die kognitiven Fehler sowie auf dysfunktionale bedingte Annahmen, zu achten. Letztere kann der Therapeut über »Wenn-dann-Sätze« für den Patienten explizieren und somit einer weiteren Prüfung zugänglich machen.

Sind wesentliche automatische Gedanken sowie bedingte Annahmen identifiziert, wird in einem nächsten Schritt die Nützlichkeit dieser Kognitionen für den Patienten geprüft. »Unnütze« (dysfunktionale) Gedanken können dann im weiteren Verlauf unter Verwendung zahlreicher Strategien (u. a. Disputationen, Spaltentechnik, Situationsanalysen) modifiziert werden. Dabei gilt es, auch verhaltensbezogene (z. B. Verhaltensexperimente) und emotionsbezogene Techniken (z. B. Stimmungsmanagement) zu berücksichtigen, alle mit dem Ziel, den Patienten darin zu unterstützen, einen realitätsnahen Blick auf seine Schlussfolgerungen und Wahrnehmungen zu entwickeln sowie »nützlichere« Gedanken zu etablieren. Nach den Darstellungen von Wills (2014) lässt sich das Vorgehen zur Modifikation dysfunktionaler Gedanken wie folgt strukturieren:

▶ **Negative Grundüberzeugung:** Arbeit an zentralen Überzeugungen inklusive Disputation

▶ **Negative (bedingte) Annahmen:** Verhaltensexperimente
▶ **Negative automatische Gedanken:** Umstrukturierung mittels Spaltentechnik
▶ **Kognitive Grübeleien:** Aufmerksamkeitsstrategien

Beck und Kollegen (zit. nach Wills, 2014) betonen, dass bei der Modifikation aller Formen dysfunktionaler Gedanken zunächst der Fokus darauf gelegt werden sollte, welche Evidenz für den jeweiligen dysfunktionalen Gedanken spricht. Dadurch erfolgt die weitere Modifikation quasi basierend auf der aktivierten inneren Theorie des Patienten. Die anschließende Disputation versteht Beck als Einsetzen eines normalen »Alltagsverstandes« (zit. nach Wills, 2014, S. 127). Hierbei wird geprüft, was jeweils für vs. gegen eine bestimmte Tatsache spricht, bzw. welche möglichen Erklärungen es für einen Sachverhalt gibt, um einen für die Person am meisten zutreffend und hilfreich erscheinenden Gedanken herauszuarbeiten. Folgende Schritte werden dabei durchlaufen (modif. nach Wills, 2014):

(1) Identifikation des Auslösers von automatischen Gedanken und den damit einhergehenden Emotionen
(2) Identifikation des automatischen Gedanken selbst und dessen Bedeutung (d. h. Bezug zu bedingten Annahmen und Grundüberzeugungen)
(3) Sammeln der Befunde für den automatischen Gedanken und dessen Bedeutung
(4) Sammeln der Befunde gegen den automatischen Gedanken und dessen Bedeutung
(5) Entwicklung eines alternativen »hilfreichen« Gedankens
(6) Überprüfung der Konsequenzen auf die Emotion und das Verhalten in der auslösenden Situation

Das schrittweise Vorgehen wird in Form von Gedankenprotokollen festgehalten (s. Arbeitsblatt 3) und dient so der Konsolidierung des erarbeiteten Schrittes.

AB
3

Ein ähnliches Vorgehen kann auch für die Bearbeitung von Grundüberzeugungen herangezogen werden. Dobson (2012) schlägt eine Bearbeitung anhand der Unter-

Tabelle 9.1 Beispielhafter Ausschnitt einer Pro-und-Kontra-Liste zur Modifikation von Grundannahmen (modif. nach Dobson, 2012)

	Alte Überzeugung: »Ich muss immer alles unter Kontrolle haben«		Neue Überzeugung: »Ich darf auch mal loslassen«	
	Vorteil	Nachteil	Vorteil	Nachteil
Kurzfristig	Sehr gute und fristgerechte Bewältigung von Aufgaben	Hohe Anspannung; zeitaufwendig	Deutlich entspannter	Risiko, etwas falsch zu machen, mit anderen anzuzuecken
Langfristig	Positive Rückmeldung von anderen; sehr gute Noten	Anspannung führt zu Schlafstörungen	Mehr Flexibilität, kann spontaner Dinge unternehmen	Risiko, schlechte Noten und Kritik zu bekommen

scheidung kurzfristiger und langfristiger Vor- und Nachteile der Grundüberzeugungen vor (s. Tab. 9.1), die dem Patienten gegebenenfalls auch als Hausaufgabe mitgegeben werden kann.

Zusammenfassend liegt der Fokus in der Arbeit Becks insbesondere im empirischen Überprüfen des dysfunktionalen Gedanken. Darüber hinaus werden die oben beschriebenen Techniken der Entkatastrophisierung oder der Reattribuierung (s. Abschn. 6.1) angewendet.

9.3 Indikation für die Kognitive Therapie nach Beck

Therapeutisches Ziel und Einsatzgebiete. Grundsätzlich lässt sich feststellen, dass die Kognitive Therapie v. a. bei depressiven Patienten eine Therapie der Wahl darstellt. Diese Aussage basiert auf der Überblicksarbeit von Grawe und Kollegen (2001), welche die Kognitive Therapie nach Beck als »sehr potente Therapie zur Behandlung depressiver Patienten« (S. 465) bezeichnen, was sich bereits in der Metanalyse von Dobson (1989) zeigte. Darüber hinaus ist diese Form der Kognitiven Therapie vor allem bei Patienten indiziert, bei denen Denkfehler in der Wahrnehmung und Interpretation der Realität offensichtlich werden. Das heißt, Patienten müssen in der Lage sein, eigene Gedanken und Gefühle wahrzunehmen und diese nach Anleitung durch den Therapeuten in Beziehung zueinander zu setzen.

Wirksamkeit. Beck zählt mit Sicherheit zu den bedeutendsten Vertretern Kognitiver Therapien, wobei er im Rahmen der Therapie den empirisch geleiteten Veränderungsprozess propagiert. Eine seiner größten Errungenschaften ist die Etablierung, Evaluation und Weiterentwicklung einer therapeutischen Strategie zur Behandlung von Depression und Suizidalität. Inzwischen liegen auch Hinweise darauf vor, dass die von Beck gemachten Annahmen zur Theorie der Depression durch neuronale Strukturen und Prozesse bestätigt werden können (Disner et al., 2011). Belege für die Wirksamkeit der Kognitiven Therapie nach Beck liegen darüber hinaus durch viele kontrollierte Studien im Bereich Angst-, Substanz- sowie Persönlichkeitsstörungen vor (u. a. Beck, 1993). Beck und Kollegen versuchten, für jede psychische Störung ein eigenes kognitives Modell zu etablieren, so für Substanzstörungen (Beck et al., 2005) aber auch für Angst-, Schlaf- und Essstörungen (Dobson, 2012). Die Therapie nach Beck ist stark strukturiert, problemfokussiert und eher direktiv, ohne den Patienten in seiner Entscheidungsfreiheit einzuschränken. Besonders fällt dabei die Sparsamkeit seiner theoretischen Annahmen ins Augenmerk, vor allem in Bezug auf die ausgeprägte Effektivität des Vorgehens. Von besonderem Wert ist darüber hinaus die Betonung regelmäßigen Feedbacks durch den Therapeuten sowie der Bedeutung von Hausaufgaben für den Therapieerfolg.

In Bezug auf die empirische Absicherung der Wirksamkeit der kognitiven Elemente in Becks Therapie gilt das Dilemma, das auch bei Wirksamkeitsstudien anderer Therapietechniken gilt: Durch die enge Verzahnung kognitiver mit verhaltensbezogenen Interventionen ist letztendlich nicht erklärbar, welcher Therapiebaustein die entscheidende Bedeutung für den Veränderungsprozess hat. So konnte bisher keine Studie den Effekt einer reinen kognitiven Intervention nachweisen (Wills, 2014), sondern lediglich deren günstigen Effekt in Kombination mit verhaltensbezogenen Interventionen.

9.4 Fazit

Die Kognitive Therapie nach Beck stellt einen Meilenstein in der Entwicklung der modernen Kognitiven Verhaltenstherapie dar. Die von ihm entwickelten theoretischen Überlegungen und therapeutischen Ansätze finden sich heute in einer Vielzahl von Therapiemanualen wieder und haben das therapeutische Denken und Arbeiten maßgeblich beeinflusst. Dabei betont Beck das Arbeiten mit automatischen Gedanken und zugrunde liegenden Bewertungen (bedingte Annahmen, Grundüberzeugungen). Die Modifikation dieser Gedanken wird neben der Verwendung verhaltensbezogener Techniken schwerpunktmäßig durch empirisches Hinterfragen der Nützlichkeit der Gedanken erreicht.

10 Irrationale Selbstinstruktionen: Stressimpfungstraining nach Meichenbaum

Der dritte wichtige Vertreter kognitiver Theorien ist Donald H. Meichenbaum, der basierend auf seinen Annahmen zur Bedeutung kognitiver Faktoren insbesondere bei der Entstehung und Aufrechterhaltung von Angst und Stress das sogenannte Stressimpfungstraining entwickelt hat. Dabei ist der Begriff des »Impfungstrainings« tatsächlich mit der Wirkung von Schutzimpfungen zu erklären. Ähnlich zur medizinischen Impfung soll durch das Training erreicht werden, dass der Patient lernt, mit kleinen Dosen an Stress adäquat umzugehen und dadurch auf größere Stressoren vorbereitet zu sein (Meichenbaum, 2007). Was als Stress gedeutet wird, ist dabei abhängig von der individuellen Definition des Patienten. Nach Ansicht Meichenbaums ist für das eigene Empfinden des Stresses insbesondere der »innere Monolog« (auch »inneres Sprechen«, »innerer Dialog«), d.h. die Art des »Mit-sich-selbst-Redens« verantwortlich.

10.1 Grundlagen des Stressimpfungstrainings nach Meichenbaum

Historische Entwicklung. Ausgangspunkt der Beschäftigung mit dem »inneren Monolog« waren für Meichenbaum die Arbeiten von Luria (1961) sowie Vygotsky (1962). Basierend darauf entwickelte er zunächst ein Selbstinstruktionstraining für impulsive und hyperaktive Kinder, das in seinen Grundzügen bis heute auch bei anderen Störungen erfolgreich eingesetzt wird (Hampel & Petermann, 2011). Dabei wurden die ersten Stressimpfungstrainings zunächst auf Basis der kognitiv-emotionalen Theorie der Angst (s.a. Abb. 10.1) konzipiert. Diese Trainings bezogen sich in erster Linie auf die Veränderung »kognitiver Ereignisse«, d.h. der automatischen Gedanken bzw. des inneren Monologs, und zwar insbesondere auf die Gedanken, die dem Patienten zugänglich waren. Später wurden auch andere Techniken zur Angst- und Stressbewältigung ergänzt.

Theoretische Grundlagen. Theoretischer Ausgangspunkt der Behandlung ist die Zwei-Faktoren-Theorie der Emotion von Schachter und Singer (1962, s. Abb. 10.1), die besagt, dass sich Emotionen zum einen aus der physiologischen Erregung (dem Arousal) und zum anderen aus der kognitiven Interpretation dieses Arousals (der Attribution) ergeben.

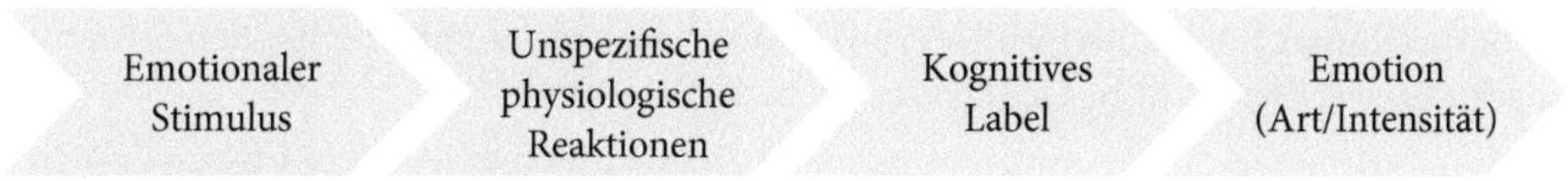

| Emotionaler Stimulus | Unspezifische physiologische Reaktionen | Kognitives Label | Emotion (Art/Intensität) |

Abbildung 10.1 Modell von Schachter und Singer (1962)

Neben dem Modell von Schachter und Singer (1962) legt Meichenbaum (2007) dem Stressimpfungstraining das Transaktionale Stressmodell von Lazarus und Folkman (1984) zugrunde (s. Abb. 10.2). In diesem Modell wird davon ausgegangen, dass in einer Situation die Informationsverarbeitung einer Person (Verarbeitung von Sinneseindrücken) aktiviert wird und es zu zwei Arten von, teilweise gleichzeitig ablaufenden, Bewertungen kommt (»primäres und sekundäres Appraisal«, sinnes- und körperbezogen). Basierend darauf ergibt sich die Ausgestaltung der Art und Intensität der Emotion.

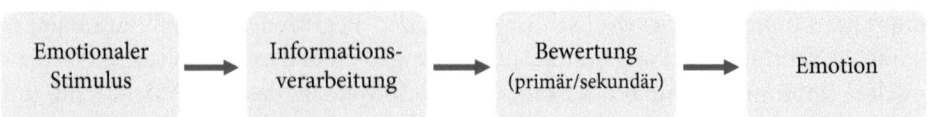

Abbildung 10.2 Modell von Lazarus und Folkmann (1984)

Bedeutung der Selbstverbalisationen. Aufgrund der Bedeutung von kognitiven Prozessen und Strukturen für den Erfolg der Stressimpfungstrainings legte Meichenbaum in den nachfolgenden Jahren einen stärkeren Fokus auf diese Faktoren. Dabei werden kognitive Prozesse als Informationsverarbeitungsprozesse der Person verstanden, d. h. die individuelle Art und Weise, wie Ereignisse bewertet und erinnert sowie Informationen gesucht werden. Meichenbaum geht, basierend auf verschiedenen theoretischen Überlegungen (Meichenbaum & Deffenbacher, 1988), davon aus, dass kognitive Prozesse auf einem automatischen, unbewussten Level stattfinden und sich kongruent zu aktuellen emotionalen Prozessen sowie zu früheren Erfahrungen entwickeln. So zeigte sich beispielsweise, dass ängstliche Personen, die ein positives Erlebnis hatten, eher externale Kontrollüberzeugungen aktivierten (z. B. »Ich hatte nur Glück«) und eher dazu neigten, sich an negative Erfahrungen im gleichen Kontext zu erinnern. Die kognitiven Strukturen, denen sich Meichenbaum widmete, beziehen sich auf die Art und Weise der Strukturierung von Annahmen und Vorstellungen, die eine Person heranzieht, um ein Abbild der Welt und der eigenen Person zu konstruieren. Diese kognitiven Strukturen beeinflussen, womit sich Menschen beschäftigen, welchen Dingen sie Aufmerksamkeit schenken und wie sie Informationen strukturieren, sowie darüber hinaus, wie diese Gedanken in Verhalten und Emotionen übertragen werden. Bei Angststörungen beziehen sich die kognitiven Strukturen beispielsweise auf Themen wie Kontrollverlust, Gefahr und Furcht vor dem Abgelehnt-Werden, wobei die Kognitionen leicht zu aktivieren und schwer zu unterbrechen sowie schwer zugänglich für widersprechende Informationen sind. Im Prinzip beeinflussen diese kognitiven Strukturen damit die »Schemata« bzw. »kognitiven Skripte«, die wiederum entscheiden, welcher innere Monolog (auch Selbstinstruktion, Selbstverbalisation) und damit einhergehenden Emotionen und Verhaltensweisen in einer entsprechenden Situation abgerufen werden (s. Abb. 10.3).

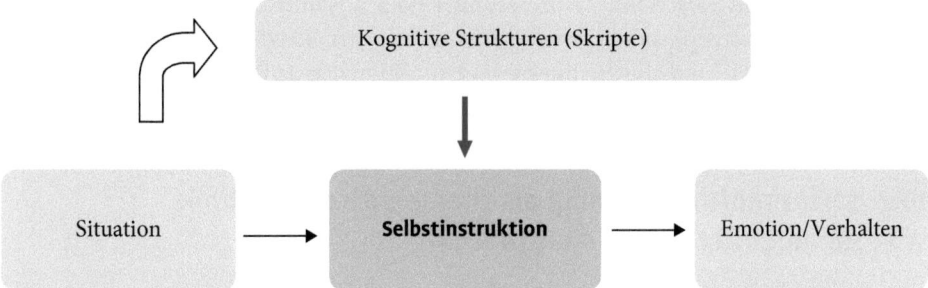

Abbildung 10.3 Schematische Darstellung der grundlegenden Annahmen von Meichenbaum

Nach Meichenbaum kann jede Verhaltensänderung durch eine Veränderung der psychischen Vermittlungsprozesse erreicht werden. Hierbei bezieht er sich insbesondere auf den inneren Monolog, der unangemessenen Verhaltensweisen oft vorausgeht, diese begleitet sowie diesen nachfolgt. In der Behandlung werden dem Patienten diese irrationalen Selbstgespräche bewusst gemacht (z. B. die Selbstinstruktionen »Das schaffe ich nie« oder »Ich muss es allen recht machen«). Damit soll der Patient lernen können, diese mithilfe eines kontrollierten inneren Monologs zu verändern und so Einfluss auf die belastende Symptomatik zu nehmen. Die Bedeutung des inneren Monologs beispielsweise für die Ausprägung von Angst wurde insbesondere auch durch Untersuchungen der Arbeitsgruppe um Deffenbacher (Deffenbacher, 1978, 1986; Deffenbacher & Hazeleus, 1985) bestätigt. Dabei zeigte sich, dass sich Hoch- vs. Niedrigängstliche durch die Art ihres inneren Monologs unterscheiden lassen und dass Hochängstliche sich in Stresssituationen durch ihren inneren Monolog bezogen auf Sorgen, aufgabenirrelevante Aspekte sowie die Gedanken um körperliche Reaktionen von der eigentlichen Aufgabe ablenken ließen.

Kritik an den theoretischen Überlegungen. Die Kritik an den Überlegungen Meichenbaums bezieht sich insbesondere darauf, dass er die Begriffe zu den von ihm postulierten kognitiven Prozessen nicht voneinander abgrenzt, wie z. B. der »innere Monolog« von »Überzeugung« oder »Kognition«. Des Weiteren fehlt in seinen Überlegungen eine Aussage dazu, ab wann ein innerer Monolog ungünstig bzw. unangemessen ist. Im Gegensatz zu den Theorien von Ellis und Beck reicht es aus Sicht Meichenbaums, die automatischen Gedanken, hier als »innere Monologe« bezeichnet, zu verändern, ohne die möglicherweise zugrunde liegenden Denkprozesse wie Grundannahmen zu beachten. Insgesamt werden Meichenbaum somit ein fehlender theoretischer Rahmen sowie ein »technischer«, nicht einsichtsförderlicher Prozess kognitiver Veränderungen vorgeworfen, was allerdings nichts an der nachgewiesenen Effektivität von Stressimpfungstrainings ändert.

Aufbau von Stressimpfungstrainings nach Meichenbaum. Auf Grundlage dieser theoretischen Überlegungen werden im Stressimpfungstraining neben dem Erlernen von Entspannungsverfahren zur Veränderung des physiologischen Arousals kognitive Techniken zur Veränderung der Gedanken und Vorstellungen eingesetzt. Diese fokussieren auf die Verbesserung der Selbstwahrnehmung und die Umstrukturierung der verschiedenen Kognitionen, insbesondere der absolutistischen, übergeneralisierenden und katastrophisierenden Selbstinstruktionen. Letzteres wird insbesondere durch den Aufbau und die Festigung von funktionalen aufgaben- bzw. situationsorientierten Selbstinstruktionen erreicht.

10.2 Stressimpfungstraining als therapeutische Technik der kognitiven Umstrukturierung

Ziele. Wie dargestellt liegt der Hauptansatzpunkt beim Stressimpfungstraining auf den einer Situation vorausgehenden, sie begleitenden und nachfolgenden Selbstverbalisationen (innerer Monolog). Ziel des Trainings ist es dabei, angemessene Selbstverbalisationen, die mit einer angemessenen Situationsbewältigung einhergehen, zu erarbeiten. Der Schwerpunkt ruht demnach auf dem Entwickeln und Üben angemessener Selbstverbalisationen. Einen detaillierten Überblick zum Vorgehen bei verschiedenen Stressimpfungstrainings bietet »Kognitive Verhaltensmodifikation« von Meichenbaum (1995). Zu berücksichtigen ist, dass, durch die Kombination mit anderen Verfahren, das Stressimpfungstraining keine »reine« kognitive Technik darstellt, auch wenn kognitive Elemente einen großen Stellenwert einnehmen.

Phasen des Stressimpfungstrainings. Das Stressimpfungstraining (Meichenbaum & Deffenbacher, 1988) gliedert sich in drei Phasen, die im Folgenden detailliert vorgestellt werden:
(1) Phase der Konzeptualisierung
(2) Phase des Erwerbs und des Übens von Fertigkeiten
(3) Phase der Anwendung und des Follow-ups

Phase der Konzeptualisierung

Die Phase der Konzeptualisierung nimmt ein Drittel bis ein Sechstel des gesamten Trainings ein und hat folgende Ziele:
(a) Aufbau einer tragfähigen therapeutischen Beziehung
(b) Erfassung der Beschwerden des Patienten
(c) Erarbeitung eines Erklärungsmodells

Therapeutische Beziehung. Bezogen auf die therapeutische Beziehung betonen Meichenbaum und Deffenbacher (1988), dass eine warme und unterstützende Beziehung zwischen Therapeut und Patient nötig ist, so wie sie durch die therapeutische Haltung im sokratischen Dialog (s. Kap. 3) geprägt ist. Der Patient ist dabei der Experte für seine Beschwerden und der Therapeut arbeitet gemeinsam mit dem Patienten an einer anderen Sichtweise auf diese Beschwerden. Die Aufgabe des Therapeuten ist es – über die gesamt Behandlung hinweg – Veränderungen positiv zu konnotieren und darauf zu achten, dass diese Veränderungen vom Patienten auf sein eigenes Handeln und Wirken attribuiert werden.

Beschwerdeerhebung und Ableitung Erklärungsmodell. Am Anfang der Behandlung geht es vor allem darum, die Bedeutung von Selbstverbalisationen für das Auftreten von Gefühlen und Verhaltensweisen herauszuarbeiten und die Beschwerden zu erfassen. Ähnlich wie bei der Situationsanalyse soll der Patient beschreiben, wie er sich in einer Situation fühlt, was ihm durch den Kopf geht und wie er sich verhält. Dabei wird dem Patienten zurückgemeldet, wie es kommt, dass in einigen Situationen die Beschwerden massiv bestehen und in anderen Situationen weniger stark oder gar nicht ausgeprägt sind. Hierbei wird der Patient mittels genauer schriftlicher Analyse angeleitet, selbstständig den Schluss zu ziehen, dass die Art der Selbstverbalisation den entscheidenden Unterschied ausmacht. Dies wird nicht vorweggenommen, sondern der Patient soll mittels geleiteten Entdeckens selbst darauf kommen, dass die Art des Denkens den Unterschied macht.

Bedeutsam in der Durchführung eines Stressimpfungstrainings ist somit auch die Durchführung von Hausaufgaben, die am Tag vor der Sitzung beim Therapeuten abgegeben werden, sodass der Therapeut genug Zeit hat, sich vorzubereiten. Dabei ist das Ziel, dass sich der Patient als der aktive Part der Behandlung wahrnimmt, der entscheidet, welche therapeutischen Schritte als Nächstes eingeleitet werden.

In dieser Anfangsphase wird der Patient also darin unterstützt, eine neue Sichtweise auf seine Beschwerden zu entwickeln. Hierbei stehen Patienten ihren Beschwerden im Allgemeinen hilflos gegenüber und fühlen sich als deren Opfer. Basierend auf den verschiedenen Situationsanalysen erhält der Patient einen Einblick in die Prozesse, die seinen Beschwerden zugrunde liegen, und Ideen für mögliche Ansatzpunkte zur Veränderung. Als Ergebnis kann der Patient das individuelle Konzept seiner Beschwerden hin zu mehr Verständnis und Bewältigbarkeit verändern und somit zu einem funktionaleren Erklärungsmodell gelangen. Dieses Konzept lebt von einer ausgeprägten Individualisierung durch Beispiele des Patienten, seine Sprache und seine Metaphern. Stützend auf diesem individuellen Modell werden anschließend die Interventionen des Stressbewältigungstrainings herausgearbeitet, die sich nicht nur auf kognitive Techniken, sondern auch auf Entspannungsverfahren oder Rollenspiele beziehen können. Dennoch spielen die kognitiven Bewältigungstechniken, wie Problemlösefähigkeiten und Selbstverbalisation eine bedeutsame Rolle.

Meichenbaum und Deffenbacher (1988) empfehlen, bei Problemen in dieser Phase direktiv vorzugehen und dem Patienten Möglichkeiten des weiteren Vorgehens zu benennen, den Patienten aber so oft wie möglich selbst entscheiden zu lassen, welchen Weg er in der Behandlung weiter verfolgen möchte. Die Art der therapeutischen Beziehung stellt dabei aus Sicht der Autoren einen grundlegenden Wirkfaktor für das gesamte Training dar.

Phase des Erwerbs und des Übens von Fertigkeiten
Neben dem Erlernen angemessener innerer Selbstverbalisationen, die den Hauptansatzpunkt des Trainings darstellen, können in dieser Phase auch andere hilfreiche Fertigkeiten zur Bewältigung von Angst und Stress zum Einsatz kommen, z. B. Entspannungsverfahren, Rollenspiele oder Gedankenstopptechniken. Dabei ist es Ziel dieser Phase, dass sich der Patient ein effektives Repertoire verschiedener Stressbewältigungsfertigkeiten erarbeitet. Daher kann es sein, dass diese Phase, in Abhängig-

keit vom jeweiligen Ergebnis, mehrmals durchlaufen werden muss. Üblicherweise erlernt der Patient sowohl problemorientierte Strategien (z. B. Problemlösefertigkeiten, kommunikative Fertigkeiten) als auch emotionsregulierende Fertigkeiten (z. B. Perspektivwechsel, Entspannungsverfahren). Dem Patienten wird in dieser Phase verdeutlicht, dass er basierend auf seinen Gefühlen und Verhaltensweisen in einzelnen Situationen selbst erarbeiten kann, wo und wie Veränderungen nötig sind, was nicht zuletzt auch die Selbstwirksamkeit des Patienten erhöhen kann.

Die am häufigsten vermittelten Bewältigungsstrategien sind (a) Entspannungsverfahren und (b) kognitive Umstrukturierung zur Erarbeitung problemorientierter und selbstwirksamkeitsorientierter Selbstinstruktionen.

Entspannungsverfahren. Hierbei werden die Patienten nicht nur in einem Entspannungsverfahren, wie der Progressiven Muskelrelaxation nach Jacobsen, trainiert, sondern auch in anderen Techniken, die die Entspannungsfähigkeit des Patienten unterstützen, z. B. Vorstellungsübungen oder gedankliche Entspannung. Ziel soll es sein, dass Patienten lernen, mit Anspannungs- bzw. Angstsituationen anders als bisher umzugehen und Selbstmanagementkompetenzen zu erwerben. Nachdem die Techniken in den Therapiesitzungen erlernt wurden, werden diese zunächst im Alltag in nicht angst- bzw. stressauslösenden Situationen eingesetzt und erst bei erfolgreicher Umsetzung auch auf angst- bzw. stressauslösende Situationen transferiert.

Kognitive Umstrukturierung und Selbstinstruktionen. Dieser Bereich umfasst Techniken der kognitiven Umstrukturierung, wie sie zuvor beschrieben wurden (s. Kap. 6), insbesondere die Überprüfung der Gültigkeit des inneren Monologs. Ziel bei der Bearbeitung der Kognitionen ist es, dass der Patient seinen inneren Monolog als eine mögliche Art des Denkens, also eine Art Hypothese wahrnimmt, und nicht als absolutes, wahres und festes Gebilde. Dabei können zur Prüfung der Selbstverbalisationen auch gemeinsam entwickelte Verhaltensexperimente (s. a. Kap. 6, Abschn. »Exkurs: Verhaltensexperimente«) zum Einsatz kommen, um die Anpassungsfähigkeit (und nicht die Rationalität) einer Kognition zu prüfen.

Basierend auf den einzelnen Techniken werden verschiedene Selbstverbalisationen erarbeitet, die im Rahmen der Angst- bzw. Stresssituationen als Bewältigungsstrategie eingesetzt werden können. Diese dienen nicht als sinnfrei zu wiederholende Liste, sondern passen sich vielmehr dem natürlichen kognitiven Prozess an, indem sich Kognitionen durch entsprechende Erfahrungen des Patienten aufbauen und festigen. Dabei ist das Ziel, dass die Patienten lernen, die Stress- bzw. Angstsituation als lösbares Problem zu sehen, das sie selbstständig bearbeiten können und dem sie nicht ausgeliefert sind.

Problemlöse-Instruktions-Training. Ergänzt werden kann diese Strategie durch ein Problemlöse-Instruktions-Training, das die in der Übersicht dargestellten Schritte der Selbstinstruktion beim Bearbeiten einer Aufgabe umfasst. Die Phasen dieses Trainings können sich gegenseitig überlappen. Die entsprechenden Sätze werden dabei nicht vorgegeben, sondern individuell und passend für den einzelnen Patienten erarbeitet.

Schritte des Problemlöse-Instruktions-Trainings

(1) Phase der Orientierung und Planung (Was ist zu tun?)

Hierbei bereitet sich der Patient mittels Selbstverbalisationen auf die Situation vor, z. B. »Mache dir einen Plan. Überlege, was zu tun ist. Sorgen helfen dir nicht weiter. Konzentriere dich auf die Aufgabe.«

(2) Phase der eigenen Bewältigungsmöglichkeiten (Was kann ich selbst tun?)

In dieser Phase unterstützt sich der Patient selbst in der Situation durch Selbstverbalisationen, die ihm bei der Umsetzung der Aufgabe helfen, z. B. »Du schaffst das. Konzentriere dich auf die einzelnen Teilschritte. Entspann dich.«

(3) Phase der Ermutigung bei negativen Gefühlen (Wie gehe ich mit meinen Gefühlen um?)

Beim Aufkommen von Panik oder anderen negativen Gefühlen setzt der Patient Selbstverbalisationen ein, um die Emotionen zu regulieren und sich wieder auf die Aufgabe konzentrieren zu können, z. B. »Du kennst die Angst und kannst mit ihr umgehen. Konzentriere dich auf das, was zu tun ist.«

(4) Phase der Bewertung und Verstärkung (Wie habe ich das geschafft?)

Nach dem Absolvieren der Situation wird diese durch den Patienten bewertet und es erfolgen Selbstverbalisationen zur Selbstverstärkung, z. B. »Du hast es (erfolgreich) geschafft. Wenn du dranbleibst, wird es von Mal zu Mal besser. Es war gut, dass du dich auf die Aufgabe konzentriert hast.«

Selbstverbalisationen zur Verbesserung des Selbstbewusstseins. Neben den Selbstverbalisationen zur Problemlösung erlernt der Patient auch Selbstverbalisationen zur Verbesserung des Selbstbewusstseins und der -wirksamkeit, die auch wieder individuell erarbeitet werden und für den Patienten glaubhaft sein müssen. Diese beinhalten typischerweise Verbalisationen zu(r)

▶ Unterstützung positiver Bewältigungsstrategien (z. B. »So machst du das gut, weiter so«, »Es ist nicht so schlecht gelaufen, wie du erwartet hast, bleib dran, dann, wird es besser werden«)

▶ Belohnung für Bemühungen, mit aufkommender Angst umzugehen (z. B. »Super, du bist trotz Angst drangeblieben. Du kommst Stück für Stück voran. Mach weiter so und lass dich durch die Angst nicht ablenken«)

▶ positiven und realistischen Gedanken über zukünftige Möglichkeiten der Angstkontrolle (z. B. »Du bist deiner Angst nicht ausgeliefert. Du wirst es auch weiterhin schaffen«)

▶ Selbstattributionen, um die Kontrolle über die Angst zu gewinnen (z. B. »Du bist kein ängstlicher Mensch, sondern jemand, der immer wieder Angst hat, diese aber lernt zu kontrollieren«)

Auswahl geeigneter Selbstverbalisationen. Welche Selbstverbalisationen notwendig und geeignet sind, entscheiden Patient und Therapeut gemeinsam im Laufe der

Auseinandersetzung mit den Beschwerden des Patienten. Um später einen flexiblen Umgang mit verschiedenen Stresssituationen zu ermöglichen, bietet es sich an, unterschiedliche Arten von Selbstverbalisationen zu erarbeiten. Basierend auf den Darstellungen von Meichenbaum und Deffenbacher (1988) sind in Tabelle 10.1 Typen von Selbstverbalisationen und dazugehörige Beispiele dargestellt.

Tabelle 10.1 Typische Selbstverbalisationen und Beispiele (in Anlehnung an Meichenbaum & Deffenbacher, 1988)

Art der Selbstverbalisation	Beispiele
Abkühlende Gedanken	»Bleib ganz ruhig. Du schaffst das.«
Kognitiv umstrukturierende Gedanken	»Mach nicht aus einer Mücke einen Elefanten, schau erst mal, wie sich die Situation entwickelt.« »Ist dies eine Alles-oder-nichts-Situation? Meistens sind die Sachen nicht schwarz-weiß.«
Aufgabenorientierte Gedanken	»Das ist keine Katastrophe. Es ist ein Problem, das gelöst werden kann.« »Bleib bei deiner Aufgabe und konzentriere dich darauf.« »Was sind die Teilschritte? Konzentriere dich auf den nächsten Schritt.« »Was ist dein Ziel? Wie willst du es erreichen?« »Es gibt nicht immer eine gute Lösung. Versuch einfach das Beste draus zu machen und deine Angst zu kontrollieren.«
Selbstwirksamkeitsstärkende Gedanken	»Das ist es, mach weiter so! Du machst das super!«

Phase der Anwendung und des Follow-ups

Phase der Anwendung. Die Strategien, die in der vorherigen Phase erarbeitet wurden, werden zunächst in der Vorstellung oder in Rollenspielsituationen in der Therapie geübt und ggf. modifiziert. Dabei sollte der Therapeut sicherstellen, dass die geübten Strategien dem Patienten helfen, seinen Stress bzw. die Angst zu reduzieren. Einsetzbare Techniken zum Auslösen von Angst bzw. Stress in der Therapiesitzung sind Rollenspiele, angst-/stressauslösende Imaginationen und Simulationen sowie graduierte Übungen in der Realität. Aufgabe des Therapeuten ist es, den Einsatz der neuen Copingstrategien zu fördern, wobei auch mehrere Techniken zur gleichen Zeit geübt werden können.

Transfer in den Alltag. Anschließend ist das Ziel, die erlernten Strategien in den Alltag zu übertragen und dort aufrechtzuerhalten. Hierbei kann der Therapeut auf graduierte Hausaufgaben oder In-vivo-Übungen im Beisein des Therapeuten zurückgreifen. Beim Auftreten von Problemen in dieser Phase kann es möglich sein, dass noch einmal in die Phase des Erwerbs und des Übens von Fertigkeiten zurückgekehrt werden muss und die notwendigen Strategien basierend auf den neuen Erfahrungen erarbeitet werden müssen.

Rückfallprophylaxe. Kann der Patient verschiedene Strategien zur Angst-/Stressbewältigung zuverlässig einsetzen, so kann in die Phase der Rückfallprophylaxe übergegangen werden. Dem Patienten wird hier verdeutlicht, dass Rückfälle keine Katastrophe darstellen, sondern vielmehr normale Ereignisse beim Erlernen von Fertigkeiten. Einige Patienten interpretieren Rückfälle als Indikator dafür, dass sie selbst zu schwach sind, um das Problem zu lösen. Auf Grundlage der Vorüberlegungen empfiehlt es sich, entsprechende Selbstverbalisationen zum Aufbau von Selbstwirksamkeit zu etablieren. Generell ist zu empfehlen, dem Patienten zu verdeutlichen, dass es auch durch das Training nicht möglich ist, dass Stress und Angst nie wieder auftreten, sondern dass es vielmehr darum geht, dass der Patient durch das Training einen für sich angemessenen Umgang mit derartigen Situationen erlernt. Darüber hinaus werden, wie allgemein in der Rückfallprophylaxe üblich, Situationen identifiziert, in denen eine hohe Rückfallwahrscheinlichkeit vorliegt, und mit dem Patienten erarbeitet, welche Bewältigungsstrategien er in derartigen Situationen einsetzen kann.

Follow-up-Phase. Zur Aufrechterhaltung des veränderten Verhaltens bietet sich eine Follow-up-Phase an. Meichenbaum und Deffenbacher (1988) empfehlen folgende Intervalle: 1 Monat sowie 3, 6 und 12 Monate. Allerdings ist die Wahl der Intervalle abhängig vom Einzelfall. Diese Follow-up-Intervalle können auch durch Kontakte via E-Mail oder Telefon ersetzt werden, wenn dies, je nach Therapiesetting, leichter zu organisieren ist. Zwar existieren keine Daten über die genaue Gestaltung dieser Phase, aber die klinische Erfahrung zeigt, dass es für die Patienten eine Erleichterung bei der Aufrechterhaltung des neuen Verhaltens ist, wenn sie wissen, dass regelmäßige Kontakte mit dem Therapeuten geplant sind.

10.3 Indikation für Stressimpfungstrainings nach Meichenbaum

Behandlungssetting. Stressimpfungstrainings können in der Einzel- sowie in der Gruppentherapie realisiert und als Ergänzung zu anderen Behandlungsstrategien, z. B. Medikation, eingesetzt werden. Hierbei empfiehlt sich, bei einem Gruppenangebot (8–22 Sitzungen à 75–90 Minuten, 6–12 Teilnehmer) Personen mit ähnlichen Problemkonstellationen einzubeziehen. Die generelle Dauer der Therapie ist abhängig von der Komplexität der Probleme sowie der Anzahl der zu erlernenden Bewältigungsstrategien.

Indikation. Stressimpfungstrainings sind trotz der teilweise dünnen theoretischen Fundierung bei einer Vielzahl von psychischen Störungen und Problemen sehr wirksam, beispielsweise bei Schmerz-, Krebs- und Hypertoniepatienten sowie Angststörungen, Suchtproblemen und Verhaltensauffälligkeiten im Kontext von Ärger bzw. Aggression (zur Übersicht s. Meichenbaum, 2007). Darüber hinaus können Stressimpfungstrainings auch präventiv bei Personen mit einem hohen Risiko für Stressbelastungen, z. B. Lehrer und Krankenschwestern, eingesetzt werden.

Kriterien für die Durchführung. Meichenbaum und Deffenbacher (1988) fassen beruhend auf Evaluationsstudien die Aspekte zusammen, auf die bei der Durchführung von Stressimpfungstrainings zu achten ist, damit diese hinreichend effektiv sein können:

(1) Das Training sollte alle drei genannten Phasen beinhalten.
(2) Es sollte unbedingt die Kombination von kognitiven Techniken und Entspannungsverfahren trainiert werden.
(3) Bezüglich der kognitiven Elemente sollten die drei Fertigkeitsbereiche problem- und selbstwirksamkeitsorientierte Selbstinstruktionen sowie die kognitive Umstrukturierung maladaptiver Kognitionen berücksichtigt werden.
(4) Wann immer nötig, sollten weitere Fertigkeitentrainings (z. B. Training sozialer Kompetenzen, Problemlösetraining) ergänzt werden.
(5) Die Generalisierbarkeit des erlernten Verhaltens sollte im Fokus stehen.

Kontraindikation. Basierend auf den Empfehlungen von Meichenbaum und Deffenbacher (1988) sollten Stressimpfungstrainings nicht angewendet werden, wenn keine hinreichend gute therapeutische Beziehung aufgebaut werden kann, wenn Patienten den aktiven Part der Veränderungen nicht übernehmen wollen bzw. können sowie wenn die Annahmen und Ziele des Patienten bedeutsam vom zugrunde liegenden Modell des Stressimpfungstrainings abweichen.

10.4 Fazit

Es ist festzustellen, dass das Stressimpfungstraining von Meichenbaum entwickelt wurde, um Ansatzpunkte der Behandlung für Patienten mit vermehrten Stress- und Angstsymptomen zu haben. Dabei fehlt dem Ansatz eine hinreichend theoretische und methodische Fundierung, allerdings ist die Ableitung der Idee, dass Selbstinstruktionen unser Fühlen und Handeln beeinflussen, für Patienten gut nachvollziehbar. Aufgrund der breiten Anwendbarkeit und guten Möglichkeit zur Implikation weiterer KVT-Techniken stellt das Stressimpfungstraining daher insgesamt eine wichtige Grundlage therapeutischen Arbeitens dar.

11 Systemimmanente Kognitive Therapie

Ging es bei der Anwendung klassischer Disputationstechniken im Rahmen der KVT noch um ein direktes Infragestellen von dysfunktionalen Annahmen, so nehmen systemimmanente Techniken im Rahmen der Systemimmanenten Kognitiven Therapie (Tuschen & Fiegenbaum, 2000) den indirekten Weg. Der Therapeut argumentiert nicht direkt gegen dysfunktionale Muster des Patienten, auch nicht mittels geleiteten Entdeckens, sondern argumentiert aus dem Denk- und Wertesystem des Patienten heraus. Auf diesem »Umweg« werden so die ungünstigen Folgen bisheriger Annahmen und Verhaltensmuster herausgestellt. Dies wiederum erlaubt dem Patienten, wichtige Schlussfolgerungen über eigene Annahmen oder Verhaltensweisen selbstständig zu ziehen und innerhalb eines offen belassenen Entscheidungsspielraums bedeutende Entscheidungen über Veränderungen in Denken und Handeln zu treffen. Die Systemimmanente Kognitive Therapie beschreibt somit ein Vorgehen, bei dem systemimmanente Techniken in jeder Phase einer kognitiv-verhaltenstherapeutisch orientierten Therapie eingesetzt werden. Obwohl der Begriff der »Systemimmanenten Kognitiven Therapie« es anmuten lässt, finden kognitive (Disputations-)Techniken nur insofern Einsatz, als es der generellen Indikation für eine bestimmte Störung entspricht. Tatsächlich liegt der Fokus der Systemimmanenten Kognitiven Therapie mehr auf dem Einsatz von Systemimmanenz, insbesondere von systemimmanenten Gesprächsführungstechniken, als bei dem Einsatz von spezifischen Therapietechniken, seien es kognitive oder auch verhaltensbezogene. Trotz dieser Einschränkung soll auch die Systemimmanente Kognitive Therapie im Folgenden als eine Weiterentwicklung kognitiver Techniken dargestellt und kritisch gewürdigt werden.

11.1 Definition von Systemimmanenz

Systemimmanenz bedeutet, »dass sich der Therapeut in das Denk- und Wertesystem sowie in die Gefühlswelt des Patienten hineinversetzt, die Gedanken und Gefühle des Patienten vorwegnimmt und bei allen therapeutischen Interventionen, also auch bei der Vermittlung eines wissenschaftlich fundierten Erklärungs- und Veränderungsmodells, berücksichtigt« (Fiegenbaum et al., 1992; Tuschen & Fiegenbaum, 2000). Systemimmanenz meint somit ein therapeutisches Rahmenkonzept, innerhalb dessen die einzelnen Schritte des kognitiv-verhaltenstherapeutischen Prozesses durchlaufen werden. Gleichzeitig können dabei in jeder Phase spezifische Techniken zur Steigerung der Systemimmanenz eingesetzt werden. Aufgrund der Konzeptualisierung der Systemimmanenz als Rahmenkonzept stellt sich für den Therapeuten nicht die Frage: »Entweder KVT oder Systemimmanenz?«, sondern vielmehr »Wie viel Systemimmanenz integriere ich in mein KVT-Vorgehen?«. Ein KVT-Vorgehen, welches in jeder

Phase der Therapie einen hohen Einsatz von Systemimmanenz aufweist, wird dann nach Tuschen und Fiegenbaum (2000) als Systemimmanente Kognitive Therapie bezeichnet.

Da sich Einstellungen, Denk- und Verhaltensmuster der Patienten über Jahrzehnte durch lebensgeschichtliche Erfahrungen prägen, ist davon auszugehen, dass diese ein tief verwurzelter Teil sind, mit dem sich Therapeuten konfrontiert sehen. Selbst wenn Patienten negative Folgen dieser Einstellungen und Verhaltensmuster erkennen, welches meist den Grund für das Aufsuchen einer Psychotherapie darstellt, so geht damit nicht automatisch eine Reflexion der Existenz dieser Muster einher und noch viel seltener eine Reflektion über deren Dysfunktionalität. Wird die Hartnäckigkeit dieser Muster unterschätzt und zu schnell dagegen argumentiert, so gerät der Therapeut bereits zu Beginn der Therapie in Überzeugungskämpfe, was aufseiten des Patienten leicht zu Widerstand (i. S. von Reduktion von kognitiver Dissonanz, s. Dissonanztheorie; Festinger, 1957) und aufseiten des Therapeuten zu Frustration und Hilflosigkeit führen kann. Patienten fühlen sich in Therapien mit einem hohen systemimmanenten Anteil verstanden und wertschätzen die implizite Botschaft des Therapeuten, die in diesem Fall lautet: »Ich finde es bei Ihrem Hintergrund verständlich, dass Sie so denken und reagieren, und wie bei allem im Leben, haben auch diese Gedanken und Verhaltensweisen Konsequenzen, die wir uns anschauen sollten«. Die implizite Botschaft einer auf direktives Hinterfragen angelegten Kognitiven Therapie hingegen könnte leicht missverstanden werden als »Ihre Art zu denken oder zu handeln ist ›falsch‹ (gewesen)«. Dies wiederum birgt die Gefahr, dass Widerstand aufseiten des Patienten entsteht, was die Veränderungsmotivation untergraben kann.

Im Folgenden sollen Techniken und Strategien zur Förderung von Systemimmanenz innerhalb der KVT (sog. Systemimmanente Kognitive Therapie) dargestellt werden.

11.2 Grundlegende Techniken und Strategien der Systemimmanenten Kognitiven Therapie

Systemimmanente Gesprächsführungstechniken

Grundlegend für die Durchführung der Systemimmanenten Kognitiven Therapie ist der Einsatz von systemimmanenten Gesprächsführungstechniken. In der systemimmanenten Gesprächsführung sollte die Therapeut-Patient-Kommunikation jede Therapiephase kennzeichnen. Besondere Bedeutung erhält diese Form der Gesprächsführung jedoch zu Therapiebeginn und in der Interventionsphase. Hierbei geht es darum, eine tragfähige therapeutische Beziehung als einen wichtigen Wirkmechanismus für therapeutische Veränderung (z. B. Grawe, 1998) zu erzielen. Weiterhin soll ausreichend Veränderungsmotivation aufgebaut werden, indem der Patient bestenfalls selbstständig Folgen seiner Annahmen erschließt und dafür Veränderungsschritte initiiert. Dafür sind eine Reihe von Gesprächsführungstechniken einsetzbar (in Anlehnung an Fiegenbaum & Tuschen-Caffier, 2000; Tuschen & Fiegenbaum, 2000).

Entpathologisieren. Der Therapeut fühlt und denkt sich in das vom Patienten präsentierte Problem hinein und formuliert daraus abgeleitete Gedanken, Gefühle und Verhaltensweisen. Er normalisiert anschließend Empfindungen des Patienten und signalisiert Verständnis.

T: »Ich kann mir gut vorstellen, dass es Ihnen sehr schwer fallen muss, in die Therapie zu kommen. Da wenden Sie sich an Ihren Hausarzt, wegen Ihren körperlichen Schmerzen, und dann sollen Sie zum Psychotherapeuten gehen. Das würde sich sicher für die meisten erst mal so anfühlen, als würde man sie nicht ernst nehmen.«

Gedanken vorwegnehmen und zu Ende denken. Der Therapeut begibt sich in das Denksystem des Patienten, um zunächst Annahmen und Befürchtungen aufzugreifen und deren Konsequenzen zu Ende zu denken.

T: »Sie meinen also, dass alle Menschen Sie ablehnen, und ziehen sich deshalb immer mehr zurück?«

P: »Ja, zum Beispiel mein Partner, der sagt zwar immer, dass er mich liebt, aber ich merke doch, dass ich nur eine Last für ihn bin und er mich am liebsten verlassen würde.«

T: »Woher wissen Sie denn so sicher, dass Sie eine Last für ihn sind und er Sie verlassen möchte, wenn er doch das Gegenteil sagt?«

P: »Naja, ich spüre das halt, vielleicht sagt er ja einfach auch nur aus Mitleid, dass er mich liebt.«

T: »Oh ja, das verstehe ich sehr gut, klingt so, als könnten Sie sich gar nicht mehr sicher sein, ob er Sie liebt oder nur so tut als ob.
Was wäre denn die Konsequenz, wenn er nur aus Mitleid sagt, dass er Sie liebt?«

P: »Dann sind mein Misstrauen und mein Rückzug vielleicht sogar berechtigt.«

T: »Was wäre denn, wenn er Sie wirklich liebt, wie er sagt?«

P: »Das wäre schlecht, dann würde ich ihm ja großes Unrecht tun und alles wäre umsonst.«

Kognitive Fallen verdeutlichen. Ziel dieser Technik ist es, durch Argumentation aus dem Denksystem des Patienten heraus auf nicht-lösbare kognitive Schleifen hinzuweisen. Im folgenden Beispiel veranschaulicht der Therapeut mittels systemimmanenter Fragen die Diskrepanz zwischen dem erwünschten Gefühl (Vertrauen) und dem derzeitigen Verhalten (Misstrauen »unterstellen« und absolute Sicherheit verlangen). Ziel wäre es, herauszuarbeiten, dass vertrauen können mit einer bewussten Entscheidung, vertrauen zu wollen beginnt. Solange die Patientin also nicht vertrauen will und bereit ist Unsicherheiten in Kauf zu nehmen, wird sie vermutlich in einer Sackgasse bleiben.

P: »Immer, wenn mein Mann später nach Hause kommt oder lange am Computer sitzt, dann denke ich, dass er sich mit einer anderen Frau trifft. Mit meinem Ex-Mann war das auch so, der hatte immer sehr einleuchtende Erklärungen parat, genau wie mein Mann heute. Ich weiß einfach nicht, ob ich ihm vertrauen kann, und deshalb kontrolliere ich alles, was ich kann.«

T: »Mmmh, dann gehen Sie aufgrund Ihrer Erfahrungen natürlich erst einmal davon aus, dass Ihr Mann zwar sagt, er hat keine andere Frau, aber auch, dass dies nicht stimmt. Aufgrund der Erfahrungen verhalten Sie sich dann nachvollziehbarer Weise auch misstrauisch gegenüber

Ihrem Mann. Was sagt dieses Verhalten denn über das Vertrauen aus, dass Sie Ihrem Mann entgegenbringen wollen?«

P: »Ich kann ihm überhaupt nicht mehr vertrauen. Ich bin aufgrund meiner Erfahrungen so misstrauisch, dass ich ihm gar nicht vertrauen kann, obwohl ich es will.«

T: »Was müsste Ihr Mann denn tun, damit Sie ihm überhaupt ansatzweise vertrauen könnten?«

P: »Dass mein Mann eben immer pünktlich nach Hause kommt und nicht nachts noch seine E-Mails checkt! Und dass er mir immer sagt, wo er ist oder was er gerade macht ...«

T: »Sprechen Sie hier von Sicherheit haben wollen, also hundertprozentig sicher sein zu können, oder von Vertrauen wollen?«

P: »Ich kann doch nur Vertrauen haben, wenn ich mir hundertprozentig sicher bin!«

T: »Das finde ich einen absolut nachvollziehbaren Gedanken. Aber lassen Sie uns das mal unterscheiden. Sprechen Sie nun davon, absolute Sicherheit haben zu wollen, oder davon, Ihrem Mann vertrauen zu wollen?«

P: »Na, ich will mir sicher sein können, ich will nicht noch mal betrogen werden.«

T: »Kann ich sehr gut verstehen. Wenn Sie nun aber absolute Sicherheit wollen, machen Sie dann nicht momentan alles richtig? Sie kontrollieren Ihren Mann und fordern bestimmte Dinge ein, um sich wirklich sicher sein zu können.«

P: »Ja stimmt, wir sehen ja aber, was das bewirkt. Vertrauen hat es nicht gebracht.«

T: »Mal rein hypothetisch gedacht, wie müssten Sie sich denn verhalten, wenn Sie sich für das Vertrauen entscheiden würden?«

P: »Naja, ich weiß nicht ... vielleicht nicht ständig alles kontrollieren? Aber das würde ja bedeuten, ihn einfach machen zu lassen, und ich bleibe mit meinen Zweifeln zurück.«

T: »Sie haben recht, vermutlich wissen Sie dann nicht genau, was passiert. Sie wissen jedoch in jedem Fall, dass all Ihre Bestrebungen und all die Kraft, die Sie bisher eingesetzt haben, um sich sicher sein zu können, nicht dazu geführt haben, dass sich Vertrauen eingestellt hat. Richtig?
Ich kann mir gut vorstellen, dass sich das jetzt unbefriedigend anfühlt, denn eigentlich wollen Sie ja etwas anderes. Ich fürchte nur, dass das dann mit Vertrauen nicht mehr viel zu tun hat.«

Dilemmata des Problemverhaltens aufzeigen. Bei dieser Technik versucht der Therapeut, die ungünstigen Konsequenzen eines störungsbezogenen funktionalen Verhaltens herauszustellen. Der Therapeut begibt sich daher in die Perspektive des Patienten, indem er dessen Befürchtung aufgreift und weiterdenkt. Gleichzeitig eröffnet er eine alternative Perspektive und gibt dem Patienten die Möglichkeit, aus beiden Perspektiven Konsequenzen abzuleiten und eigene Schlussfolgerungen zu ziehen.

T: »Ich kann in Ihrem Fall sehr gut verstehen, dass Sie die Straßenbahn nicht mehr benutzen. Wenn ich davon ausgehen würde, dass ich dort eine Panikattacke erlebe und einen Herzinfarkt bekomme, dann würde ich das auch nicht machen. Wenn Sie sich also sicher sein können, dass Ihre Befürchtung eintritt, dann machen Sie ja gerade alles richtig.«

P: »Es fühlt sich wirklich so an, als würde ich sterben, sobald ich einsteige, aber ich weiß nicht, ob ich mir sicher sein kann.«

T: »Gäbe es denn eine Möglichkeit, wie Sie das rausfinden können?«

P: »Indem ich in die Bahn gehe.«

T: »Aber dann gehen Sie natürlich das gefühlte Risiko ein, dass Sie sterben könnten, oder?«

P: »Was soll ich denn machen? Wenn ich nicht reingehe, denke ich weiterhin, ich werde sterben, und die Angst wird bleiben. Wenn ich reingehe, dann passiert das ja vielleicht wirklich!«

T: »Sie haben recht und das würde ich mir an Ihrer Stelle gut überlegen. Ich kenne zwar niemanden, der an Angst gestorben ist, und es macht auch wenig Sinn, da die uns ja schützen will, aber ich würde dafür auch nicht meine Hand ins Feuer legen.«

Kognitiv-affektive Reaktanz auflösen. Spürt der Therapeut vonseiten des Patienten Widerstand, so kann davon ausgegangen werden (insofern sichergestellt ist, dass genügend psychoedukative Information gegeben wurde), dass der Patient sich zu sehr zu einer Änderung gedrängt fühlt. Der dahinterstehende Ambivalenzkonflikt im Patienten kann konstruktiv aufgenommen werden, indem der Therapeut der Perspektive des Patienten Raum lässt, diese ernst nimmt und seine soeben vermittelte Information relativiert bzw. Information beiläufig vermittelt.

P: »Wenn ich so niedergeschlagen und antriebslos bin, dann will ich einfach nur auf der Couch liegen und gar nichts machen. Was soll denn das für einen Sinn machen, dass ich mich dann aufraffe, ich muss mich dann ja wohl einfach erholen!«

T: »Ich kann gut verstehen, dass Sie liegenbleiben möchten, wenn Sie sich so fühlen. Wenn Sie sich damit danach besser fühlen, ist das doch eine tolle Strategie im Umgang mit Ihrer Niedergeschlagenheit. Dann würde ich an Ihrer Stelle auch dabei bleiben. Den meisten meiner Patienten hilft das langfristig nicht, weil Sie das noch tiefer in die Depressionsspirale bringt. Aber gut, dass Sie da offensichtlich eine funktionierende Methode für sich gefunden haben.«

Therapeutische Haltung

Es ist besonders wichtig, darauf hinzuweisen, dass eine sture und technisierte Anwendung der beschriebenen Gesprächsführungsstrategien die Gefahr birgt, dass therapeutische Äußerungen vom Patienten als Zynismus, Trotz oder Ironie wahrgenommen werden. Eine besonders hohe Gefahr besteht darin, dass der Therapeut in seiner »allwissenden Expertenrolle« verharrt und eine direkte Disputation in neuem Gewand betreibt. Um dies zu vermeiden, ist es notwendig, ein systemimmanentes Vorgehen nicht nur durch die Anwendung der beschriebenen Techniken zu begründen, sondern diese auf eine breite Basis zu stellen, die eine »systemimmanente therapeutischen Haltung« umfasst.

Konkret ist damit gemeint, dass der Therapeut 1) die Bereitwilligkeit zeigt, in die Lebens- und Denkrealität des Patienten einzutauchen, und 2) die interaktionellen, verhaltens-, denk- und emotionsbezogenen Besonderheiten vor dem Hintergrund der individuellen Lebenserfahrungen berücksichtigt und anerkennt.

Dies mag angesichts des grundlegenden Wissens, um die Wichtigkeit des Aufbaus einer therapeutischen Beziehung trivial klingen. Erfahrungsgemäß ist es jedoch eben diese therapeutische Haltung, die vor allem jungen Kolleginnen und Kollegen in der Verhaltenstherapieausbildung, welche stark nach schneller Veränderung ungünstiger Prozesse streben, Schwierigkeiten bereitet.

11.3 Ablauf der Systemimmanenten Kognitiven Therapie

In der Systemimmanenten Kognitiven Therapie geht der Therapeut zwar kognitiv-verhaltenstherapeutisch vor, tut dies jedoch unter Zuhilfenahme systemimmanenter Gesprächstechniken und individuell abgeleiteter Interventionen. Dies soll den Patienten dazu anregen, eigene Wahrnehmungen, Befürchtungen oder Annahmen zu überprüfen, um sie so ggf. langfristig zu verändern. Die Systemimmanenz begleitet den Therapieprozess von der diagnostischen Phase bis zur Selbstkontrollphase. Das systemimmanente Vorgehen wird im Folgenden für die einzelnen Therapiephasen dargestellt.

Diagnostikphase

Auch im Rahmen einer Systemimmanenten Kognitiven Therapie umfasst die Diagnostikphase die standardmäßige Erhebung der diagnostischen, lebensgeschichtlichen, makro- und mikroanalytischen Informationen, die für eine individuelle und zielführende Therapieplanung und im ambulanten Setting für die Erstellung des Berichts an den Gutachter erforderlich sind. Sämtliche erhobenen Informationen sind für ein gutes Verständnis des vom Patienten präsentierten Problems, für die nachfolgende kognitive Vorbereitung sowie die Therapieplanung unerlässlich. Vor allem die Erhebung der Informationen im Rahmen der Verhaltens- oder Problemanalyse (z. B. funktionale Verhaltensanalyse nach SORCK-Schema) umfasst meist das konkrete Hineinfühlen und -denken des Therapeuten in eine für das Problem des Patienten typische Situation. Hierbei werden anhand einer konkreten Situation bis dato automatisch ablaufende Kognitionen ($R_{Kognition}$) und Verhaltensweisen ($R_{Verhalten}$) identifiziert. Zusammen mit der Information aus den vorhergehenden Schritten können auch erste Grundannahmen (O) formuliert werden. Die Anwendung von systemimmanenten Gesprächsführungstechniken, vor allem das Entpathologisieren oder das Vorwegnehmen von Gedanken, unterstützen in dieser Phase den Aufbau einer tragfähigen Therapiebeziehung.

Explizit findet sich Systemimmanenz in der Diagnostikphase vor allem in Gesprächsführungstechniken zum Aufbau von Beziehungen und Veränderungsmotivationen wieder. Implizit jedoch auch in Form einer Diagnostik und Informationserhebung, in der der Therapeut alle Anstrengungen unternimmt, um mitdenkend und mitfühlend ein umfassendes Bild des vom Patienten präsentierten Problems zu erhalten.

Phase der Modellvermittlung und Rationalableitung – kognitive Vorbereitung (KV)

Im nächsten Schritt wird im Sinne der Systemimmanenz ein durchdachtes und individuell angepasstes Störungsmodell für den Patienten erstellt und vermittelt. Systemimmanenz findet sich also in der Phase der KV vor allem implizit in der Entwicklung und Vermittlung eines hochindividuellen Störungsmodells und explizit durch die Anwendung systemimmanenter Gesprächstechniken, wie beispielsweise dem Verdeutlichen kognitiver Fallen oder der Auflösung kognitiv-affektiver Reaktanz. Das Störungsmodell soll dem Patienten seine aktuelle Problematik vor dem Hintergrund seiner Lebensgeschichte verstehbar machen. Es umfasst dabei ebenso psycho-edukative Informationen über die jeweilige Störung, deren Entstehung, Aufrecht-erhaltung und Therapievorgehen. Vermittelt werden dazu

(1) Entstehungsbedingungen, also individuelle Vulnerabilitäten und Stressoren unter Bezug auf diskutierte Entstehungsbedingungen der jeweiligen Störung (z.B. Anspannungsmodell bei Panikstörung, Klassische Konditionierung bei Agora-phobie, gelernte geringe Selbstwirksamkeit bei Depression)

(2) Bedingungen der Aufrechterhaltung der Symptome (z.B. negative Verstärkung, Verstärkerverlust durch mangelnde Aktivitäten) unter Bezug auf die für die entsprechende Störung diskutierten Mechanismen

(3) Schlussfolgerungen für das therapeutische Vorgehen

Es ist günstiger, dieses Störungsmodell nicht gemeinsam mit dem Patienten »abzulei-ten«. Patienten könnten an dieser Stelle zu wenig Erfahrung und Einsicht in das präsentierte Problem besitzen. Stattdessen sollte der Therapeut das Modell entwickeln und die Zusammenhänge auf direktive, aber empathische Art und Weise vermitteln. Auch hierfür sind Techniken der systemimmanenten Gesprächsführung anzuwenden. Die einzelnen Punkte des Modells sollten für Therapeut und Patient sichtbar, z.B. auf einem Flipchartbogen, dargestellt und dem Patienten als Hausaufgabe zur erneuten Durchsicht mitgegeben werden. In den meisten Fällen werden für die kognitive Vorbereitung im ambulanten Setting 2 bis 4 Sitzungen veranschlagt.

Fallbeispiel

Der 34-jährige Patient schildert seit einigen Jahren bestehende Ängste vor unkon-trolliertem Harndrang. Er befürchtet, sich schlimmstenfalls in der Öffentlichkeit einzunässen, weshalb er solche potenziell bedrohlichen Situationen (z.B. öffent-liche Verkehrsmittel) vermeidet. Darüber hinaus erlebt er vermehrt Panikattacken in Antizipation oder bei tatsächlichem Aufsuchen von angstbesetzten Situationen. In seiner Kindheit ist er mit seiner Schwester häufig zwischen den wechselnden Partnern der Mutter hin und hergezogen. Dabei seien die Partner auch hin und wieder gegenüber der Mutter gewalttätig gewesen. Als ältestes Kind hat er sich für die Mutter und die Schwester verantwortlich gefühlt und gelernt, viel Verant-wortung zu übernehmen. Als angehender Altenpfleger erfuhr er vor einigen Jahren während der Reinigung eines Heimbewohners Ekel und Übelkeit, die er als un-kontrollierbar erlebte und die ihn zwangen, den Raum zu verlassen. In der Folge war er sehr beunruhigt über seinen Körper, was bei ihm den Gedanken hinterließ »Ich muss mich in Zukunft zusammenreißen, das darf mir nicht noch einmal passieren« und »Ich habe es dieses Mal gerade noch so geschafft, den Raum zu verlassen, was, wenn ich mich beim nächsten Mal vor den Bewohnern und Kollegen übergeben muss?« In der Folge vermied er auch andere öffentliche Situationen, woraufhin sich die Angst vor einem Kontrollverlust auf weitere Situationen und auf weitere Körperausscheidungen generalisierte (s. Abb. 11.1).

Gesunder, normaler Junge

↓

Vulnerabilitäten

Kindheit: Unbeständigkeit, Unsicherheit, wenig Struktur, Bedrohung → massive Überforderung
und Unkontrollierbarkeit
(1) Bewältigung früher: Distanz/Abstand räumlich und emotional
(2) Bewältigung später: Macht (sich erwachsen zu verhalten), Verantwortung übernehmen
→ Bedürfnis nach Kontrolle ist wichtiger als alle anderen Bedürfnisse

↓

Auslösung Agoraphobie

Klassische Konditionierung: Raum des Altenheimbewohners + Übelkeit → Angst/Scham/Kontrollverlust
Generalisierung: öffentliche Situationen + unkontrollierbare Ausscheidungen → Angst
Weitere Generalisierung: öffentliche Situationen = Angst

↓

Auslösung Panikattacken
Stress und Anspannungsmodell:
Stressoren: Agoraphobie, Mutter/Bruder krank, keine Partnerin, Wegzug wichtiger Freunde,
zwanghafte Persönlichkeitstendenzen, Stress auf Arbeit

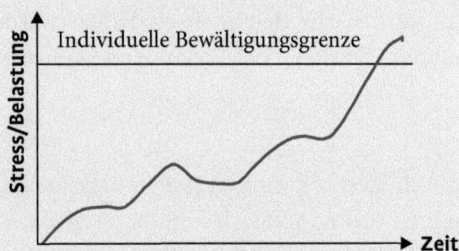

Psychoedukation Angst (Ebenen der Angst, Schutzfunktion)

↓

Teufelskreis der Angst

↓

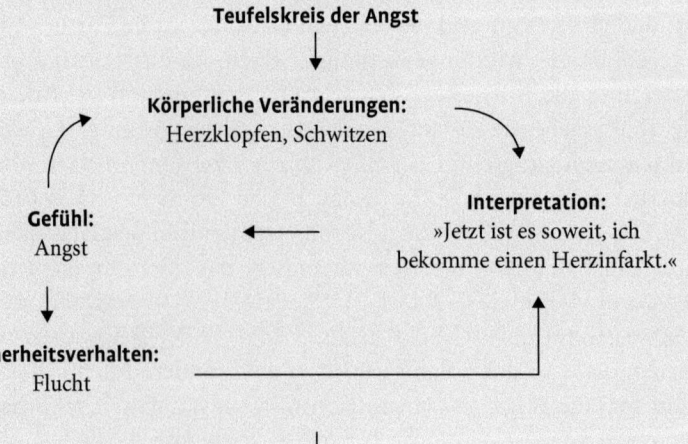

Körperliche Veränderungen:
Herzklopfen, Schwitzen

Interpretation:
»Jetzt ist es soweit, ich
bekomme einen Herzinfarkt.«

Gefühl:
Angst

Sicherheitsverhalten:
Flucht

↓

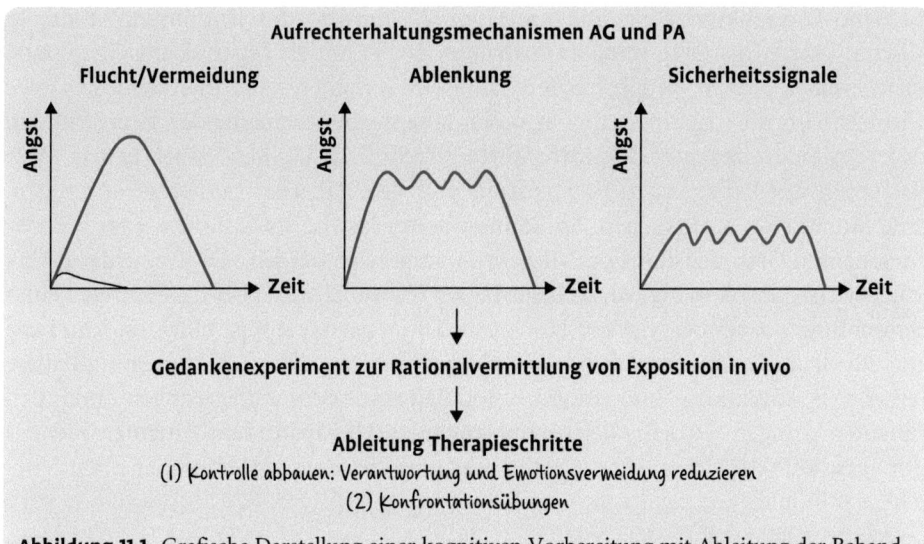

Abbildung 11.1 Grafische Darstellung einer kognitiven Vorbereitung mit Ableitung der Behandlungsschritte

(In Anlehnung an das Manual zur Behandlung von Panikstörung mit Agoraphobie von Lang, Helbig-Lang, Westphal, Gloster & Wittchen, 2012.)

Interventionsphase

Systemimmanentes Vorgehen in der Interventionsphase der Systemimmanenten Kognitiven Therapie beinhaltet eine Auswahl und Durchführung von Techniken der KVT, die stringent aus dem Störungsmodell abgeleitet wurden und den wissenschaftlichen Erkenntnissen über die jeweilige Störung entsprechen, aber nicht notwendigerweise rein kognitiver Natur (wie die in Teil I und II dieses Buches dargestellten Disputationstechniken) sein müssen. Vielmehr können diese auch verhaltensbezogene Techniken wie die Exposition in vivo umfassen. So sollte beispielsweise bei der Behandlung der Agoraphobie ohne Panikstörung entsprechend den evidenzbasierten Leitlinien (Heinrichs et al., 2009) die Konfrontationsbehandlung in vivo als verhaltensbezogene Technik im Rahmen der Systemimmanenten Kognitiven Therapie eingesetzt werden, auch wenn dies auf den ersten Blick im Rahmen einer »Kognitiven Therapie« verwunderlich erscheint. Allerdings weisen neuere Studien (zum Überblick: Craske, 2015) darauf hin, dass die Exposition insbesondere das Neulernen (auch Extinktionslernen) fördert, z. B. durch eine möglichst große Diskrepanz zwischen den Erwartungen und tatsächlichem Erleben, und somit insbesondere wirksam aufgrund der Veränderung der zugrunde liegenden Befürchtungen ist, wie dies im Rahmen von Verhaltensexperimenten angestrebt wird.

Generell stehen in der KVT verschiedenste Techniken zur Verfügung, die neues Lernen über Befürchtungen oder neues Wissen im Umgang mit ungünstigen Kognitionen und Annahmen fördern. Eine Möglichkeit, eine solch ganz allgemein verstandene Umstrukturierung, im Sinne von Neulernen, durchzuführen, ist die in Abschnitt 6.1 vorgestellte verbale Umstrukturierung mittels verschiedener Disputationstechniken. Andere Möglichkeiten umfassen verhaltensnahe Interventionen, wie beispielsweise die Durchführung von Verhaltensexperimenten oder Exposition in vivo. Systemimmanente Gesprächsführungstechniken können dabei helfen, dass Neulernen des Patienten zu unterstützen und den Patienten gezielt zu ermutigen, neue Situationen aufzusuchen. So können beispielsweise im Rahmen einer systemimmanenten Gesprächsführung Dilemmata aufgezeigt werden, die Vermeidungsverhaltensweisen insofern bergen, als keine neuen Informationen über das Eintreten einer Befürchtung gewonnen werden. Nur wenn Übungen kreativ gestaltet sind und die individuelle Befürchtung erfahrbar und überprüfbar gemacht wird, können eindeutige verhaltens-, kognitions- und emotionsmodifizierende Schlussfolgerungen durch den Patienten gezogen werden. Gleichzeitig sollte der Therapeut dem Patienten niemals Übungen aufoktroyieren, eine Gefahr, die mithilfe eines systemimmanenten Vorgehens minimiert werden kann.

Selbstkontrollphase und Rückfallprophylaxe

Um die in der Therapie gewonnenen Veränderungen nachhaltig zu stabilisieren oder zu erweitern, ist es erforderlich den Patienten zu eigenständigen Übungen anzuleiten. Dazu zählt auch, dass erste therapeutengeleitete Übungen zwar im Therapieraum vor- und nachbesprochen, jedoch vom Patienten alleine durchgeführt werden. Besonders wichtig für das Neulernen in Bezug auf Befürchtungen (»Ich könnte verrückt werden«) und kognitive Annahmen (»Ich bin nicht liebenswert«) ist das Üben in möglichst vielen verschiedenen Kontexten und unter möglichst vielen verschiedenen Bedingungen (Craske et al., 2014). Die letzten Sitzungen sollen schließlich dafür genutzt werden, noch offene Punkte oder durch den Patienten antizipierte Schwierigkeiten zu besprechen (z. B. »Was kann ich tun, wenn meine Stimmung wieder schlechter werden sollte?«). Systemimmanenz findet sich an dieser Stelle vor allem in der Patient-Therapeut-Interaktion wieder. Der Therapeut steht zum einen in Vor- und Nachbesprechungen von Übungen an der Seite des Patienten und argumentiert aus seiner Sicht heraus. Er will dabei nicht drängen oder überzeugen. Problemverhalten problematisiert er stattdessen über »die Hintertür« durch empathisches Aufzeigen der negativen Konsequenzen (z. B. »Ich kann mir vorstellen, dass Sie sich gerade ziemlich über sich ärgern, weil Sie die Übungen nicht gemacht haben. Und vielleicht sogar noch mehr darüber, dass Ihr Problem mit der Angst nun erst mal so bleiben wird, wie es ist«).

11.4 Wann ist Systemimmanenz in welchem Ausmaß indiziert?

Ein systemimmanentes Vorgehen eignet sich vor allem für die Behandlung von Angststörungen und depressiven Störungen (Hahlweg et al., 2001; Lincoln et al., 2003; Tuschen & Fiegenbaum, 2000). Gerade Angststörungen sind gekennzeichnet durch vielerlei »überschätzte« Befürchtungen und Annahmen, die einer korrektiven Überprüfung bzw. einer »Umstrukturierung durch Erfahrung« bedürfen und deren Therapierational vom Patienten somit zunächst auch mit mehr oder weniger großer Ambivalenz betrachtet wird. Aber auch depressive Störungen gehen aufgrund des Rückzugsverhaltens häufig mit mangelnden positiven Erfahrungen einher. Ungünstige Annahmen über sich, andere oder die Welt bleiben so meist unkorrigiert. Ein system-immanentes Vorgehen kann auch hier dazu verhelfen, dass Patienten sich der zunächst kontraintuitiv erscheinenden Therapie (z. B. Aktivität trotz Antriebslosigkeit) stellen. Weiterhin beschreiben Fiegenbaum und Tuschen-Caffier (2000) die Möglichkeit, die Systemimmanente Kognitive Therapie zur Veränderung unrealistischer Annahmen über Figur und Körper bei Essstörungen oder bei ungünstigen Erwartungen im Rahmen der Behandlung von sexuellen Funktionsstörungen einzusetzen. Im Bereich der Suchttherapie kann ein systemimmanentes Vorgehen zur Motivationssteigerung hilfreich sein.

Gerade, weil es Patienten häufig unlogisch und kontraintuitiv erscheint, sich mit dem zu konfrontieren, was mit unangenehmen Emotionen verbunden ist, eignet sich ein systemimmanentes Vorgehen generell zur Erhöhung der Motivation, insbesondere bei Patienten mit geringer Veränderungsmotivation. Durch ein einfühlendes Vor-gehen fühlen sich Patienten weniger zur Veränderung gedrängt, mit ihren Ängsten und Befürchtungen »abgeholt« und ernst genommen. Hier sollte die Systemimmanenz also in besonderem Ausmaß Anwendung finden, da dann davon auszugehen ist, dass Patienten in der Interventionsphase möglicherweise eine höhere Therapiecompliance zeigen und die Wahrscheinlichkeit eines Abbruchs so reduziert werden könnte.

Bisher liegen unseres Wissens keine Studien vor, die eine systematische Unter-suchung der spezifischen Komponenten der Systemimmanenten Kognitiven Therapie vorgenommen haben. Klinische Erfahrung spricht jedoch dafür, dass der Einsatz der Systemimmanenz im gesamten Verlauf der Therapie erfolgversprechend ist.

11.5 Fazit

Die von Tuschen und Fiegenbaum (2000) geprägte Systemimmanente Kognitive Therapie erweitert das klassische Vorgehen der Kognitiven Verhaltenstherapie um systemimmanente Techniken. Dabei begibt sich der Therapeut in die Perspektive des Patienten und argumentiert somit aus dem System des Patienten heraus, um unrea-listische Befürchtungen oder ungünstige Annahmen aufzuweichen und langfristig zu verändern. Ziel ist es, die Motivation zu steigern, Reaktanz zu vermindern und dem Patienten eine Überprüfung und Korrektur eigener Bewertungen, Annahmen und Befürchtungen zu ermöglichen. Die Systemimmanente Kognitive Therapie kann somit nicht nur für solche Störungen eingesetzt werden, in denen kognitive Umstrukturie-rung explizit indiziert ist (z. B. Depression), sondern auch für Störungen, die vor allem durch verhaltensbezogene Techniken behandelt werden sollten (z. B. Agoraphobie), mit denen allerdings unter anderem auch eine Umstrukturierung dysfunktionaler Kognitionen erreicht werden soll. Ausgangspunkt dafür bildet immer eine therapeu-tische Haltung, die die Wahrnehmungsrealität des Patienten vor dem Hintergrund seiner Lebensgeschichte als nachvollziehbar herausstellt und sich der ungünstigen Konsequenzen dessen widmet.

Kritisch bleibt die Frage, inwiefern die Systemimmanente Kognitive Therapie tatsächlich als eine eigenständige, insbesondere kognitive Therapieform verstanden werden sollte, oder ob Systemimmanenz nicht eher als übergreifende KVT-Technik verstanden werden sollte, die an unterschiedlichen Stellen des Therapieprozesses wirksam zum Einsatz kommt.

12 Kognitive Umstrukturierung der Metakognitionen – die Metakognitive Therapie nach Wells

Die Metakognitive Therapie (MKT) versteht sich als moderner Ansatz der Kognitiven Verhaltenstherapie und zählt neben der in diesem Buch dargestellten Akzeptanz- und Commitment Therapie (ACT; s. Kap. 13) zu den Ansätzen der »dritten Welle« der Verhaltenstherapie. Die MKT reiht sich damit in eine Gruppe von weiteren Therapieansätzen (Dialektisch-Behaviorale Therapie, Achtsamkeitsbasierte Stressreduktion etc.) ein, deren Gemeinsamkeit gegenüber der klassischen Kognitiven Verhaltenstherapie (KVT) die Betonung von Akzeptanz, Achtsamkeit, Wertorientierung und metakognitiven Prozessen darstellt (für eine Übersicht der Therapieverfahren der »dritten Welle«, s. Michalak & Heidenreich, 2013).

Die MKT fokussiert im Gegensatz zur klassischen KVT nicht einzelne ungünstige Gedanken, sondern beschäftigt sich mit den übergeordneten Prozessen, also dem kognitiven Stil und den Metakognitionen. Nach dem metakognitiven Modell sind es diese Prozesse, die aus »normalen« dysfunktionalen Gedanken pathologisches Leiden entstehen lassen. Die MKT wurde von Adrian Wells als alternativer Therapieansatz zur KVT entwickelt. Die MKT eignet sich entsprechend zum einen als Komplettprogramm in den vorgeschlagenen 8–10 Sitzungen. Zum anderen lässt sich die MKT unserer Meinung nach auch als integriertes Therapiemodul im Rahmen von Kurz- oder Langzeittherapien der KVT umsetzen. Obwohl die MKT und ihre theoretischen Grundlagen transdiagnostisch angelegt sind, gilt es, je nach Störungsausprägung einige Anpassungen vorzunehmen. Für eine ausführliche Darstellung der MKT bei Depression, Generalisierter Angststörung, Zwangsstörung und Posttraumatischer Belastungsstörung sei verwiesen auf das Manual von Wells (2011a).

12.1 Grundlagen der Metakognitiven Therapie (MKT)

Theoretischer Hintergrund und Störungsverständnis der MKT

Die MKT basiert auf dem metakognitiven Modell psychischer Störungen (Wells, 2011a; s. Abb. 12.1), welches wiederum aus dem Self-Regulatory Executive Function Model (S-REF-Modell, Wells & Matthews, 1996) entstand. Das S-REF Modell beschreibt als allgemeines Modell menschlicher kognitiver Prozesse verschiedene kognitive Verarbeitungsebenen. Die unterste Verarbeitungsebene beschreibt die automatische Verarbeitung einströmender Informationen, also die basalste Verarbeitung erlebter Ereignisse. Auf der nächsten Verarbeitungsebene finden schließlich die bewussten kognitiven Verarbeitungsprozesse statt. An dieser Stelle geschieht die (kognitive) Einordnung oder Bedeutungszuschreibung der erlebten Ereignisse. Nehmen unangenehme Gedanken und Gefühle nicht, wie in den meisten Fällen, nach einiger Zeit ab, so ist dafür, nach dem metakognitiven Modell, ein perseverierendes Programm kognitiver Prozesse verantwortlich. Dieses Programm wird als Cognitive Attentional Syndrome (CAS) bezeichnet und umfasst (s. a. Abb. 12.1):

(1) Sich-Sorgen
(2) Grübeln
(3) Aufmerksamkeitsverschiebung auf potenzielle Gefahren
(4) ungünstige Bewältigungsstrategien wie Gedankenunterdrückung oder Vermeidung

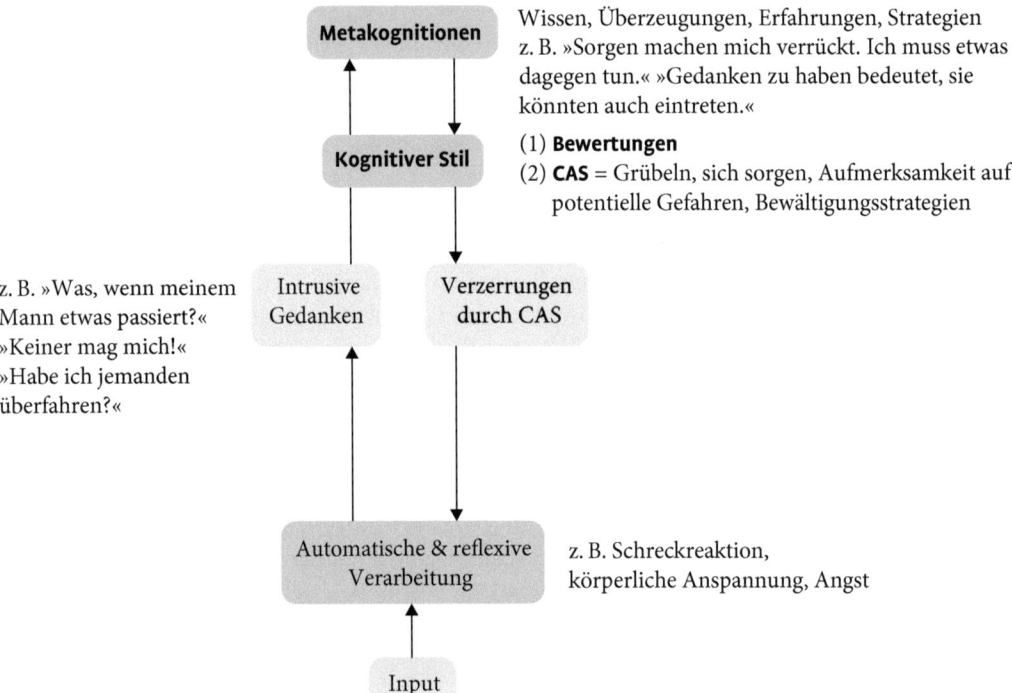

Abbildung 12.1 Das metakognitive Modell psychischer Erkrankungen (in Anlehnung an Wells, 2011a)

Ein durch das CAS geprägter kognitiver Stil führt dazu, dass normale Phänomene menschlichen Erlebens und Leidens, also unangenehme Gedanken, Gefühle oder Körpersymptome, intensiviert und aufrechterhalten werden (z. B. durch erhöhte Selbstaufmerksamkeit und Vermeidung bei sozialer Angst oder Sich-Sorgen und Gedankenunterdrückung bei der Generalisierten Angststörung). Gespeist werden das CAS und der kognitive Stil durch die übergeordneten Metakognitionen (s. Kasten). Diese beinhalten individuelle Auffassungen über die Nützlichkeit, Wichtigkeit, Kontrollfähigkeit oder Schädlichkeit von Sich-Sorgen, Grübeln, Bedrohungsmonitoring oder das Ausüben von Bewältigungsstrategien. Metakognitionen sind also gewisser-

maßen der Motor des CAS bei der Entstehung und Aufrechterhaltung einer störungs-
wertigen Symptomatik.

Hintergrundinformationen zu »Metakognitionen«

Metakognition umfasst »alle kognitiven Prozesse, die an der Interpretation, dem
Monitoring oder der Steuerung von Kognitionen beteiligt sind« (Wells, 2011a,
S. 20). Unter Metakognitionen sind also nicht nur verbalisierbare Überzeugungen
oder Erfahrungen über das eigene Denken zu verstehen, sondern auch nicht-ver-
balisierbare Steuerungsprozesse der Aufmerksamkeit auf Gefahrenreize (Bedrohungsmonitoring) sowie der Suche im Gedächtnis oder der Entscheidungsfindung.
Im Rahmen der MKT ist folgende Einteilung nach Wells (2011a) relevant:

(1) **Metakognitives Wissen** umfasst meist implizite allgemeine Annahmen über das
    eigene Denken, die Aufmerksamkeit oder das Gedächtnis (z. B. »Immer
    mitzudenken ist wichtig, um die Kontrolle zu behalten«).

(2) **Positive metakognitive Überzeugungen** sind konkretere Auffassungen über die
    Nützlichkeit spezifischer kognitiver Prozesse (z. B. »Sich sorgen ist gut, dann
    finde ich eine Lösung«, »Erst einmal vom Schlimmsten auszugehen, schützt
    mich vor Enttäuschungen«).

(3) **Negative metakognitive Überzeugungen** äußern sich bezüglich Kontrolle,
    Wichtigkeit, Bedeutung oder Gefährlichkeit von Gedanken (z. B. »Dass ich
    den Gedanken habe, mich vor den Zug zu werfen, bedeutet, dass ich es gegen
    meinen Willen tun könnte«, »Meine Sorgen machen mich verrückt«).

(4) **Metakognitive Erfahrungen** beziehen sich auf subjektive Bewertungen und
    Emotionen als Reaktion auf eigene Symptome und Empfindungen (z. B. »Dass
    es sich während einer Panikattacke so anfühlt, als würde ich einen Herzinfarkt
    bekommen, bedeutet, dass es passieren könnte«, »Dass ich mich ständig sorge,
    muss bedeuten, dass etwas daran gefährlich ist«).

(5) **Metakognitive Strategien** sind gelernte sichtbare oder nicht sichtbare Aktivi-
    täten, die auf kognitive Prozesse, also Denken, Aufmerksamkeit oder Gedächt-
    nis angewendet werden (z. B. unangenehme Gedanken unterdrücken, sich
    positiv instruieren, Aufmerksamkeit auf mögliche Gefahren lenken).

Störungsverständnis der MKT

Gemäß der MKT werden Gedanken und andere psychische Phänomene nicht per se als
pathologisch betrachtet, erst die durch die Metakognitionen initiierten Prozesse
innerhalb des CAS (Grübeln, Sorgen, Aufmerksamkeitsverschiebung, Bewältigungsstrategien) verursachen pathologische Symptome. Der MKT liegt somit die Annahme
zugrunde, dass durch die Sensibilisierung des Patienten für seine Metakognitionen
und deren Einfluss auf den kognitiven Stil ungünstige aufrechterhaltende Prozesse wie
Grübeln, Bedrohungsmonitoring oder Vermeidung unterbunden werden können.

Während es beispielsweise immer noch möglich wäre, auf plötzlich auftretende
Körpersymptome eine Weile mit Grübeln, Sorgen, potenziell bedrohlichen Interpre-

tationen oder Einengung der Aufmerksamkeit auf den Körper zu reagieren, ohne ein signifikantes Leidensniveau zu erreichen, so entsteht Leiden spätestens bei auftretenden Metakognitionen wie »Wenn mein Herz schnell schlägt und ich denke, dass ich einen Herzinfarkt bekomme, dann könnte das tatsächlich eintreten« oder »Ich habe keine Kontrolle mehr über meinen Körper und meine Befürchtungen«. Dann nämlich wird sich die Aufmerksamkeit exzessiv auf Symptome und deren Bedrohlichkeit fokussieren und (metakognitive) Strategien einsetzen, um die unkontrollierbar gewordenen Symptome in den Griff zu bekommen (Prozesse des CAS). Für die Störungsmodelle der MKT sind, neben dem CAS, die positiven und negativen metakognitiven Überzeugungen besonders relevant.

Negative metakognitive Überzeugungen umfassen entweder die Unkontrollierbarkeit von kognitiven Prozessen oder die Gefährlichkeit, Wichtigkeit oder Bedeutung von Gedanken. Beispiele hierfür sind:
▶ »Ich werde noch verrückt, bei all den Sorgen.«
▶ »Ich kriege die Grübelei gar nicht mehr in den Griff.«
▶ »Vor lauter Sorgen kriege ich noch einen Herzinfarkt.«
▶ »So zu denken bedeutet doch, dass mit mir was nicht stimmt.«
▶ »Dass ich den Gedanken habe, könnte doch bedeuten, dass es passiert.«

Positive metakognitive Überzeugungen beschreiben alle Annahmen über die Nützlichkeit von kognitiven Prozessen. Beispiele sind:
▶ »Wenn ich alles beachte, bin ich auf der sicheren Seite.«
▶ »Mich zu sorgen, kann mich vor zukünftigen Gefahren schützen.«
▶ »Grübeln kann mich zu Erklärungen oder Lösungen führen.«

Die MKT ist bisher als Manual für Depression, Generalisierte Angststörung, Zwangsstörung und Posttraumatische Belastungsstörung verfügbar (Wells, 2011a). Entsprechend wird im Folgenden jeweils das Metakognitive Modell für diese Störungen vorgestellt. Obwohl sich die genannten Störungsausprägungen in ihren Entstehungs- und Aufrechterhaltungsmechanismen unterscheiden und somit auch in ihren zugrunde liegenden theoretischen Störungsmodellen, so finden sich die nach der MKT zentralen Mechanismen, der kognitive Stil (CAS) und die Metakognitionen in jedem einzelnen Modell, wenn auch an unterschiedlicher Stelle, wieder (s. Abb. 12.2–12.5).

Metakognitives Modell der Generalisierten Angststörung (GAS). Das Problem der pathologischen Sorgen innerhalb der GAS beginnt damit, dass die (möglicherweise sogar zunächst nachvollziehbaren) sorgenvollen Gedanken, z. B. »Was ist, wenn meinem Kind etwas passiert« durch negative Metakognitionen wie »Diese Sorgen machen mich verrückt«, »Wenn ich diese Sorgen habe, muss die Situation ja wirklich schlimm sein, ich muss deshalb etwas tun« verstärkt werden und eine Reihe weiterer Prozesse in Gang setzen. Neben einem Gefühl von Angst und Hilflosigkeit werden dabei offene Bewältigungsstrategien (z. B. Schule anrufen und erfragen, wann genau das Kind losgegangen ist) und Formen der Gedankenkontrolle (z. B. springen zwischen

Sorgen, Gedankenunterdrückung und Beruhigungsstrategien) die Folge sein. Letztere finden sich auch im gängigen KVT-Modell der GAS (Becker & Margraf, 2007) in Form von Vermeidung und Sicherheitsstrategien wieder. Dabei geht das KVT-Modell der GAS davon aus, dass diese Strategien eine emotionale Auseinandersetzung mit ursprünglichen Sorgengedanken ebenso wie eine korrektive Erfahrung dahingehend verhindern, dass Sorgen von alleine wieder nachlassen können. Im metakognitiven Modell der GAS stellt sich das CAS in Form eines verselbstständigten Sorgen- und Grübelprozesses dar, angekurbelt durch Metakognitionen, die ungünstige Bewältigungsstrategien und die Sensibilisierung für mögliche innere und äußere Gefahrenreize hervorbringen.

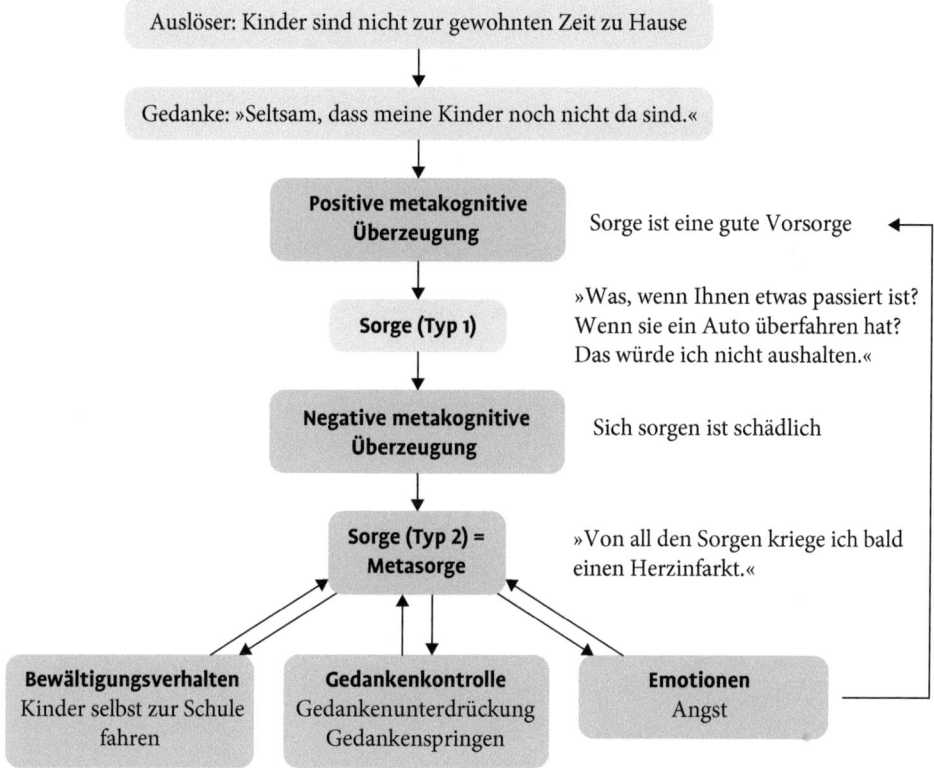

Abbildung 12.2 Metakognitives Modell der Generalisierten Angststörung (in Anlehnung an Wells, 2011a)

Metakognitives Modell der Zwangsstörung. Im Rahmen des metakognitiven Modells der Zwangsstörung ist es ebenfalls weniger der ursprüngliche aufdringliche Gedanke (z. B. »Habe ich jemanden überfahren, ohne es zu merken?«), der die Zwangssymptomatik entstehen und aufrechterhalten lässt. Vielmehr wird angenommen, dass zunächst negative metakognitive Überzeugungen (»Wenn ich solche Gedanken habe, dann muss doch auch was dran sein«) dem Gedanken bedrohliche und überhöhte

Bedeutung zuschreiben (»Wenn das stimmt, werde ich bestimmt gerade gesucht, ich komme ins Gefängnis, alle werden mich verachten. Das muss ich unbedingt verhindern«). Schließlich führen positive metakognitive Annahmen (»Ich kann das verhindern, indem ich alles überprüfe«) dazu, dass Neutralisierungsversuche (z. B. im Drei-Sekunden-Takt den Rückspiegel checken, alle Unfallmeldungen in der Zeitung prüfen) sowie auch anhaltendes Bedrohungsmonitoring betrieben werden. Gefühle von Angst, Hilflosigkeit und Schuld werden zwar kurzfristig reduziert, bleiben jedoch langfristig bestehen, da sich kleinste Zweifel sofort zum nächsten Auslöser für Zwangsgedanken entwickeln können (s. Abb. 12.3).

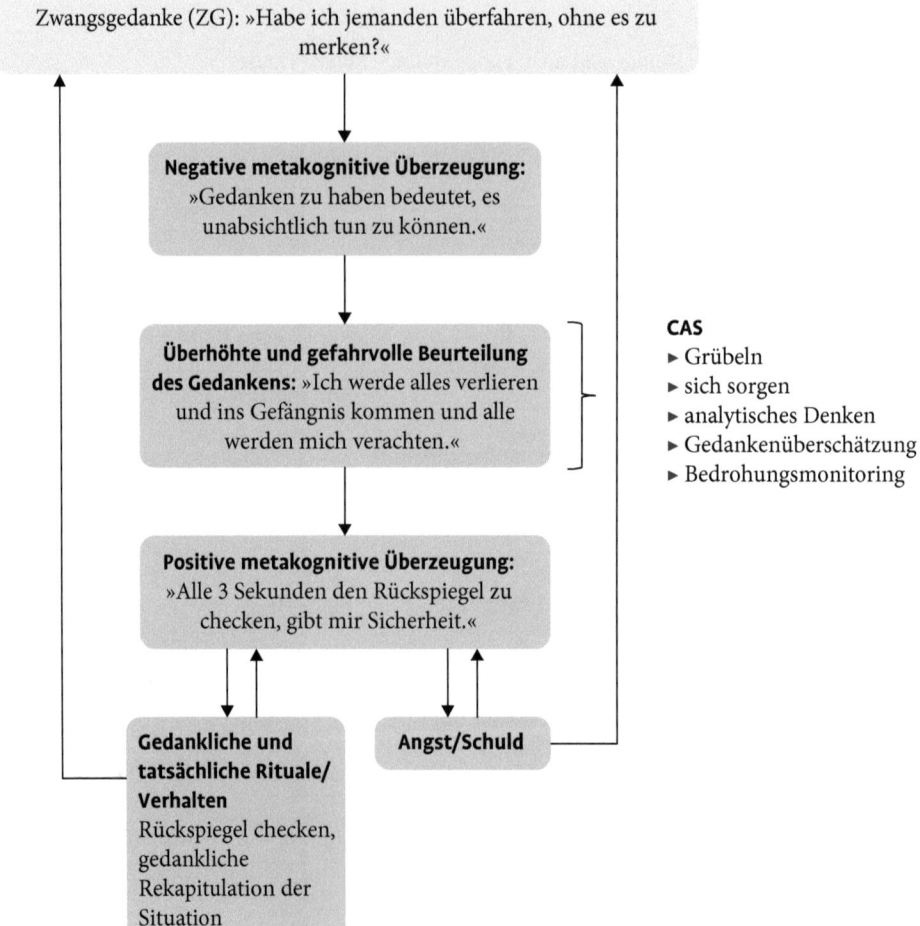

Abbildung 12.3 Metakognitives Modell der Zwangsstörung (in Anlehnung an Wells, 2011a)

Metakognitives Modell der Depression. Das metakognitive Modell der Depression betont exzessives Grübeln als den zentralen pathologischen Prozess. So führen typische Auslöser (z. B. Freundin sagt ab) zu depressiv gefärbten Gedanken (z. B. »Die mag mich eh nicht, keiner mag mich«). Positive metakognitive Überzeugungen, wie beispielsweise »Du musst dir Gedanken machen, woran es liegen könnte, dann kannst du vielleicht etwas ändern«, fördern den Grübelprozess, indem vermeintliche Lösungen erhofft werden. Negative metakognitive Überzeugungen wiederum betonen die negative Bedeutung des Grübelns (»So zu denken bedeutet, dass ich abartig bin« oder »Ich kann ja eh nichts machen, dass andere mich mögen«), was wiederum depressive Symptome auf allen Ebenen verstärkt, Rückzugsverhalten fördert und die Aufmerksamkeit auf weitere relevante Auslöser (z.B. vermeintlich abweisende Gesten, Mimik

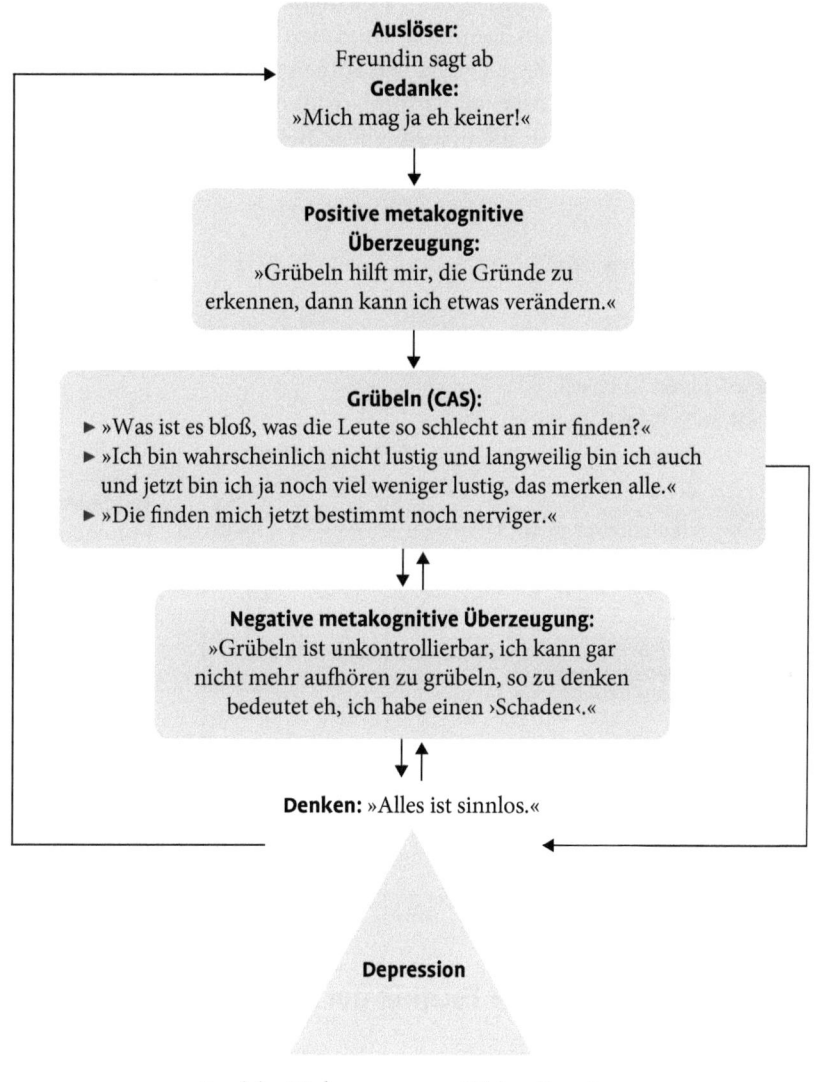

Abbildung 12.4 Metakognitives Modell der Depression (in Anlehnung an Wells, 2011a)

anderer) lenkt. Das CAS findet sich im Modell der Depression in Form von Grübeln, ungünstigen Bewältigungsstrategien (z. B. Rückzug), wie auch im Aufmerksamkeitsfokus auf bedrohliche Auslöser wieder (s. Abb. 12.4).

Metakognitives Modell der Posttraumatischen Belastungsstörung. Erlebt ein Mensch ein traumatisches Ereignis, so entwickelt er zunächst typische Belastungssymptome (z. B. Schreckreaktion, Wiedererleben in Form von Intrusionen), welche jedoch in den meisten Fällen wieder abklingen. Kommen jedoch negative und positive metakognitive Überzeugungen über diese Symptome hinzu (z. B. »Ich muss mich gedanklich auf mögliche Gefahren vorbereiten und immer wachsam sein« oder »Diese Symptome bedeuten, dass es schlimm um mich steht«), so wird das Ereignis und deren potenziell bedrohliche Bedeutung weiterhin dominieren und eine Rückkehr zu bedrohungsfreien Erfahrungen verhindern. Stattdessen entstehen Sorgen über mögliche Bedrohungen in der Zukunft sowie Versuche, diese zu verhindern und ständig wachsam zu sein für potenzielle Gefahren (CAS), was die ursprüngliche Belastungsreaktion aufrechterhält (s. Abb. 12.5).

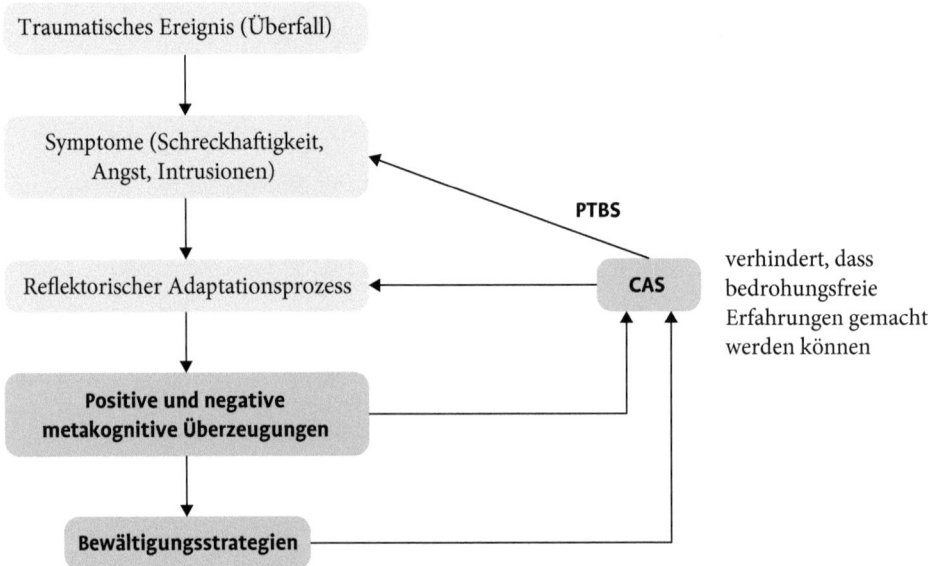

Abbildung 12.5 Metakognitives Modell der Posttraumatischen Belastungsstörung (in Anlehnung an Wells, 2011a)

12.2 MKT als therapeutische Technik der kognitiven Umstrukturierung

Innerhalb des Behandlungsrationals der MKT wird nicht die Symptomebene an sich verändert, stattdessen werden

(1) die aufrechterhaltenden ungünstigen Metakognitionen umstrukturiert
(2) ungünstige Prozesse des CAS (Grübeln, Sorgen, Aufmerksamkeit, Bewältigungs-strategien) verändert
(3) ein neuer metakognitiver Umgang erlernt

Modellentwicklung und Rationalvermittlung
Im Rahmen einer KVT müssten an dieser Stelle zunächst Kognitionen, also automatische Gedanken, bedingte Annahmen oder Grundannahmen identifiziert werden. Die MKT arbeitet jedoch auf der übergeordneten Ebene von Gedanken, also den Gedanken über die Gedanken, sowie mit den Prozessen des CAS. Erste und wichtigste Schritte bei der MKT sind daher:
(1) Exploration der Metakognitionen und Prozesse des CAS
(2) Modellentwicklung
(3) Rationalvermittlung

Mittels Fragetechniken nach den allgemeinen Regeln der psychologischen Gesprächs-führung (z.B. Hoyer & Wittchen, 2011) sollen zunächst folgende Punkte in der Explorationsphase eruiert werden:

▶ Welche Auffassungen über die Nützlichkeit von Grübeln, Sich-Sorgen, Bedro-hungsmonitoring oder anderen Bewältigungsstrategien hat der Patient (positive metakognitive Überzeugungen)?

▶ Welche Auffassungen über die Wichtigkeit, die Bedeutung, Kontrollierbarkeit oder Bedrohlichkeit von Gedanken oder anderen Symptomen hat der Patient (negative metakognitive Überzeugungen)?

▶ Welche ungünstigen Prozesse des CAS sind vorhanden? Gibt es Grübelphasen oder Phasen intensiver Sorgenkreise? Auf welche Reize fokussiert sich die Aufmerk-samkeit? Gibt es ein Bedrohungsmonitoring? Welche Bewältigungsstrategien gibt es? Gibt es Versuche gedanklicher Kontrolle? Welche Konsequenzen haben all diese Prozesse?

Es ist günstig, diese Faktoren so früh wie möglich im therapeutischen Prozess zu erfragen (Beispieldialoge zur Exploration, s. Wells, 2011a, S. 55–61). Dies kann über direktes Erfragen von vergangenen Situationen oder auch durch Beobachtungen im Therapieraum erfolgen. Der Therapeut benennt dann in jedem Fall diese Faktoren und schult somit den Patienten darin, diese eigenständig bei sich zu erkennen. Der Therapeut selbst hat das Ziel, das metakognitive Modell des Patienten mit der explorierten Information zu füllen und ihm zu vermitteln. Hierzu empfiehlt sich der Rückgriff auf die oben dargestellten metakognitiven Modelle, die im Bedarfsfall auf weitere Störungsausprägungen (Panikstörung, Hypochondrie, Soziale Phobie usw.) angewandt werden können. Es ist dabei von großer Bedeutung, eine klare Unterschei-dung zwischen Kognitionen und Metakognitionen einerseits sowie Metakognitionen und daraus resultierenden kognitiven Prozessen des CAS andererseits zu wahren.

Wurde das Störungsmodell gemeinsam mit dem Patienten gefüllt, so vermittelt der Therapeut dem Patienten die Idee der MKT. Dabei ist zu beachten, dass ein Zwangsgedanke nach der MKT per se nicht als problematisch oder therapiebedürftig betrachtet wird, ebenso wenig wie ein selbstabwertender, ängstlicher oder sorgenvoller Gedanke oder das Auftreten von Herzstolpern, Alpträumen oder sonstigen Symptomen. Stattdessen soll der Fokus eindeutig auf die Metakognitionen und Prozesse des CAS gerichtet werden.

Beispielaussage des Therapeuten

Vermittlung des Modells der MKT bei einer Patientin mit Zwangsstörung

»Lassen Sie uns noch mal anschauen, wie sich Ihr Problem zusammensetzt. In unserem Modell haben wir gesehen, dass es meist mit einem Gedanken oder einem Zweifel losgeht, z. B. ›Habe ich jemanden überfahren, ohne es zu merken?‹. Es scheint als vereinnahme Sie dieser Gedanke sehr, so als ob er wahr wäre. Habe ich das richtig verstanden? Für Sie heißt einen Gedanken zu haben, dass das auch so passieren könnte? Ok. Und nachvollziehbarerweise löst der Gedanke Angst und Unsicherheit aus. Was glauben Sie, würde passieren, wenn Sie sich den Gedanken selbst nicht abnehmen würden, wie würde es Ihnen dann gehen?« …

»Wenn Sie nun aber diese Angst und Unsicherheit spüren, dann führt das wahrscheinlich dazu, dass Sie sich den Gedanken umso mehr abnehmen? Sie denken vermutlich, dass an dem Gedanken was dran sein muss, sonst hätten Sie ja keine Angst? Ungünstiger Weise verstärken sich die Angst und die starke Bedeutung, die Sie ihrem Gedanken beimessen also gegenseitig. Als Ergebnis wird sowohl die Angst als auch die vermeintliche Gefahr, die Sie Ihrem Gedanken zuschreiben, bestehen bleiben.« …

»Wie geht es dann weiter? Gibt es Dinge, die Sie tun, damit Sie diesen Gedanken loswerden? Waren Sie damit erfolgreich? Diese Strategien, um Gedanken loszuwerden, die bringen einige Probleme mit sich. Eins davon ist, dass sie – wenn überhaupt – nur kurzfristig funktionieren. Ein weiteres Problem ist, dass Sie immer mehr von diesen Strategien abhängig sind – was, wenn Sie dann mal nicht funktionieren? Ich vermute, das wird Ihre Angst und Hilflosigkeit noch mehr steigern. Versuchen, immer den Rückspiegel zu checken oder gar nicht mehr Auto zu fahren, verhindert außerdem zu erfahren, dass der Gedanke nur ein Gedanke ist, der nicht zwangsläufig wahr sein muss. Und weil Sie das nicht erfahren können, wird sich der Gedanke immer wieder aufdrängen und die Angst wird bleiben.« …

»Schauen Sie bitte noch einmal die einzelnen Faktoren im Modell an. Haben Sie eine Idee, wo Sie mithilfe der Therapie etwas verändern könnten? …

»Ich hätte zwei Ideen. Zum einen scheint es die Bedeutung zu sein, die Sie Ihren Gedanken zuschreiben, die die Gedanken erst zum Problem machen. Zum anderen ist es Ihre verspürte Notwendigkeit daraufhin, handeln zu müssen. Das führt dazu, dass Sie Ihre Gedanken als Wahrheit betrachten, sie also für bare Münze nehmen. Was würde passieren, wenn Sie lernen würden, auch diese Gedanken lediglich als Gedanken zu betrachten, die kommen und gehen? Tatsächlich ist es so, dass es sehr viele Menschen gibt, die solche Gedanken immer wieder haben, manchmal auch mit sehr merkwürdigen Themen. Es ist also normal, solche Gedanken von Zeit zu Zeit zu haben.«

Metakognitive Umstrukturierung

Verbale metakognitive Umstrukturierung. Grundsätzlich unterscheiden sich die Methoden zur kognitiven Umstrukturierung in der klassischen KVT nicht von denen in der MKT, mit einer Ausnahme: In der MKT werden die deklarativen metakognitiven Überzeugungen über Gedanken und Symptome hinterfragt und aufgeweicht, nicht die Kognitionen selbst. Folgende Empfehlung für Fragen zur Umstrukturierung findet sich bei Wells (2011a):

▶ **Evidenz für und gegen eine Überzeugung:** »Was spricht dafür, dass Sorgen nicht kontrollierbar sind, was dagegen?«

▶ **Präsentieren gegenläufiger Information:** »Welche Funktion hat Angst? Sie will sie schützen? Wie sinnvoll ist es dann, dass sie Sie sterben lässt?«

▶ **Identifizierung kognitiver Fehler (Katastrophisierung, Generalisierung, emotionale Beweisführung usw.):** »Wie würde es aussehen, wenn Sie wegen Ihren Sorgen nie wieder klar denken könnten?«

▶ **Erfahrungsbasierte kritische Überprüfung der Mechanismen:** »Wie kommen Sie darauf, dass diese Sorgen Sie umbringen, wie lange haben Sie diese Sorgen schon? Und ist Ihnen bisher etwas körperlich Schlimmes widerfahren?«

▶ **Vor- und Nachteile einer Überzeugung:** »Welche Vorteile hat es, einen Gedanken für bare Münze zu nehmen?«, »Welche Nachteile hat es, sich von diesen Gedanken mit aller Kraft abzulenken?«

▶ **Beurteilung der Argumentation für eine Überzeugung:** »Würden andere Ihre Argumentation teilen?«

Exposition als Methode metakognitiver Umstrukturierung. Exposition innerhalb der klassischen KVT basiert auf dem Prinzip, dass Vermeidung dazu führt, dass Angst und Symptome aufrechterhalten werden (Neudeck, 2015). Exposition mit dem angstbesetzten Objekt oder der Situation ermöglicht es, die Erfahrung zu machen, dass Befürchtungen (»Ich werde einen Herzinfarkt bekommen, alle werden mich auslachen«, »Ich werde das Gefühl nicht aushalten«) mit hoher Wahrscheinlichkeit nicht eintreten. Bestenfalls gelingt dem Patienten im Laufe der Exposition somit eine Korrektur seiner Befürchtungen. In der MKT hingegen geht es um die kritische Überprüfung von Metakognitionen. Beispielsweise gilt es zu überprüfen, ob Grübeln tatsächlich eine lösungsorientierte Strategie ist, ob das wiederholte Aussprechen eines angstbesetzten Satzes die Befürchtung eintreten lässt, ob absichtlich herbeigeführtes Sich-Sorgen zu einem Kontrollverlust über sich (operationalisiert als Rumschreien und Zusammenbrechen) führt, bzw. ob das Spazieren in den Straßen nach einem traumatischen Überfall, ohne ständig wachsam zu sein, dazu führt, dass das Trauma sich wiederholt.

Typischerweise werden also Konfrontationsübungen in der MKT zur Überprüfung konkreter Vorhersagen aus den metakognitiven Überzeugungen genutzt, um diese zu verändern. Dieses Vorgehen entspricht der Durchführung von Verhaltensexperimenten in der klassischen KVT (beispielhafter Ablaufplan s. Tab. 12.1), bei denen anhand einer eindeutigen Operationalisierung einer zu überprüfenden Vorhersage oder Hypothese des Patienten (z. B. »Wenn ich den Gedanken habe, ich springe vor einen Zug, dann springe ich auch vor einen Zug«) Übungen zu deren Überprüfung abgeleitet werden.

Tabelle 12.1 Beispielhaftes Ablaufschema eines Verhaltensexperiments zur metakognitiven Umstrukturierung

Metakognitive Überzeugung	Operationalisierung der Vorhersage	Prüfung der Vorhersage	Ergebnis
»Einen Gedanken zu haben, bedeutet, dass er wahr wird.«	»Wenn ich den Gedanken habe ›Ich springe gleich vor den Zug‹, dann werde ich dies innerhalb von 5 Sekunden gegen meinen Willen tun.«	(1) Patient wählt eine Situation aus, die der umfassenden und zuverlässigen Überprüfung der Vorhersage dient (2) Patient und Therapeut suchen eine Situation am Bahnhof mit einem hereinfahrenden Zug auf. Der Therapeut bittet den Patienten, den Satz in der Situation auszusprechen.	(1) Zusammenfassung der Erfahrung des Patienten bezüglich des Eintretens der Vorhersage (2) Prüfen möglicher Alternativerklärungen, weshalb die Vorhersage nicht eingetreten ist (3) ggf. erneute Durchführung des Verhaltensexperiments unter Berücksichtigung neuer Information aus Punkt 2 (4) Bedeutung der Erfahrung für die metakognitive Überzeugung herausstellen

Veränderung der Prozesse des CAS

Nach dem metakognitiven Modell verharren Patienten in einem perseverierenden, als unkontrollierbar wahrgenommenen, kognitiven Stil, der gleichzeitig einen Einfluss auf die Bewertung von Empfindungen und Ereignissen ausübt. Ungünstige kognitive Prozesse des CAS sind Grübeln, Sich-Sorgen, Aufmerksamkeitseinengung und ungünstige Bewältigungsstrategien. Im Folgenden werden Methoden zur Veränderung dieser Prozesse beschrieben, die einen flexibleren, distanzierteren und funktionaleren Umgang mit Gedanken und anderen Empfindungen ermöglichen sollen.

Aufmerksamkeitstraining (Attention Training Technique, ATT). Ziel des Aufmerksamkeitstrainings ist es, dem Patienten ein Bewusstsein für seine Aufmerksamkeitsprozesse zu geben und den auf störungsrelevante Reize eingeengten Aufmerksamkeitsfokus zu erweitern und somit eine Flexibilität der Aufmerksamkeit zu ermöglichen. Das bedeutet beispielsweise, dass der Aufmerksamkeitsfokus bei Patienten mit Panikstörung weg vom Körper hin nach außen erweitert wird oder die hohe Selbstaufmerksamkeit beim sozialphobischen Patienten zu reduzieren ist. Es soll also darum gehen, die durch unangenehme und belastende Gedanken oder Empfindungen gebundene Aufmerksamkeit zu erweitern, jedoch keinesfalls eine Strategie zur Ablenkung und Vermeidung an die Hand zu geben.

Das ATT fokussiert dabei mittels auditiver Reize verschiedene Aufmerksamkeitskomponenten:
(1) die selektive Aufmerksamkeit
(2) flexible Verlagerung der Aufmerksamkeit und
(3) geteilte Aufmerksamkeit.

Das ATT besteht aus einer ca. zwölfminütigen auditiven Übung, in der verschiedenste Geräusche parallel dargeboten werden. Der Patient wird zunächst instruiert, die Aufmerksamkeit auf ein bestimmtes Geräusch zu fokussieren und alle anderen Geräusche auszublenden (selektive Aufmerksamkeit). Schließlich soll er sich, im immer schnelleren Wechsel, auf jeweils ein Geräusch fokussieren (flexible Aufmerksamkeit) und zum Schluss alle Geräusche gleichzeitig wahrnehmen. Deutschsprachige Audiodateien zur Durchführung des ATT finden sich unter http://www.metakognitive-therapie.de/aufmerksamkeitstraining-att. Um zu verhindern, dass das ATT zur Ablenkungs- oder Vermeidungsstrategie eingesetzt wird oder unrealistische Erwartungen aufseiten des Patienten entstehen, sollte eine nachvollziehbare Begründung für die Durchführung des ATT herangezogen werden. Für genaue Anweisungen zur Durchführung des ATT und Hilfestellungen im Umgang mit möglichen Schwierigkeiten sei verwiesen auf Wells (2011a).

Beispielaussage des Therapeuten

Einführung und Instruktion in das ATT

»Wir alle erleben von Zeit zu Zeit mal mehr, mal weniger unangenehme Gedanken, Gefühle oder auch Körpersymptome. Dies tritt meistens aus gutem Grund auf, weil wir sehr unter Anspannung stehen, belastende Dinge geschehen, wir mit etwas unzufrieden sind oder Ähnliches. Zum großen Problem werden diese unangenehmen Gedanken aber meist erst dann, wenn sie uns fest einnehmen. Also dann, wenn unsere Aufmerksamkeit an ihnen festhängt. Dann bleiben die Gedanken da und verstärken sich. Leider merken wir meistens gar nicht, was unsere Aufmerksamkeit da eigentlich tut. Sie haben bestimmt schon einmal die Erfahrung gemacht, dass Sie große Schmerzen hatten und Sie dann durch etwas anderes erschreckt worden sind. Meist spürt man den Schmerz für einen kurzen Moment gar nicht mehr, da die Aufmerksamkeit an ganz anderer Stelle gebunden ist. Sekunden später kehrt die Aufmerksamkeit dann wieder zurück zum Schmerz.

Darum soll es heute gehen. Zum einen werden Sie lernen, sich bewusstzumachen, wo Ihre Aufmerksamkeit gerade gebunden ist, zum anderen, sie bewusst zu steuern. Das kann Ihnen dabei helfen, sich von ungünstigen Denkmustern zu lösen. Ganz wichtig ist dabei, dass es nicht darum geht, sich von den unangenehmen

> Gedanken abzulenken. Im Gegenteil, vermutlich werden diese Gedanken oder andere Empfindungen während der Übung auftauchen, Sie sollen sie dann auch nicht wegschieben, sondern als weiteres Geräusch innerhalb der Hörübung betrachten.«

Während das ATT dazu dient, Prozesse der Aufmerksamkeit bewusst zu machen und Kontrolle darüber zu gewinnen, so kann es demgegenüber in einigen Störungsausprägungen hilfreich sein, zu erlernen, die Aufmerksamkeit bewusst umzulagern. Diese *Neuausrichtung der Aufmerksamkeit (Situational Attention Refocusing, SAR)* ist ein weiterer zentraler Bestandteil der MKT und ein bekannter Baustein der KVT-basierten Therapie der Sozialen Phobie (s. Stangier, Heidenreich & Peitz, 2009). Die zugrunde liegende Annahme ist es, dass sozialphobische Befürchtungen (»Ich werde mich verhaspeln und alle werden lachen«) in unrealistischer Weise aufrechterhalten werden, indem der Patient seine Aufmerksamkeit auf sich, seine Befürchtung, potenziell bedrohliche Reize und Sicherheitsstrategien fokussiert. Indem der Fokus der Aufmerksamkeit nach außen gelenkt wird, kann überprüft werden, ob und inwiefern tatsächliche »Gefahr« besteht. Ähnliches findet sich bei der Posttraumatischen Belastungsstörung im Rahmen von Bedrohungsmonitoring, wodurch der Eindruck von aktueller Gefahr weiterhin aufrechterhalten wird, oder bei somatoformen Störungen, indem die Aufmerksamkeit auf körperlichen Prozessen und Empfindungen ruht und diese somit verstärkt.

Detached Mindfulness (Losgelöste Achtsamkeit). Innerhalb des metakognitiven Modells wird zwischen unterschiedlichen Verarbeitungsebenen unterschieden. Diese Unterscheidung ermöglicht ein Erlebensphänomen, das Wells und Matthews (1996) als »Detached Mindfulness« (DM), also losgelöste Achtsamkeit, bezeichnen. Achtsamkeit meint die bewertungsfreie Wahrnehmung und Beobachtung eines Gedankens oder anderer Empfindungen, Losgelöstheit bezieht sich darauf, keinerlei »psychische Arbeit« am Gedanken auszuüben, sondern diesen stattdessen als von sich selbst entkoppeltes intrapsychisches Phänomen wahrzunehmen. Diese Wahrnehmung ermöglicht es, einen Gedanken zu haben, ihn genau wahrnehmen zu können, ohne gleichzeitig mit ihm zu verschmelzen. Dies entspricht der Umschreibung von »Ich habe einen Gedanken, ich bin nicht mein Gedanke«. Während also das ATT die starre Aufmerksamkeit flexibler gestalten soll, ist es Ziel der DM, eine Wahrnehmung auf höherer Ebene zu ermöglichen, die eine Trennung zwischen Selbst und kognitiven Ereignissen schafft. Der Patient wird also Beobachter seiner eigenen Gedanken, besser seiner eigenen mentalen Ereignisse, die in ihm stattfinden, und zwar völlig unabhängig davon, ob sie wahr sind oder nicht.

Im Rahmen der MKT kommt der DM eine zentrale Rolle zu. Sie ermöglicht es, dass die auf Gedanken und andere Empfindungen folgenden Prozesse der Bewältigung, des Grübelns, der Sorgen, der Aufmerksamkeitsbindung, also ungünstige Prozesse des CAS, unterbrochen werden können. Stattdessen soll beim Aufkommen des Gedankens lediglich innegehalten und dieser distanziert wahrgenommen werden. Patienten empfinden die DM jedoch anfangs als befremdlich. Sie sind oft vollkommen mit ihren Gedanken und Empfindungen verstrickt, also komplett eingenommen von ihnen. Daraus entsteht die Notwendigkeit einer ausführlichen und nachvollziehbaren Einführung in das Konzept und die Übungen der DM.

Beispielaussage des Therapeuten

Einführung in die losgelöste Achtsamkeit

»Sie haben mir gesagt, dass Sie häufig ganz plötzlich von diesen Gedanken überfallen werden, dass mit Ihrem Körper etwas nicht stimmen könnte. Meist reicht schon ein kleines Ziehen im Magen. Wie bewusst ist Ihnen der Gedanke ›Ich bin bestimmt krank und habe einen Tumor im Bauch‹ in diesem Moment?« …

»Verstehe, Sie bekommen also sofort Angst und grübeln dann nach einer Erklärung, die Ihnen Entlastung geben könnte. Das heißt dieser Gedanke ›Da könnte was sein‹, der ist für Sie völlig präsent und wahr?« …

»Gut, eine Möglichkeit ist es, zu erlernen, sich von diesem Gedanken nicht so sehr einnehmen zu lassen. Stattdessen bewusst innezuhalten, sobald der Gedanke auftaucht, und sich bewusst zu machen, dass der Gedanke da ist. Nicht mehr und nicht weniger. Sie sollen also lernen, Beobachter Ihrer eigenen Gedanken zu sein.

Lassen Sie uns das vielleicht an einem Beispiel klarer machen. Ich möchte gerne, dass Sie sich kurz zurücklehnen und sich ganz bewusst den Gedanken »Ich bin bestimmt krank« vor Augen führen. Geht das? … Ich möchte nun, dass Sie diesen Gedanken aus der Distanz beobachten, während Sie ihn haben. Wenn Sie wollen, können Sie sich diesen Gedanken auch als geschriebene Worte auf einem Blatt Papier vorstellen, das mit etwas Abstand vor Ihnen liegt. Nehmen Sie sich als Beobachter Ihres eigenen Gedankens wahr? … Ich möchte gerne, dass Sie nichts anderes tun, als diesen Gedanken distanziert zu beobachten. Gehen Sie vor allem nicht dem Impuls nach, erleichternde Erklärungen zu finden oder zum Arzt zu gehen. Beobachten Sie einfach nur Ihren Gedanken.«

Wells (2011a) präsentiert in seinem Manual eine Reihe von Techniken und Übungen zur Förderung von DM, die im Folgenden kurz vorgestellt werden.

- **Metakognitive Anleitung**: Der Patient soll unter Anleitung des Therapeuten eine Situation aufsuchen und gleichzeitig seine aufkommenden Gedanken beobachten und mitteilen. Er soll durch seine Gedanken auf die äußere Welt schauen.
- **Freie Assoziation**: Der Therapeut nennt eine Reihe von beliebigen Begriffen, der Patient soll seine eigene Reaktion darauf, also Gedanken oder Vorstellungen, beobachten, ohne sie zu verändern.
- **Übung – Die blaue Giraffe:** Zunächst wird der Patient instruiert, nicht an eine blaue Giraffe zu denken und dabei den paradoxen Effekt von Gedankenunterdrückung erfahren. Schließlich soll er mittels DM Gedanken an die blaue Giraffe beobachten. Letztere Variante soll im Gegensatz zu Gedankenunterdrückung das freie Kommen und Gehen von Gedanken vermitteln.

- **Wolken-Metapher oder Zug-Metapher:** Patienten sollen sich Gedanken als vorbeiziehende Wolken oder Züge vorstellen, ohne deren Lauf oder Geschwindigkeit zu beeinflussen.
- **Metapher vom bockigen Kind:** Negative Gedanken oder Empfindungen werden in Analogie zu einem bockigen Kind im Supermarkt beschrieben. Je mehr Aufmerksamkeit dieses bekommt, desto schlimmer das Verhalten. Besser ist es, sich nicht mit dem Kind zu befassen und es passiv zu beobachten.
- **Verbale Schleife:** Belastende Gedanken werden mithilfe einer Tonbandaufnahme oder wiederholtem Aussprechen so lange verfremdet, bis die inhaltliche Bedeutung reduziert ist. Der Patient soll lediglich die dahinterstehenden Geräusche wahrnehmen, als einfache Ereignisse des Kopfes.
- **Selbst als Beobachter:** Der Therapeut regt durch Fragen (z. B. »Sind Sie der Gedanke oder sind Sie die Person, die diesen Gedanken beobachtet?«) dazu an, die Beobachterperspektive über eigene Gedanken einzunehmen. Dies kann in alle hier beschriebenen Übungen zur Förderung von DM integriert werden.
- **Tagtraum-Technik:** Der Patient wird gebeten, sich einen angenehmen Tagtraum vorzustellen und diesen sich selbst weiterentwickeln zu lassen. Er soll dann als Beobachter den Traum verfolgen.
- **Fragen zur Förderung von DM:** Mittels geeigneter Fragen soll die Entwicklung von DM im weiteren Therapieprozess gefördert werden. Beispiele sind: »Sind Sie der Gedanke oder die Person, die den Gedanken hat?«, »Ist dieser Gedanke wichtig oder können Sie ihn einfach vorbeiziehen lassen?«.

Abbau ungünstiger Bewältigungsstrategien. Als ein weiterer ungünstiger Prozess innerhalb des CAS gilt es, im Rahmen der MKT die aufrechterhaltenden Bewältigungsstrategien zu identifizieren, wenn nötig zu hinterfragen und schließlich abzubauen. Beispiele sind Rituale zur Verhinderung oder Neutralisierung von Zwangsgedanken oder Rückzugsverhalten bei der Depression, ebenso wie Körperchecking oder Doctorshopping bei Hypochondrie oder Sich-Sorgen und Gedankenunterdrückung bei der Generalisierten Angststörung.

Der Abbau von ungünstigen Bewältigungsstrategien wird indirekt auch durch das ATT und DM gefördert, indem belastenden Gedanken und anderen Empfindungen die Aufmerksamkeit oder die Notwendigkeit, auf sie zu reagieren, entzogen wird. Gleichzeitig ist es in der MKT, wie auch in der klassischen KVT, notwendig, sämtliche dysfunktionalen Bewältigungs- oder Vermeidungsstrategien sowie Sicherheitsverhaltensweisen explizit zu benennen und abzubauen. Fällt dies, aufgrund von bestehenden positiven metakognitiven Überzeugungen über die Nützlichkeit dieser Bewältigungsstrategien, schwer, so empfiehlt sich ein Verweis auf deren Rolle im individuellen Modell und gegebenenfalls eine Umstrukturierung der dahinterstehenden metakognitiven Überzeugungen mit den Methoden der verbalen Umstrukturierung oder mit Verhaltensexperimenten.

Neue kognitive Pläne und Verhaltensweisen entwickeln

Als letzter Schritt wird es notwendig sein, das Erlernte nachhaltig zu festigen, und zu verhindern, dass der Patient in alte Muster zurückzufällt. Aus diesem Grund soll an dieser Stelle der Behandlung der alte Umgang mit Symptomen oder Empfindungen dem neu erlernten Umgang zur Überwindung der Symptome gegenübergestellt werden. In Anlehnung an Wells (2011a) empfiehlt es sich dabei, folgende Punkte zu erheben:

(1) **Auslöser:** Gefühle, Gedanken, Körpersymptome, externe Ereignisse
(2) **Denkmuster:** metakognitive Überzeugungen über Symptome, über Prozesse des CAS sowie über Bewältigungsstrategien
(3) **Vermeidungsverhalten:** sämtliche Strategien im Umgang mit Symptomen. Dazu zählen insbesondere Prozesse des CAS (Grübeln, Sorgen, Bewältigungsstrategien)
(4) **Aufmerksamkeitsfokus:** umfasst Prozesse des Bedrohungsmonitoring oder der erhöhten Selbstaufmerksamkeit
(5) **Was habe ich gelernt?** Zusammenfassung des Erlernten

Im Arbeitsmaterial findet sich das Arbeitsblatt 4 als Vorlage zur Gegenüberstellung des alten und neuen Umgangs mit Symptomen oder Empfindungen. Es sollte darauf geachtet werden, die wichtigsten Punkte einer jeden Kategorie erfasst zu haben und den neuen Umgang als Selbstinstruktion zu formulieren. Es ist an dieser Stelle günstig, eine abschließende Zusammenfassung über das neu Erlernte zu äußern. Hier könnte ein Patient beispielsweise angeben »Ich habe gelernt, meine Gedanken nicht immer als Realität zu nehmen. Ständig zu grübeln, führt außerdem nicht zu Lösungen, sondern verstärkt, ebenso wie mein Vermeidungsverhalten, meine Probleme. Ich möchte auch nicht ständig in ›Habachtstellung‹ durch die Welt gehen«.

AB
4

12.3 MKT versus KVT?

Die Metakognitive Therapie betont vor allem metakognitive Überzeugungen und Prozesse als zentrales Veränderungsstück in der Behandlung. Obwohl sich auch in kognitiv-verhaltenstherapeutischen Modellen, wie der Zwangsstörung und der sozialen Phobie, teilweise metakognitive Komponenten finden, unterscheidet sich die MKT von der KVT in ihrer strikten Fokussierung auf übergeordnete kognitive Prozesse. Während sich auch eine Reihe von bekannten Methoden, wie die Umstrukturierung oder die Exposition, in der MKT wiederfinden, so verfolgen diese ein anderes Ziel. Die MKT arbeitet an Überzeugungen und Plänen über Symptome und über deren Bewältigungsversuche. Die KVT zielt stattdessen in ihrer Behandlung auf eine direkte Veränderung dieser Prozesse ab. Die MKT beinhaltet zusätzlich einige neue Techniken, wie z. B. das Aufmerksamkeitstraining sowie die Technik der losgelösten Achtsamkeit. Beide sind unserer Meinung nach sehr gut in das KVT-Vorgehen integrierbar. Zu beachten ist aber, dass Wells die MKT als zeiteffizientere Alternative zur KVT betrachtet, nicht als Ergänzung. Darüber hinaus könnte die MKT als generischer Behandlungsansatz auf alle Störungen Anwendung finden. Für eine zusammenfassende Darstellung der MKT und deren Abgrenzung zur KVT siehe auch Weber und Exner (2013).

Zusammengefasst betrachten wir die MKT als gute Ergänzung zum KVT-Vorgehen, denn aufgrund der noch unzureichenden Evidenzlage bleibt kritisch zu hinterfragen, inwieweit die MKT in ihrer Gänze einem etablierten und potenten Verfahren wie der KVT vorgezogen werden sollte. Der Einsatz der MKT-Techniken im Rahmen einer KVT mag vor allem bei Patienten, bei denen das Umstrukturieren dysfunktionaler Gedanken auf der ersten Ebene keinen ausreichenden Erfolg zeigt, eine gute Ergänzung darstellen. Ob dann eine ausführliche Erklärung und Einführung des Patienten in das metakognitive Modell notwendig ist, oder Einzelinterventionen, wie die verbale oder expositionsbasierte Umstrukturierung von metakognitiven Überzeugungen modulartig in das KVT Vorgehen integriert werden können, unterliegt der therapeutischen Einzelfallentscheidung.

Außerdem von der MKT abzugrenzen sind weitere metakognitive Ansätze wie das Metakognitive Training bei Schizophrenie (Moritz et al., 2011) und daraus entstandene Weiterentwicklungen für Zwangsstörung (Moritz & Hauschildt, 2011), Borderline-Persönlichkeitsstörung (Schilling et al., 2013) oder Depression (Jelinek et al., 2013).

Fazit. Die störungsübergreifend angelegte Metakognitive Therapie (MKT) wurde von Adrian Wells ursprünglich als alternativer Therapieansatz zur KVT entwickelt. Innerhalb des gut fundierten metakognitiven Grundlagenmodells sind es ungünstige Metakognitionen, welche neben einem ungünstigen kognitiven Stil, dem Cognitive Attentional Syndrome (CAS), zur Entstehung und Aufrechterhaltung psychischer Störungen beitragen. Die MKT fokussiert daher konsequent übergeordnete kognitive Prozesse in ihrer Behandlung. Die Symptomebene selbst wird dabei nicht als therapiewürdig erachtet.

13 Akzeptanz- und Commitmenttherapie als Strategie der kognitiven Umstrukturierung

Die Akzeptanz- und Commitmenttherapie (ACT) versteht sich ebenso wie die zuvor beschriebene Metakognitive Therapie (MKT) als moderner Ansatz der Kognitiven Verhaltenstherapie, also als sogenannter Ansatz der »dritten Welle«. Die ACT betont in Abgrenzung zu anderen Ansätzen der dritten Welle vor allem die Akzeptanz von psychischen Prozessen und die Orientierung auf Werte. Dabei ist sie als transdiagnostischer Therapieansatz konzeptualisiert.

Die Notwendigkeit, klassisches kognitives Arbeiten durch akzeptanzbasierte Techniken zu erweitern, drängt sich vor allem bei besonders hartnäckigen Gedanken und Annahmen auf, beispielsweise im Rahmen einer chronischen Depression oder Persönlichkeitsstörung. Denn hier scheitern Therapeuten häufig mit dem Versuch einer kognitiven Disputation. Das ist damit zu begründen, dass es bei einigen Störungen häufig keine einzelnen greifbaren Gedanken gibt, die mehr oder weniger einfach »korrigiert« werden können. Lerngeschichtlich bedingt wird der Verstand hier immer wieder selbstzerstörerische oder inadäquate Gedanken produzieren. Sich diesen einzeln über eine Disputation anzunähern, ist weder zielführend noch umsetzbar. Bei anderen gedanklichen Störungsausprägungen, wie der Zwangsstörung, sind kognitive Umstrukturierungsmethoden erst gar nicht indiziert; selbst eine expositionsbasierte Behandlung führt bei dieser Störung häufig nicht zu der erwünschten Reduktion von Zwangsgedanken (vgl. Rachman, 1983). ACT basiert dabei auf dem Grundsatz »verändere, was du verändern kannst, und akzeptiere, was du nicht verändern kannst, und tue Dinge in wertgeschätzte Richtungen«. ACT fokussiert also genauso wenig wie die MKT nicht die eigentlichen Inhalte ungünstiger Gedanken. Stattdessen vermittelt ACT einen akzeptanzorientierten Umgang mit belastenden Gedanken, indem sie achtsames Beobachten unterstützt, jeglichen Kampf mit Gedanken reduzieren und Werteorientierung fördern will.

Im Folgenden soll ein Einblick in den Therapieansatz der ACT gegeben werden mit kurzer Vorstellung des zugrunde liegenden Modells, um dann insbesondere die Techniken, die den Umgang des Patienten mit seinen Gedanken verändern können, vorzustellen. Es ist nicht das Ziel dieses Kapitels, ACT in ihrer Gänze zu vermitteln. Für interessierte Leser sei zur weiterführenden Beschäftigung mit ACT an dieser Stelle auf die Originalliteratur (Hayes et al., 2007) oder auf Kurzdarstellungen der ACT (z. B. Sonntag, 2011) verwiesen.

13.1 Was ist ACT?

Theoretischer Hintergrund. ACT als therapeutisches Vorgehen entspringt der theoretisch-empirischen Grundlage der Bezugsrahmentheorie (Relational Frame Theory; RFT; Hayes et al., 2001). Die Bezugsrahmentheorie befasst sich damit, wie Menschen gesprochene und unausgesprochene Sprache (Denken) lernen. Während am Anfang Beziehungen/Bezugsrahmen (z. B. Bär = Tier in Natur; Bär = Kuscheltier in Kinderzimmer; aber beides wird Bär genannt) mittels Verstärkungsprinzipien (z. B. Lob der Mutter) erlernt werden, verselbstständigt sich dieses Erlernen über die Zeit hinweg, sodass Beziehungen automatisch abgeleitet werden, ohne dass Verstärkung notwendig wäre. Bewusstes menschliches Erleben und Denken sind Ergebnisse eines weitgehend unbemerkten Lernprozesses, der die ständige Bildung von sprachlichen Beziehungen (Bezugsrahmen, z. B. »Ich bin größer als du, Bär ist ein Tier und auch ein Kuscheltier« etc.), also Gedanken, beinhaltet. Das Ergebnis davon ist, dass der menschliche Verstand einer »Wortmaschine« gleicht (Hayes & Smith, 2007), die ständig Assoziationen und Regeln in Form von Gedanken produziert, welche uns begleiten und unser Verhalten gewöhnlicher Weise beeinflussen. Der Mensch konstruiert sich also seine Welt, er verarbeitet Vergangenes und formt Zukünftiges. All diese Gestaltungen und Vorstellungen sind aus der Sicht von ACT sprachlich-gedankliche Prozesse, die unser Erleben bestimmen.

Störungsverständnis. Während die meisten Menschen einen Moment des entspannten Wohlbefindens bei der bloßen Vorstellung einer Hängematte unter Palmen erleben, so fühlt ein leistungsängstlicher Mitarbeiter großen Schrecken oder Angst bei dem unbegründeten Gedanken daran, dass der Chef den hart erarbeiteten Entwurf in den Boden stampft. Die »Wortmaschine« des ängstlichen Mitarbeiters würde vermutlich Gedanken produzieren, die besagen, dass »er unbedingt im nächsten Meeting glänzen muss«, »besser sein soll als der Kollege«, »dafür unbedingt das Wochenende durcharbeiten muss« und »sich seine Unsicherheit auf gar keinen Fall anmerken lassen darf«. In den allermeisten Fällen wird ein solcher Gedanke als realistisch, wahr und bedrohlich wahrgenommen. Die Person »verschmilzt« mit diesen Gedanken. Da jeder Mensch zum Überleben und Funktionieren ausreichend gedankliche Problemlösekompetenzen besitzt, werden für diese Gedanken, bzw. für das, was sie angeblich ankündigen, Lösungen gefunden. Der Mitarbeiter wird vermutlich immer und immer wieder versuchen, jeden noch so kleinen Fehler gegenüber seinem Chef zu vermeiden, indem er viele Überstunden in Kauf nimmt. Dies wirkt sich schließlich einschränkend auf die Verfolgung wichtiger persönlicher Ziele (z. B. ein guter Vater zu sein, den Halbmarathon zu laufen, mit den Kindern in den Zirkus zu gehen) aus, geht mit depressiven Symptomen einher und gefährdet die psychische Gesundheit im Allgemeinen. Aus Sicht der ACT ist also nicht das Auftreten von bestimmten Gedanken oder Gefühlen per se das, was zu Leiden oder psychischen Störungen führt, sondern erst ein »Zu-wörtlich-Nehmen« der eigenen Gedanken (sog. kognitive Fusion mit diesen Gedanken) sowie der Einsatz von Strategien und Lösungen, um diese Gedanken vermeintlich in den Griff zu bekommen (sog. Erlebnisvermeidung).

Therapieziele. Während das Loslassen von Kontrolle in der ACT unter Akzeptanz zusammengefasst werden kann, meint Commitment, mit sich selbst eine Verpflichtung einzugehen, das im Leben zu wählen, was persönlich wichtig ist (Werte), und sich in Richtung dieser gewählten Werte zu bewegen, und zwar durch engagiertes Handeln und tatsächliches (nicht nur gedankliches) Tun. Konkret setzt ACT an den (gedanklichen) Produkten an, indem 1. ein Abstand zur »inneren Wortmaschine« erlernt und deren handlungsleitende Funktion, also Vermeidungsverhalten und Kontrollbemühungen, abgebaut werden (Defusion), um 2. ein Leben in Richtung gewählter Werte und Ziele zu ermöglichen (Werte).

Übergeordnetes Ziel der ACT ist es, die Psychologische Flexibilität zu erhöhen. Damit ist gemeint, dass Patienten ihr Verhalten vor dem Hintergrund dessen, was ihnen im Leben wahrhaftig wichtig ist, in einer konkreten Situation beibehalten oder verändern und nicht ihr Verhalten in den Dienst von Gedanken und Gefühlen stellen. Praktisch würde das bedeuten, dass der ängstliche Mitarbeiter zwar am Vortag einer wichtigen Konferenz seine Präsentation einübt und Überstunden in Kauf nimmt, jedoch am Vorabend einer internen informellen Besprechung pünktlich Feierabend macht, weil er mit seinen Kindern in den Zirkus gehen möchte. Das wiederum bedeutet jedoch nicht zwangsläufig, dass er nicht auch im Zirkus ängstliche Gedanken an die morgige Besprechung haben wird. Eine Zusammenfassung der Konzeptualisierung von Gedanken in der ACT ist nachfolgend dargestellt.

Hintergrundinformationen für den Therapeuten zu »Gedanken« in der ACT-Perspektive

▶ Gedanken sind Endprodukte gelernter sprachlicher Relationen, ein Prozess der weitgehend unbewusst abläuft.

▶ Unser Kopf produziert fortlaufend Gedanken (der Geist als »innere Wortmaschine«).

▶ Gedanken sind nie per se gut oder schlecht, es hängt vom Kontext ab, ob sie der Verwirklichung wichtiger Ziele im Leben im Weg stehen.

▶ Fusion mit Gedanken bedeutet, von einem Gedanken in einem gegebenen Augenblick vollkommen beherrscht und überzeugt zu sein.

▶ Einen Gedanken zu haben, bedeutet jedoch nicht automatisch, dass dieser wahr ist.

▶ Aus kognitiver Fusion mit unüberprüften und unzutreffenden Regeln und Gedanken entsteht ein Teufelskreis aus emotionaler Kontrolle und Erlebensvermeidung, was wiederum ungünstige Gedanken verstärkt.

▶ Einen Gedanken zu haben, bedeutet nicht automatisch, danach handeln zu müssen.

▶ Ziel ist es, Gedanken als das zu nehmen, was sie sind: Produkte unseres Geistes, die kommen und gehen, ohne dass man sie (immer) für bare Münze nehmen und gegen sie ankämpfen muss (Erlebnisvermeidung aufheben, Akzeptanz steigern).

13.2 ACT als therapeutische Technik der kognitiven Umstrukturierung

Innerhalb eines auf Veränderung orientierten verhaltenstherapeutischen Vorgehens würde an dieser Stelle im Therapieprozess auf das kognitive Modell verwiesen (s. Abschn. 1.2). Danach löst nicht ein Ereignis per se unangenehme Gefühle aus, sondern die zwischengeschaltete gedankliche Bewertung dieses Ereignisses. Nach dem kognitiven Modell scheint es also gute, realistische und adäquate Bewertungen zu geben, aber auch weniger gute, unrealistische und inadäquate. Letztere sollen korrigiert werden. ACT interessiert sich weniger für den Inhalt, sondern vielmehr für die Funktion der Gedanken. Das Problem für ACT beginnt somit nicht damit, einen Gedanken zu haben, sondern damit, dass der Gedanke »Macht« über den Patienten ausübt und ihn leitet. ACT betrachtet sich als erlebens- und erfahrungsorientierten Ansatz, wodurch insgesamt und im Gegensatz zur klassischen Umstrukturierung nur ein Minimum an Erklärung, Vermittlung und Überzeugung präsent sein sollte. Statt rationaler Logik und Argumentation im Umgang mit Annahmen und Gedanken arbeitet der ACT-Therapeut mit Metaphern und erlebensorientierten Übungen.

Es geht also darum, eine neue Weise zu erlernen und zu erfahren, wie der Patient mit seinen Gedanken in Kontakt treten, sie da sein lassen und beobachten kann, ohne sie zu wörtlich zu nehmen (mit ihnen zu fusionieren/verschmelzen und sie handlungsleitend werden zu lassen).

Im Folgenden wird ein solches Vorgehen für die Phase der Fallkonzeptualisierung bzw. Modellvermittlung und die anschließende Interventionsphase vorgeschlagen. Für einen Gesamtüberblick über die notwendigen Schritte im Ablauf einer auf ACT-Techniken basierenden Therapie kann das Arbeitsblatt 5 »Planungsleitfaden ACT-basierter Interventionen für die Bearbeitung von Gedanken« herangezogen werden.

AB
5

Fallkonzeption des Therapeuten

Wie beim klassischen Vorgehen der kognitiven Umstrukturierung ist es im Rahmen der diagnostischen Phase innerhalb eines ACT-basierten Vorgehens von großer Bedeutung, Gedanken zu identifizieren, die das gegenwärtige psychische Problem aufrechterhalten. Dies kann im Rahmen der Probatorik bzw. der diagnostischen Phase z. B. mittels des SORCK-Schemas gelingen. Folgende Punkte sollte der Therapeut für sein eigenes ACT-Fallverständnis zu diesem Zeitpunkt der Therapie erheben:

(1) Mit welchen belastenden Gedanken ist der Patient »verschmolzen«?
(2) Welche Regeln hat der Patient im Umgang mit diesen belastenden Gedanken erlernt?
(3) Wie geht der Patient bisher mit seinen belastenden Gedanken um / welchen Kampf führt er mit diesen Gedanken?

Zum jetzigen Zeitpunkt ist der Patient mit den ACT-Konzepten noch nicht vertraut, Selbstbeobachtungsbögen bieten sich deshalb an dieser Stelle noch nicht an. Nach der Modellvermittlung kann der Patient seine, ihm im Weg stehenden und fusionierten, Gedanken leichter identifizieren, ebenso wie seinen ungünstigen Umgang mit ihnen.

Modellvermittlung

Auch wenn innerhalb eines kognitiv-verhaltenstherapeutischen Vorgehens »nur« vereinzelt auf ACT-Übungen zurückgegriffen wird, so ist es dennoch notwendig, dem Patienten ein Modell über die akzeptierende Haltung gegenüber Gedanken zu vermitteln. In der Modellvermittlung sollten zwei Schritte durchlaufen werden:

(1) Klärung, dass Gedanken willkürliche Produkte des Geistes sind und Kontrolle dieser Gedanken nicht die Lösung des Problems darstellt, sondern Teil des Problems ist.

(2) Vermittlung der Alternative zu dem, was erfahrungsgemäß nicht funktioniert: Bereitwilligkeit (Akzeptanz) und Konzentration auf Werte.

Die Notwendigkeit, dies zu vermitteln, ergibt sich daraus, dass ACT auf etwas abzielt, weswegen der Patient nicht primär therapeutische Hilfe aufgesucht hat. Was der Patient (und intuitiv jeder von uns) sich wünscht, ist Symptomreduktion, also unangenehme und belastende Gedanken bestenfalls zu löschen oder eine gute Strategie zu finden, ihnen aus dem Weg zu gehen. Was ACT jedoch anbietet, ist mitfühlendes Hinwenden zu seinen Gedanken sowie Reduktion des Kampfes mit diesen Gedanken, um sich so dem wirklich Wichtigen im Leben zuwenden zu können. Die implizite Botschaft von ACT-basierten Interventionen bei Gedanken lautet also: »Deine Gedanken hast du sowieso, zu versuchen, diese zu kontrollieren, funktioniert erfahrungsgemäß nicht, also lass uns schauen, wie du anders mit ihnen umgehen kannst, ohne dass du gegen sie kämpfen musst.« Um diese Idee plausibel zu machen, braucht es ein an der Erfahrung des Patienten orientiertes Vorgehen, das mit einer nachvollziehbaren Modellvermittlung beginnen sollte.

Modellvermittlung – Kontrolle funktioniert nicht. Mittels erfahrungsbasierter Übungen und Metaphern soll der Therapeut die automatische und beliebige Entstehung von Gedanken einerseits und die Sinnlosigkeit des Kampfes dagegen andererseits verdeutlichen. Wichtig ist hierbei, den Patienten konsequent an seiner eigenen Erfahrung im Umgang mit Gedanken entlang zu leiten und ihn nicht von der Sinnlosigkeit seiner Kontrollbemühungen und somit seiner »Überlebensstrategien« überzeugen zu wollen. Im Vordergrund steht also nicht ein Aufzeigen von falschen oder richtigen Strategien, sondern allein die Frage an den Patienten, ob die bisherigen Strategien für ihn funktioniert haben.

Beispielaussage des Therapeuten

Erfahrungsgeleitete Vermittlung, dass Kontrolle nicht funktioniert (in Anlehnung an Hayes et al., 2007)

(1) Was hat der Patient bisher im Umgang mit den Gedanken versucht?

T: »Sie haben mir schon einige Lösungen genannt, mit denen Sie versuchen, Ihre ständigen Gedanken, nicht gut genug zu sein und zu versagen, loszuwerden. Gibt es noch andere Dinge, die Sie versucht haben?«

P: »Naja, häufig versuche ich mich abzulenken oder mir selbst Anweisungen zu geben.«

---

(2) Hat es funktioniert? (Was sagt der Verstand, was sagt die Erfahrung?)

T: »Das klingt so, als kämpften Sie regelrecht, um diese Gedanken irgendwie in den Griff zu bekommen?«

P: »Ja, und manchmal klappt es ja auch, aber irgendwann kommen die Gedanken dann wieder und alles geht von vorne los.«

T: »Sie versuchen also irgendwie, Ihre Gedanken und Ängste wegzuschieben, weil Sie denken, dass Sie dann wieder besser funktionieren?«

P: »Ja natürlich, diese Gedanken müssen weg, dann kann ich auch meine Arbeit wieder gut meistern.«

T: »Das ist ein vollkommen nachvollziehbarer Gedanke, den Ihr Verstand Ihnen da schickt. Er sagt Ihnen vermutlich auch, dass Sie sich einfach noch ein bisschen mehr anstrengen, sich noch ein bisschen mehr zusammenreißen sollten oder eine noch bessere Lösung finden müssten, um die Gedanken loszuwerden, oder?«

P: »Ja schon, irgendetwas muss ja funktionieren.«

T: »Haben Sie sich denn nicht mit aller Kraft bemüht, Ihre Gedanken zu besänftigen, so wie Ihr logischer Verstand es Ihnen gesagt hat?«

P: »Na klar, habe ich das!«

T: »Und, wenn Sie auf Ihre Erfahrungen mit diesen Bemühungen über einen langen Zeitraum hinweg schauen, hat es funktioniert? Also sind Ihre Gedanken und Sorgen weniger geworden oder mehr?«

P: »Weniger sicherlich nicht.«

T: »Verstehe, es scheint so, als ob Ihr Verstand Ihnen also gute Ratschläge schickt, was Sie alles tun sollten, aber Ihre Erfahrung sagt Ihnen, dass diese Dinge nicht funktionieren?«

P: »Klingt komisch, aber irgendwie ist es so ...«

Schokoladenkuchenmetapher (Hayes et al., 2007)

Die Schokoladenkuchenmetapher ist ein Beispiel für eine erlebnisorientierte Übung zur Herleitung, dass Kontrolle nicht funktioniert (für weitere mögliche Übungen an dieser Stelle s. Tab. 13.1).

T: »Ich möchte Sie gerne um Erlaubnis bitten, eine kurze Übung durchzuführen, sind Sie dazu bereit?«

P: »Ja.«

T: »Gut, stellen Sie sich bitte vor, ich würde Ihnen jetzt sagen, Sie sollen nicht an das denken, was ich Ihnen gleich sagen werde. Wenn ich es Ihnen gleich sage, möchte ich, dass Sie auf keinen Fall daran denken. Also, denken Sie nicht an einen duftenden Schokoladenkuchen. Sie können sich sicherlich vorstellen, wie Ihnen das Wasser im Mund zusammenläuft, wenn der warme Schokoladenkuchen aus dem Ofen kommt. Denken Sie nicht daran! Wie Sie den ersten Bissen nehmen und Sie erfüllt werden vom Schokoladengeschmack. Denken Sie an nichts, was mit Schokoladenkuchen zu tun hat. ... (kurze Pause) Haben Sie es geschafft?«

P: (schmunzelt) »Ich konnte an gar nichts anderes denken, als an den Schokoladenkuchen, je mehr ich mir gesagt habe, ich darf nicht an den Schokoladenkuchen denken, desto mehr musste ich daran denken.«

T: »Das ist ziemlich verblüffend, oder? Sie wollen auf gar keinen Fall Gedanken an einen Schokoladenkuchen haben und versuchen mit aller Kraft, nicht daran zu denken und dann kommen die Gedanken umso mehr. Das ist auch genau das Problem: Wenn Sie nicht bereitwillig sind, Gedanken zu haben, dann haben Sie sie. Wir können nicht kontrollieren, welche Gedanken unser Geist produziert, Gedanken kommen einfach. Kontrolle über Gedanken, so wie der Verstand es uns rät, scheint nicht zu funktionieren. Wir können also nicht wählen, ob wir einen Gedanken haben oder nicht, sondern nur, wie wir mit ihm umgehen wollen. Vielleicht ist es auch an der Zeit, sich zu entscheiden, wem Sie vertrauen wollen: Ihrem Verstand oder Ihrer Erfahrung?«

Achtung: Ein möglicher alternativer Ausgang ist, dass der Patient sagt, er habe es geschafft, an etwas anderes zu denken. Befragen Sie den Patienten dann, wie er das geschafft hat. Es gelingt nur, an etwas anderes zu denken, indem man die Regel formuliert »Denk nicht an den Schokoladenkuchen!«. Diese Regel selbst impliziert jedoch den Gedanken an einen Schokoladenkuchen.

Zur Verdeutlichung des funktionsuntüchtigen Umgangs mit Gedanken können anstatt der Schokoladenkuchenmetapher eine Reihe weiterer Übungen eingesetzt werden. Diese Alternativen sind aus der ACT-Literatur zusammengetragen und in Tabelle 13.1 zusammengefasst. Weitere bekannte ACT-Übungen, wie die »Mensch im Loch«-Metapher oder die »chinesische Fingerfallen«-Metapher (Hayes et al., 2007, S. 107 u. S. 111), sind auf den funktionsuntüchtigen Umgang mit Gedanken ebenfalls anwendbar, da sich diese jedoch mehr auf die tatsächlichen Kontrollbemühungen (offene Vermeidung, Sicherheitsverhalten etc.) beziehen und weniger auf die Kontrolle von Gedanken bzw. internen Empfindungen, haben wir an dieser Stelle auf deren genauere Darstellung verzichtet.

Tabelle 13.1 Übersicht von ergänzenden Übungen und Metaphern zur erfahrungsgeleiteten Vermittlung, dass Kontrolle nicht funktioniert

Übung/Metapher	Quelle	Funktion	Inhalt
Lügendetektor-Metapher	Hayes et al. (2007), S. 129	Kontrolle und Vermeidung von internen Ereignissen (Gefühle und auch Gedanken) funktioniert nicht und hat hohe persönliche Kosten im Vergleich zur Kontrolle äußerer Ereignisse	Der Patient soll sich vorstellen, er sei an einen hochsensiblen Lügendetektor angeschlossen. Während ihm eine Pistole an den Kopf gehalten wird, ist es seine Aufgabe, einfach entspannt zu bleiben, dann passiere ihm nichts. Bei kleinster Nervosität jedoch würde die Pistole abgefeuert werden. Der Therapeut erfragt, wie gut ihm die Kontrolle der Nervosität gelingt, um das Abfeuern der Pistole zu verhindern. Dann erfragt der Therapeut, wie gut es ihm gelingen

Tabelle 13.1 (Fortsetzung)

Übung/Metapher	Quelle	Funktion	Inhalt
			würde, ein äußeres Ereignis zu kontrollieren (z. B. dass eine Tür geschlossen sei etc.) im Vergleich zur Kontrolle der Nervosität.
Füttern des Angst-Tigers	Eifert und Forsyth (2008), S. 183	Hörig gegenüber eigenen angstbezogenen Gedanken zu sein und so zu handeln, wie die Gedanken es uns diktieren, macht das »Problem« häufig größer	Der Therapeut beschreibt die Lösungsansätze des Patienten im Umgang mit eigenen Gedanken so, als lebe der Patient mit einem hungrigen Tigerbaby. Aus Angst, dieses könnte ihn fressen, gibt er ihm immer wieder nach und füttert es (verhält sich also entsprechend dem, was die Gedanken verlangen). Der Tiger wird immer größer und furchteinflößender, der Ruf nach Futter immer lauter.

Ebenso wie der Patient bei einer inhaltlichen Disputation von ungünstigen Gedanken in einen Zustand innerer Verwirrung gerät, so löst die Erkenntnis, dass die bisherigen Strategien im Umgang mit den angstbesetzten Gedanken und Sorgen nicht funktioniert haben und nie funktionieren werden, bei Patienten einen Zustand von Verwirrung und Hoffnungslosigkeit aus. Dieser Zustand wird innerhalb der ACT als kreative Hoffnungslosigkeit bezeichnet. Kreativ deshalb, weil sie gewissermaßen eine Triebfeder für einen neuen Umgang mit Gedanken ist, indem sie durch eine ehrliche und empathische Rückmeldung darüber, was definitiv nicht funktioniert, auch Mut und Hoffnung ausspricht. Häufig besteht die Tendenz des Patienten darin, sobald er realisiert, dass bisherige Strategien nicht funktioniert haben, nach neuen Kontrollstrategien zu suchen. Es ist Aufgabe des Therapeuten, solche Tendenzen zurückzumelden und den Patienten darin zu unterstützen, einen anderen – akzeptierenden – Umgang mit seinen Gedanken zu finden.

> Kreative Hoffnungslosigkeit ist gewünscht und sollte vom Therapeuten keineswegs minimiert werden. Hoffnungslosigkeit bedeutet jedoch nicht Verzweiflung oder Sinnlosigkeit. Sie bedeutet vielmehr, die Hoffnungslosigkeit des bisherigen Kampfes aufzuzeigen. Diesen als funktionsuntüchtig herauszustellen und aufzugeben, gibt Hoffnung.

Um die Einsicht in die Funktionsuntüchtigkeit der bisherigen Kontrollstrategien zu stärken, eignen sich Beobachtungsübungen, die der Patient als Hausaufgabe durchführen kann. Aber Vorsicht, der Patient soll sich dabei lediglich darin beobachten, welche Gedanken in welcher Situation auftreten, welche Strategien er im Umgang damit einsetzt und ob sie funktionieren. Es geht an dieser Stelle nicht darum, irgendetwas zu verändern. Im Arbeitsmaterial befindet sich ein Beobachtungsbogen, der an dieser Stelle eingesetzt werden kann (Arbeitsblatt 6).

Modellvermittlung – die Alternative zur Kontrolle von Gedanken: Bereitwilligkeit (Akzeptanz) und Werte. Nachdem deutlich geworden sein sollte, dass Kontrolle, Vermeidung oder Ablenkung von unerwünschten Gedanken nicht funktioniert (oder nur unter Einsatz hoher persönlicher Kosten und auch dann nur kurzfristig) und der Patient dies anhand eigener Beobachtungen feststellen konnte, stellt sich die Frage nach der Alternative. Der Patient wird hier vermutlich die Idee haben, dass der Therapeut nun eine andere, viel bessere Strategie präsentiert. Führt der Therapeut das Konzept der Akzeptanz ein, so empfehlen Hayes und Kollegen (2007) an dieser Stelle jedoch zunächst den Begriff »Akzeptanz« durch »Bereitwilligkeit« zu ersetzten. »Akzeptanz« könnte ansonsten als Toleranz (»Augen zu und durch«) oder Resignation (»Nichts hilft, mir kann man eh nicht helfen«) missinterpretiert werden. Bereitwillig zu sein im Umgang mit eigenen Gedanken bedeutet, Gedanken wahrzunehmen, sie zu erleben, wenn sie da sind, ohne sie zu kontrollieren, sich abzulenken, sie zu verändern oder ihnen immer und ständig hörig sein zu müssen. Bereitwilligkeit ist dabei weder ein Gefühl, noch ein Gedanke oder eine Überzeugung. Genauso wenig meint Bereitwilligkeit ein Ignorieren von Gedanken. Es ist eine bewusste Entscheidung, damit aufzuhören, belastende Gedanken zu bekämpfen. Wichtig ist, in Folge der Vermittlung von Bereitwilligkeit auf solche Missverständnisse zu achten. Im Folgenden wird ein Beispieldialog zur Vermittlung des Bereitwilligkeitskonzepts als Alternative zur Kontrolle dargestellt. Ziel ist hierbei, dass der Patient lernt, dass ihn Bereitwilligkeit langfristig seinem Ziel näher bringt als die Kontrolle von Gedanken.

Beispielaussage des Therapeuten

Erfahrungsgeleitete Vermittlung von Bereitwilligkeit mittels der 2-Skalen-Metapher (Hayes et al., 2007, S. 140)

»Ich möchte Sie bitten, sich zwei Skalen vorzustellen, die funktionieren wie Lautstärkenregler einer Stereoanlage. Einer dieser Regler steht für die Einstellung Ihrer belastenden Gedanken und Sorgen, also zum Beispiel für den Gedanken »Ich muss alles richtig machen«. Nun sind Sie vermutlich hier, weil Sie lernen wollen, diesen Regler mit meiner Hilfe dauerhaft so runterdrehen zu können, dass die Gedanken nicht mehr da sind. Wir haben uns ja in den letzten Stunden angeschaut, dass die Kontrolle der Gedanken nicht funktioniert, vielleicht erinnern Sie sich an die Übungen mit dem Schokoladenkuchen. Und hier kommt der andere Regler ins Spiel, der Ihnen bisher weitestgehend unbekannt ist. Diesen Regler nennen wir ›Bereitwilligkeit‹. Bereitwilligkeit meint, dass Sie bereit sind, Ihre Gedanken zu haben, ohne sich abzulenken oder die Gedanken verändern zu müssen. Diesen Regler können Sie hoch und runter regulieren, Sie haben also über diesen Regler die Kontrolle. Bisher war es meistens so, dass der Gedankenregler ganz hochreguliert war, dass also die Gedanken ganz häufig und intensiv aufgetreten sind. Und der Bereitwilligkeitsregler war meistens ganz runter reguliert. Das heißt, Sie haben versucht, alles zu tun, um Ihre Gedanken zu kontrollieren, aber nichts, um sie hinzunehmen und bereitwillig da sein zu lassen. Das ist eine sehr ungünstige Kombination, denn wenn Sie absolut nicht bereit sind, Ihre Gedanken zu haben, dann haben Sie sie. (Wenn relevant ggf. erneuter Verweis auf die Schokoladenkuchenmetapher, siehe oben.) Die beiden Regler rasten bei dieser Kombination sozusagen ein und werden fixiert. Sie haben schon lange versucht, den Gedankenregler runterzufahren, aber es hat nicht funktioniert. Es ist auch nicht so, dass Sie sich dabei nicht gut genug angestrengt hätten, es funktioniert einfach nicht. Aus diesem Grund sollten wir uns dem Bereitwilligkeitsregler zuwenden. Sie entscheiden, wie sehr Sie Ihren Bereitwilligkeitsregler eingeschaltet haben möchten. Ich kann Ihnen ganz genau sagen, was dann mit Ihrem Gedankenregler passieren wird. Die Gedanken werden mal da sein und mal nicht. Wenn Sie Ihren Bereitwilligkeitsregler runter drehen, so wie Sie das bisher machen, dann werden die Gedanken mit Sicherheit da sein. Wenn Sie diesen Regler rauf drehen, haben Sie die Chance, dass Ihre Gedanken kommen und auch wieder gehen.«

Zusammengefasst beinhaltet Bereitwilligkeit eine bewusste Entscheidung, (unangenehme) Gedanken nicht weiter zu bekämpfen oder zu kontrollieren. Bereitwilligkeit ist mit Sicherheit keine Garantie, dass die unangenehmen Gedanken verschwinden, aber sie ist eine Gewähr, dass die Gedanken kommen und gehen können. Dürfen Gedanken erst einmal da sein, so kann dann mit mehr Distanz entschieden werden, ob sie zu beachten sind und ob sie Handlungskonsequenzen nach sich ziehen oder nicht.

Hierbei ist wichtig, dass Bereitwilligkeit unter keinen Umständen eine alternative und kurzfristige Strategie ist, um Gedanken loszuwerden. Therapeuten müssen daher darauf achten, dass der Patient das Rational der Bereitwilligkeit wirklich verstanden hat und dies nicht benutzt, um letztendlich doch Kontrolle über seine Gedanken zu bekommen.

In der Folge der Einführung des Bereitwilligkeitskonzepts kann es sinnvoll sein, den Patienten als Hausaufgabe eine Art Tagebuch über die Bereitwilligkeit, bestimmte Gedanken zu haben, führen zu lassen (s. Arbeitsblatt 7).

AB
7

Exkurs: Was im Leben wirklich wichtig ist – Werte

ACT fokussiert den nicht zu gewinnenden Kampf und die Kontrollversuche gegen unerwünschte Gedanken, indem sie erfahrungsbasiert herausstellt, dass die bisherigen Strategien des Patienten nicht funktioniert haben. Die Frage, die sich jedoch an diesem Punkt stellt, lautet, mit welchem Anreiz Patienten damit anfangen sollten, unangenehme Gedanken (und andere innere Empfindungen) zu akzeptieren bzw. sie bereitwillig zu haben.

ACT betont hierbei nicht Akzeptanz um der Akzeptanz willen, sondern Akzeptanz, um dann wiederum Platz zu haben, sich den im Leben wirklich wichtigen Dingen zuzuwenden, z. B. ein guter Vater / eine gute Mutter zu sein, Sport zu treiben, sich politisch oder karitativ zu engagieren. Werte (beispielsweise ein wissbegieriger Mensch zu sein und Wissen an andere weiterzugeben) sind gewissermaßen Richtungsgeber (auch Kompasse) im Leben, sie können nie vollends erreicht werden. Die aus den Werten abgeleiteten Ziele wiederum sind erreichbar (z. B. als Lehrer zu arbeiten oder an einer Volkshochschule Kurse zu geben).

Inwieweit eine ACT-basierte Intervention zum Aufbau von Akzeptanz von Gedanken innerhalb eines KVT-Vorgehens Wertearbeit beinhalten sollte, muss individuell entschieden werden. Grundsätzlich gilt jedoch auch hier: Es wird Patienten leichter fallen, Akzeptanz aufzubauen und Gedanken nicht unkritisch hörig zu sein, wenn es sich für sie lohnt. Und das tut es, wenn Verhalten in eine gewünschte Richtung von Werten aufgebaut wird. Konkret bedeutet dies für den ängstlichen Mitarbeiter vom Anfang dieses Kapitels, dass er trotz einer internen Besprechung am nächsten Tag und vielen ängstigenden Gedanken an sein Auftreten mit seinen Kindern in den Zirkus geht oder zu seinem Sportkurs, weil es ihm wichtig ist, seine Familie um sich zu haben und auf sich und die eigene Gesundheit zu achten.

Für eine umfassende Darstellung zur Wertearbeit verweisen wir auf die Originalliteratur von Hayes und Kollegen (2007). Es ist somit wichtig für die Erarbeitung eines anderen Umgangs mit Gedanken, immer im Hinterkopf zu haben, wofür sich ein Patient verändern möchte und was seine Richtungsgeber sind.

Interventionen zur Förderung eines neuen Umgangs mit Gedanken

Würden wir explizit auf eine Veränderung von belastenden Gedanken im Rahmen einer KVT abzielen, so würden wir an dieser Stelle der Therapie, wenn Gedanken und Schemata identifiziert sind, nach passenden Disputationsstrategien suchen, um die Richtigkeit dieser Gedanken und Schemata zu überprüfen (s. Abschn. 6.1 u. 6.2). Für den ängstlichen Mitarbeiter würden das bedeuten, dass beispielsweise für seine Annahme »Ich bin inkompetent« nach Evidenz und Gegenevidenz gesucht wird. Während also in der Disputation ein Gedanke mit seiner Bedeutung wörtlich genommen und auf seine Richtigkeit überprüft wird, geht es in der ACT darum, dem »Gedankenfluss des Geistes« generell geduldiger, distanzierter und kritischer gegenüberzutreten. Dies ermöglicht dem Patienten in jeder Situation einschätzen zu lernen, ob das, was der Verstand nahelegt, auch im Sinne dessen ist, was ihm im Leben wichtig erscheint. Diese psychologische Flexibilität im Umgang mit den eigenen Gedanken soll in der Interventionsphase etabliert werden, indem

(1) die Akzeptanz von Gedanken erhöht wird und zwar unabhängig davon, welchen Inhalt sie haben (dazu gehört auch die reine Beobachtungsfähigkeit von Denken als ein Prozess, also Achtsamkeit)

(2) die kognitive Fusion, d. h. die Verstrickung mit den Gedanken sowie deren verhaltensleitende Funktion reduziert wird. Zur Erreichung dieser Ziele stehen verschiedene Übungen zur Verfügung, die im Folgenden näher beschrieben werden.

Achtsamkeit erhöhen. Vorausgesetzt, der Patient hat sich in der vorausgehenden Phase der Modellvermittlung dafür entschieden, bereitwillig mit seinen Gedanken umgehen zu wollen, so kann zunächst im Rahmen von Achtsamkeitsübungen die neue Perspektive (auf Gedanken draufschauen, anstatt aus ihnen heraus die Welt zu betrachten) im Umgang mit Gedanken eingeübt werden. Die Einführung von Achtsamkeit wird gewissermaßen als Vorbereitung aber auch als begleitende Maßnahme zur Steigerung von Akzeptanz und Defusion betrachtet. Ziel ist es dabei, Denken als Prozess und Gedanken als Ergebnis daraus unvoreingenommen beobachten zu können. Als besonders geeignet empfinden wir hierfür die Gedanken-als-Blätter-im-Fluss-Übung (Hayes et al., 2007). Bei der Achtsamkeit ist zu betonen, dass es um eine möglichst neutrale, nicht-bewertende und nicht-verändernde Beobachtung eigener Gedanken geht. Hierauf sollte der Therapeut explizit bei der Durchführung der Übungen achten. Im Folgenden wird die Durchführung einer Achtsamkeitsübung beispielhaft dargestellt. Weitere nützliche Achtsamkeitsübungen finden sich beispielsweise bei Wengenroth (2012).

Beispielaussage des Therapeuten

Durchführung der Gedanken-als-Blätter im-Fluss-Übung (Hayes et al., 2007, S. 168)
»Ich möchte nun gerne eine Übung mit Ihnen durchführen. Diese Übung soll Ihnen dabei helfen, besser darin zu werden, Ihre eigenen Gedanken zu beobachten. Dazu möchte ich Sie gleich bitten, dass Sie alle Gedanken, die Sie in diesem Moment haben werden, denken und vorüberziehen lassen. Die Übung kann Ihnen dabei helfen, den Unterschied darin festzustellen, wenn sie auf Gedanken draufschauen, im Vergleich dazu, wenn sie mit Gedanken verschmolzen sind und somit aus ihnen heraus auf die Welt schauen.«

»Ich werde Sie gleich bitten, sich alle Gedanken, die Sie in diesem Moment haben, als Blätter vorzustellen, die einen Fluss hinuntertreiben. Sie sitzen am Ufer und beobachten die vorbeiziehenden Gedanken. Jeder Gedanke ist auf einem Blatt festgehalten. Ihre Aufgabe ist es, einfach nur die Blätter zu beobachten, nichts an der Szene zu verändern, den Fluss anzuhalten oder mit den Blättern den Fluss hinunterzutreiben. Vermutlich wird Ihnen das jedoch nicht die ganze Zeit gelingen. Irgendwann werden Sie den Eindruck haben, dass der Fluss angehalten hat, Sie sich in der Szene anstatt am Flussufer befinden oder Sie die gesamte Szene verloren haben. Ich möchte, dass Sie dann für einige Sekunden zurücktreten und versuchen herauszufinden, was Sie gemacht haben, kurz bevor die Szene angehalten hat oder aus Ihrer Vorstellung verschwunden war. Kehren Sie danach einfach wieder in das Bild der Gedanken im Fluss zurück und beobachten Sie Ihre Gedanken in jedem Moment der Übung als fließende Blätter. Es ist überhaupt kein Problem, wenn der Fluss aus Blättern anhält, es geht nur darum, es zu bemerken und zu schauen, was passiert ist, kurz bevor die Szene gestoppt hat. Ist das nachvollziehbar?«

»Sollten Sie das Bild gar nicht erst entstehen lassen können oder sollten Sie Gedanken haben wie ›Das schaffe ich nie‹, ›Wie soll das denn gehen?‹, dann stellen Sie sich auch diese Gedanken als Blätter im vorbeiziehenden Fluss vor.«

»Gut, dann bitte ich Sie, dass Sie nun eine bequeme Position auf Ihrem Stuhl einnehmen und Ihre Augen schließen. Lassen Sie nun die Szene des Flusses entstehen, das fließende plätschernde Wasser, Sie sitzen mit einer gewissen Distanz am Ufer und lassen die Gedanken, die Sie jetzt gerade haben, als Blätter vorbeiziehen … (Pause für einige Sekunden) … Was auch immer an Gedanken auftaucht, stellen Sie sich diese als Blätter im vorbeiziehenden Fluss vor … (Pause für 1–2 Minuten). Lassen Sie einfach alles vorbeiziehen und bemerken Sie, wenn die Szene anhält, verschwindet oder Sie in der Szene stehen, anstatt am Rand zu bleiben … (Pause für 1–2 Minuten). Lassen Sie dann Ihre letzten Blätter den Fluss hinuntertreiben und lassen Sie die Szene langsam los. Kommen Sie bitte ganz langsam, in Ihrem Tempo, zurück in den Raum, lassen Sie Ihre Augen bitte noch geschlossen, konzentrieren Sie sich zunächst auf die Geräusche um Sie herum, machen Sie sich bewusst, wo Sie sich befinden, und öffnen Sie dann langsam wieder die Augen.« (Orientierung des Patienten erlauben und erste Reaktionen des Patienten ermöglichen.)

»Was haben Sie beobachtet?«

Achtsamkeitsübungen sind häufig zunächst ungewohnt und etwas befremdlich für Patienten. Sollte der Patient während der Übung mit dem Therapeuten sprechen wollen, so verweist der Therapeut darauf, dass nach der Übung darüber gesprochen werden kann, und bittet ihn dann, diesen Gedanken ebenfalls als Blatt im Fluss vorbeiziehen zu sehen. Der Therapeut sollte während der Übung so wenige Instruktionen wie möglich geben.

In der Nachbesprechung der Übung fragt der Therapeut lediglich danach, was der Patient beobachtet hat. Fiel es dem Patienten schwer, das Vorstellungsbild und die Gedanken distanziert zu beobachten, so ist dies an sich kein Problem. Es geht dann in der Nachbesprechung zunächst darum, herauszuarbeiten, ob er beobachtet hat, was mit seinen Gedanken in diesem Moment des Abschweifens passiert ist. Oder ob er nach einiger Zeit des Abschweifens, also der Fusion mit Gedanken, beobachtet hat, wie er zurück zur distanzierten Beobachtung kehrte. Häufig lässt sich im Nachhinein bestimmen, dass im Moment des Verlassens des achtsamen Beobachtens ein belastender Gedanke an Vergangenes oder Zukünftiges auftauchte und der Patient mit diesem Gedanken fortgeschwommen ist, anstatt ihn distanziert als Blatt im Fluss zu beobachten.

Akzeptanz von Gedanken erhöhen und sie entwörtlichen (Defusion). Hat der Patient nun zunächst mittels Achtsamkeitsübungen gelernt, seine Gedanken distanzierter und nicht bewertend wahrzunehmen, so folgt in einem zweiten Schritt die Erhöhung der Akzeptanz und Entwörtlichung von Gedanken.

Gerade, wenn wörtliche Sprache entmachtet werden soll, ist es von großer Bedeutung, so wenig rein sprachliche Prozesse wie möglich in der Durchführung der Übungen einzusetzen. Aus diesem Grund sind die nachfolgenden Metaphern und Übungen sehr bildhaft gestaltet und entweder an der vergangenen Erfahrung des Patienten orientiert oder an seinem Erleben in der Übung, also im Hier und Jetzt. Der Therapeut sollte anhand seines Wissens um die belastenden Gedanken des Patienten und seine bisherigen Gedankenkontrollstrategien im Umgang damit entscheiden, welche Metaphern und Übungen am passendsten sind.

Im Beispiel des ängstlichen Mitarbeiters verursacht vor allem die Macht, die die Gedanken »Ich bin nicht kompetent genug«, »Ich muss das unbedingt verhindern, sonst verliere ich meine Arbeit« über sein Verhalten ausüben, Leiden. Hier wäre es sinnvoll, Übungen und Metaphern auszuwählen, die aufzeigen, dass ein Gedanke nicht immer bedeuten muss, dass man danach handelt (s. Erlebnisvermeidung). Beispiele wären die »Dann steht's da eben«-Übung oder die Übung »Fahrgäste im Bus« (s. Tab. 13.2).

Wir warnen ausdrücklich davor, die ACT, auch wenn hier als Integration von Einzelinterventionen in die KVT dargestellt, als eine bloße Sammlung von Übungen und Metaphern zu betrachten. Wie im Planungsleitfaden (Arbeitsblatt 5) dargestellt, ist es als Therapeut von großer Bedeutung, ein Verständnis für die Gedanken und deren Ausprägung zu haben, ebenso davon, wie der Patient mit diesen Gedanken umgeht. Erst daraus können zielgerichtet Übungen ausgewählt und angewendet werden. Schließlich bestimmen, vermutlich mehr als in den vorangehenden Übungen, ein guter Kontakt zum Patienten und eine mitfühlende, nicht bewertende Haltung des Therapeuten maßgeblich mit, ob der Patient sich auf die folgenden Übungen einlassen kann. Besonders im Umgang mit Übungen, die dazu dienen, Sprache zu entmachten (z. B. »Milch-Übung«), kann sich der Patient schlimmstenfalls nicht ernst genommen und durch den Therapeuten vorgeführt fühlen. Um dem zu entgehen, versucht der Therapeut, keine wissende Instanz zu sein und auch kein Wissen zu vermitteln. Er verweist immer wieder darauf, dass alle Menschen dasselbe Schicksal teilen, nämlich, dem Verstand und der Sprache auf den Leim zu gehen. Er bietet dem Patienten gemeinsame Übungen an, um die Erfahrung zu machen, dass er den Kampf mit Gedanken loslassen kann. Dabei kann es keinen richtigen oder falschen Ausgang der Übungen geben. Es ist alles abhängig von der gemachten Erfahrung des Patienten. Der Therapeut sollte außerdem immer darauf achten, dass er im Kontakt mit dem Patienten ist und sich auf dessen Erfahrungen fokussiert.

Bei Wengenroth (2012) findet sich eine für Patienten geeignete Übersicht verschiedenster Übungen, die spezifisch auf einen anderen Umgang mit Gedanken abzielen und zum Üben genutzt werden können. Begleitet wird diese Übersicht (»Anders mit Gedanken umgehen«, S. 111 ff.) von Protokollbögen zur eigenständigen Durchführung der Übungen als Hausaufgabe. In Tabelle 13.2 findet sich eine Auswahl an Übungen, die unterschiedlichste Aspekte der Akzeptanz und Entwörtlichung ansprechen. Weitere Übungen finden sich bei Hayes und Kollegen (2007).

Tabelle 13.2 Übersicht einer Auswahl von relevanten Übungen und Metaphern zur Förderung der Akzeptanz und der Defusion von Gedanken

Übung/Metapher	Quelle	Funktion	Inhalt
Sprache als nicht immer hilfreich und wahr verstehen			
Gedanken-als-Werkzeuge-Metapher	Wengenroth (2012), S. 121	Gedanken als manchmal hilfreich und manchmal nicht hilfreich beschreiben	Der Therapeut führt Gedanken als Analogie zu einem Werkzeugkasten ein. Nicht jedes Werkzeug ist in jeder Situation hilfreich.
Bewertungen in Sprache und Denken untergraben			
Schlechte-Tasse-Metapher	Hayes et al. (2007), S. 179	Unterscheidung zwischen Bewertung (etwas, das man macht) und Beschreibung (etwas, das so ist); Bewertung als individuell und beliebig herausstellen	Der Therapeut beschreibt anhand einer Tasse das Dilemma zwischen Beschreibung und Bewertung. Eine Tasse kann als »schöne Tasse« bezeichnet werden, was ebenso wie »Keramiktasse« nach einer reinen Information klingt. Nach unserem Tod ist es immer noch eine »Keramiktasse« aber ist sie auch noch schön? Tatsachen bleiben, Bewertungen sind wechselhaft.
Kann das sein? Alle Bewertungen passen zu allem	Wengenroth (2012), S. 104	Bewertungen sind allgegenwärtig und vollkommen beliebig	Der Patient soll auf Haftnotizen Bewertungen (praktisch, schön, hässlich usw.) für Gegenstände im Raum notieren und diese an den jeweiligen Gegenstand anbringen. Die Notizen werden dann wieder eingesammelt und sollen beliebig ausgetauscht werden. Der Patient soll beantworten, ob die Notizen auch auf die neuen Gegenstände passen oder durch bestimmte Begründungen passend gemacht werden können. Wie empfindet es der Patient, dass Bewertungen auf alles zu passen scheinen?
Distanz und achtsames Beobachten von Gedanken fördern			
Den Verstand auf einen Spaziergang mitnehmen	Hayes et al. (2007), S. 172	Ständiges und bewertendes »Gedankengeplapper« zu externalisieren und somit zu entwörtlichen und nicht danach zu handeln	Therapeut (und sein Verstand) und Patient (und sein Verstand) begeben sich (tatsächlich) auf einen Spaziergang. Anweisung ist, dass der Patient die Person ist und der Therapeut der laut sprechende Verstand des Patienten. Der Verstand, also der The-

Tabelle 13.2 (Fortsetzung)

Übung/Metapher	Quelle	Funktion	Inhalt
			rapeut, soll über alles und jeden während des Spaziergangs reden. Aber die Person soll nicht mit dem Verstand reden oder tun, was er sagt. Nur zuhören. Danach werden die Rollen getauscht. Zum Abschluss geht der Patient mit seinem Verstand alleine auf einen Spaziergang.
»Dann steht's da eben«-Übung	Wengenroth (2012), S. 116	Gedanken werden vergegenständlicht und deren »Macht« oder alternativ Akzeptanz erfahrbar gemacht	Therapeut und Patient notieren belastende Gedanken/Sätze auf Karteikarten. Diese werden in der Sitzung im Sichtfeld des Patienten belassen, die Sitzung wird jedoch regulär weitergeführt. In regelmäßigen Abständen fragt der Therapeut anhand einer Skala nach der »Macht« (z. B. wie glaubwürdig, wie verhaltensbestimmend), die die Gedanken gerade haben?
Verstrickung mit Gedanken lösen			
Milch-Übung	Hayes et al. (2007), S. 162	Entwörtlichung von Sprache, indem Sprache ihrer Bedeutung beraubt und in einen anderen Kontext gesetzt wird. Am Ende bleiben nur seltsame Laute	Der Patient soll seine spontanen Gedanken beim Wort »Milch« (Aussehen, Geschmack) nennen. Schließlich soll das Wort »Milch« von Patient und Therapeut für 1–2 Minuten schnell hintereinander wiederholt ausgesprochen werden. Der Patient soll beobachten, was damit passiert. Die Übung soll mit eigenen Gedanken, vor allem zentralen Begriffen, wie »dumm«, »nicht gut genug« wiederholt werden. *Alternativ:* alle Formen nutzen, um die Sprache zu verfremden und die Bedeutung der Gedanken verschwinden zu lassen: piepsige Stimme, besonders tiefe Stimme, ganz langsames Aussprechen usw.

Tabelle 13.2 (Fortsetzung)

Übung/Metapher	Quelle	Funktion	Inhalt
Untergraben der verhaltensleitenden Funktion von Gedanken			
Und-aber-Vereinbarung	Hayes et al. (2007), S. 177	Verhaltensregulierende bzw. hemmende Funktion von Sprache und Denken verringern	Der Therapeut instruiert, dass eine sprachliche Vereinbarung in der Therapie getroffen wird. Jedes »Aber« in der Sprache wird durch ein »Und« ersetzt. »Ich möchte ins Theater, aber ich befürchte, dort eine Panikattacke zu bekommen« ist verhaltenshemmender als »Ich möchte ins Theater und ich befürchte, dort eine Panikattacke zu bekommen«. Ins Theater gehen und eine bestimmte Befürchtung zu haben, schließen sich dann nicht gegenseitig aus.
Fahrgäste-im-Bus-Metapher	Hayes et al. (2007), S. 166 (auch als Gruppenübung durchführbar, s. Ciarrochi & Bailey, 2010, S. 36 ff.)	Veranschaulicht Kosten dessen, dass Patienten bedrohliche Gedanken wörtlich nehmen und ihnen erlauben, sie zu tyrannisieren. Ausblick darauf, dass sie Träger der Gedanken sind und selbst die Richtung des Verhaltens entscheiden können	Der Patient soll sich vorstellen, er sei Busfahrer und seine bedrohlichen/unangenehmen Gedanken seien die Fahrgäste. Diese Fahrgäste hindern ihn (als Busfahrer) daran, in die gewünschte Richtung zu fahren, und lassen sich auch nicht aus dem Bus rausschmeißen. Dadurch, dass sich der Busfahrer durch die Fahrgäste ablenken lässt, fährt er in die falsche Richtung. Der Busfahrer steht vor der Entscheidung, höre ich auf die ablenkenden Fahrgäste oder behalte ich mein Ziel (meinen Wert) bei?
Das Selbst als Plattform von Gedanken			
Schachbrett-Metapher	Hayes et al. (2007), S. 201	Patient als Kämpfender oder der Patient als Plattform eines Kampfes, der ohne das aktive Mitwirken des Patienten stattfindet	Der Patient soll sich ein Schachbrett vorstellen. Darauf kämpfen schwarze Figuren als negative Gedanken gegen weiße Figuren als positive Gedanken. Problem ist, dass der Patient selbst sich den positiven Gedanken anschließt, zu Figuren im Spiel wird und gegen die negativen Gedanken kämpft. Die negativen Figuren werden dadurch immer

Tabelle 13.2 (Fortsetzung)

Übung/Metapher	Quelle	Funktion	Inhalt
			größer, der Verstand befeuert den Kampf, indem er vorgibt, dass die gegnerischen Figuren unbedingt vom Brett geschoben werden müssen, bevor der Patient den Kampf aufgeben kann. Als Figur auf dem Brett bleibt dem Patienten also nichts, als zu kämpfen. Der Patient soll sorgfältig darüber nachdenken, wer er ist, wenn er nicht die Figuren ist. Der Patient als Brett ist nicht vom Spiel abhängig, es kostet ihn auch keine Mühen.

Besonders der Nachbesprechung der vorgestellten Übungen kommt eine besondere Stellung zu. Der Therapeut bleibt auch hier an den Erfahrungen des Patienten orientiert. Er stellt Fragen wie »Wie ist es Ihnen ergangen?«, »Was haben Sie beobachtet?«, »Wie hat es sich angefühlt?«. Um den neuen Umgang mit belastenden Gedanken außerdem langfristig zu etablieren, wird es zusätzlich zu den vorgestellten Übungen darum gehen, diese neue Haltung gegenüber belastenden Gedanken alltagsnah zu erfahren und zu üben. In Anlehnung an Ciarrochi und Bailey (2010) kann eine auf die ACT angepasste Version des ABC-Schemas als Protokollbogen eingesetzt werden, um die Fortschritte in Bezug auf Akzeptanz, Defusion und Werteorientierung im Alltag dokumentieren zu können. Das modifizierte ABCDE-Schema (s. a. Abschn. 8.2) umfasst hierbei die Situation (A), den belastenden Gedanken (B) als bisher noch glaubwürdigen Gedanken, die Konsequenzen (C), wenn entweder B geglaubt (C_1) wird oder nicht geglaubt wird (C_2), die eingesetzte Akzeptanz- oder Defusionsübung (D) und das wertgeschätzte Verhalten (E). Der Protokollbogen mit einem Beispieleintrag steht als Arbeitsblatt 8 zur Verfügung.

AB
8

13.3 ACT versus KVT

ACT betrachtet im Gegensatz zur KVT nicht die belastenden Gedanken an sich als problematisch. Stattdessen fokussiert ACT die Haltung, mit der Menschen Gedanken ungünstiger Weise gegenübertreten. Nämlich, Gedanken als wahr und wörtlich zu sehen und Versuche zu unternehmen, diese Gedanken zu kontrollieren. ACT konzeptualisiert diese Prozesse als das, was menschliches Leiden, auch im Sinne einer psychischen Störung, verursacht. Aus diesem Störungsverständnis heraus, ergibt sich eine Reihe von Überlegungen, unter welchen Umständen ein ACT-basiertes Vorgehen besonders in Betracht gezogen werden sollte. Grundsätzlich ist ACT ein umfassend empirisch gestütztes Vorgehen (Hayes et al., 2006). Die therapeutische Entscheidung für ACT oder KVT ist eine individuelle Abwägung, die folgenden Punkte sind daher als grobe Entscheidungshilfe zu verstehen (in Anlehnung an Ciarrochi & Bailey, 2010; Sonntag, 2011).

Ein ACT-basiertes Vorgehen scheint besonders dann indiziert, wenn bisherige Versuche der kognitiven Disputation nicht erfolgreich waren, der Patient thematisch von verschiedensten Gedanken eingenommen wird, sodass eine Einzeldisputation weder sinnvoll noch machbar wäre, oder wenn der Patient »Widerstand« gegen die logische, empirische oder nützlichkeitsbezogene Disputation von Gedanken zeigt. Insbesondere auch bei sehr »kopflastigen« Patienten, mit hohem Drang nach Verstehen und Verändern-Wollen von Gedanken, kann es sinnvoll sein, die generelle Haltung gegenüber eigenen Gedanken i. S. von ACT zu fokussieren. Schlussendlich ist es vor allem bei lerngeschichtlich bedingten belastenden Gedanken, wie z. B. im Rahmen einer Persönlichkeitsstörung oder einer chronischen Depression, sinnvoll, die Akzeptanz dieser Gedanken zu erhöhen, anstatt diese zu disputieren.

Werden jedoch belastende Gedanken (»Jetzt geht das schon wieder los mit meinem Herzen, ich habe bestimmt ein gesundheitliches Problem«) durch ausbleibende Korrektur einer Befürchtung (z. B. »Ich bekomme einen Herzinfarkt, wenn ich nicht die Symptome [einer Panikattacke] sofort kontrolliere«) aufrechterhalten, so sollte eine zuverlässige Überprüfung der Befürchtung unternommen werden. Dies kann im Rahmen einer KVT als Disputation oder als Exposition/Verhaltensexperiment durchgeführt werden. Hier wäre ein ACT-basiertes Vorgehen kontraindiziert.

Fazit. Die Akzeptanz- und Commitmenttherapie (ACT) als transdiagnostischer Ansatz versucht den Patienten dabei zu unterstützen, sich aus den vermuteten Fesseln, die die eigenen belastenden Gedanken anzulegen scheinen, zu lösen. Der Verstand wird als ununterbrochen aktive »Wortmaschine« verstanden, die ständig Gedanken produziert. Alles davon für bare Münze zu nehmen (kognitive Fusion), bringt Patienten in eine Falle, in der aus »normalem« menschlichem Leiden pathologischer Schmerz wird. Und obwohl die Erfahrung der Patienten (und aller Menschen) sagt, dass der Kampf gegen die Gedanken nicht funktioniert, sind Menschen es gewohnt, auf den Verstand zu hören und den Kampf weiterzuführen. Auf Kosten dessen, was im Leben wirklich wichtig ist, nämlich der Werte.

Ziel der ACT-basierten Interventionen ist es, Achtsamkeit und Akzeptanz für eigene belastende Gedanken zu erhöhen und sie nicht weiter für bare Münze zu nehmen (Defusion) oder in Kampf mit ihnen zu verfallen (Erlebnisvermeidung). Oberstes Ziel der ACT ist die Erhöhung psychologischer Flexibilität, also der Fähigkeit, in jedem beliebigen Augenblick entscheiden zu können, ob ein Gedanke eine Handlung irgendeiner Art nach sich ziehen sollte oder lediglich ein bekanntes, wenig nützliches »Geplapper« darstellt.

14 Schematherapie als Strategie der kognitiven Umstrukturierung

Nicht allein aufgrund der Namensähnlichkeit zum »kognitiven Schema« gehört auch die Schematherapie in ein Buch zur kognitiven Umstrukturierung. Jeffrey E. Young, beeinflusst durch die Kognitive Therapie Becks, hat diese insbesondere für Nonresponder, d. h. wenn durch die kognitive Umstrukturierung keine hinreichende Verbesserung der Symptomatik erzielt werden konnte, sowie für Patienten mit interaktionellen Auffälligkeiten, weiterentwickelt. Hierbei ist zu berücksichtigen, dass innerhalb dieser Therapietechnik Verfahren der Kognitiven Therapie, wie beispielsweise die Selbstinstruktion, aber auch gestaltpsychotherapeutische Techniken, wie z. B. Stuhldialoge, zum Einsatz kommen.

Im Folgenden werden die Grundzüge der Schematherapie beschrieben, sodass ein allgemeines Verständnis der Schematherapie möglich ist. Für die weitere Vertiefung zu dieser Therapietechnik, die von einigen Autoren auch als eigenständige Therapierichtung betrachtet wird, sei auf Roediger (2011) verwiesen. Dieser bemerkt jedoch, dass ein Beschreiben der Techniken allein nicht deren sinnvollen Einsatz ermöglicht, sondern Fort- und Weiterbildungen zum Thema in Anspruch genommen werden sollten. Daher ist es Ziel dieses Abschnittes, die Abgrenzung zur klassischen kognitiven Umstrukturierung aufzuzeigen und zu informieren, wie ein gegebenenfalls notwendiges schematherapeutisches Arbeiten generell gestaltet werden kann.

14.1 Theoretischer Hintergrund und Störungsverständnis

Entwicklung und Hintergrund der Schematherapie. Der Ursprung der Schematherapie liegt neben den kognitiven Ansätzen von Beck vor allem in der Gestalttherapie (Perls et al., 2006). Die Schematherapie wurde von Jeffrey Young ursprünglich für »Nonresponder« der KVT entwickelt. Ihm zufolge profitieren insbesondere Patienten mit strukturellen bzw. persönlichkeitsfokussierten Störungen nicht in ausreichendem Maß von den klassischen Methoden der KVT. Hierbei kritisiert Young beispielsweise, dass das klassische kognitive Modell die sehr schnellen Stimmungsschwankungen, z. B. von Patienten mit einer emotional-instabilen Persönlichkeitsstörung, nicht hinreichend gut erklären kann. Des Weiteren eignet sich das Modell nur bedingt, um eine Fülle von dysfunktionalen Kognitionen, wie sie z. B. bei Patienten mit Persönlichkeitsstörungen auftreten, zusammenfassend einzuordnen. Schlussendlich führten bei diesem Klientel die auf dem kognitiven Modell basierenden Interventionen unbefriedigender Weise nicht zum gewünschten Effekt. Die daraufhin entwickelten Änderungen im Vorgehen fokussieren insbesondere auf die zusätzliche Aktivierung und Modifikation von (teilweise auch unbewussten) emotionalen Prozessen. Dies geschieht durch eine Kombination erlebnisaktivierender Klärungsarbeit und Techniken der KVT (strukturierte Verhaltensmodifikation). Die Schematherapie ist ebenso wie die Akzeptanz- und Commitmenttherapie oder die Metakognitive Therapie der »dritten Welle« der Verhaltenstherapie zuzuordnen.

Das Konzept des Schemas. Bereits 1990 erweiterte Young den Schemabegriff Becks, indem er ein Schema als ein dysfunktionales, komplexes Erlebens- und Verhaltensmuster, welches biografisch erworben wurde, beschreibt. Es geht also zum einen nicht darum, lediglich kognitive Verhaltensweisen in einem Schema zusammenzufassen, sondern insbesondere emotionale Reaktionen und Verhaltensweisen zu bündeln. Zum zweiten ist aus Sicht Youngs die grundlegende Beziehungserfahrung in den ersten beiden Lebensjahren (basierend auf Ergebnissen der Bindungsforschung) essenziell zur Prägung der neuronalen Struktur eines Kindes. Dabei werden grundlegende Bewältigungsprozesse angelegt, die sich basierend auf weiteren Erfahrungen bis hin zu dysfunktionalen Verarbeitungsprozessen etablieren können. Zum dritten unterscheidet sich der Ansatz Youngs von den Überlegungen Becks durch die Betonung einer anderen Art der therapeutischen Beziehung. Hierbei geht es Young vor allem um das sogenannte »limited parenting« (übersetzt: begrenzte Neubeelterung), das sich von der Idee der sokratischen Gesprächsführung (s. Kap. 3) deutlich abgrenzt.

Innerhalb eines Schemas sind verschiedene Aspekte des frühen psychischen Erlebens (primäre Emotionen, Stimmungen, Empfindungen, körperliche Erfahrungen etc.) neuronal gespeichert. Diese etablieren sich basierend auf wichtigen Erfahrungen der Bedürfnisbefriedigung im Zusammenwirken mit der Umwelt. Dabei werden folgende Grundbedürfnisse bei Kindern angenommen (Young, 2005):

(1) eine verlässliche Bindung zu anderen Menschen (Bindung)
(2) eine ausreichende Kontrolle über die eigenen Lebensumstände (Kontrolle)
(3) eine angemessene Grenzsetzung durch das Umfeld, z.B. durch Kontrolle von Impulsen
(4) die Freiheit, eigene Bedürfnisse und Emotionen auszudrücken zu dürfen (Selbstwert)
(5) eine lustvolle Spontanität und Spiel (Lustgewinn)

Maladaptive Schemata und Modi. Es ist davon auszugehen, dass ein Kind sich mit einem bestimmten Bedürfnis an seine Umwelt wendet und daraufhin eine Reaktion der Umwelt erfährt. Alle damit einhergehenden Aspekte werden als emotionales Schema gespeichert, das Kind bildet somit eine Internalisierung wichtiger Bezugspersonen. Kommt es in dieser prägenden Zeit des Kindes zu ungünstigen Erfahrungen und Rückmeldungen, entstehen sogenannte »frühe maladaptive Schemata«. Young unterscheidet in seiner Theorie zwischen den Kindmodi und den Inneren-Elternmodi sowie den Bewältigungsmodi. Modi sind hierbei zu verstehen als heute noch aktivierte und somit erlebbarere Teile eines Schemas, die der Beobachtung und damit auch der Rückmeldung leichter zugänglich sind als die zugrunde liegenden maladaptiven Schemata. Die Kindmodi (z.B. ärgerlich-wütendes Kind) stehen dabei für das ursprüngliche Erleben, insbesondere die emotionale Reaktion, des Kindes. Die Innere-

Eltern-Modi umfassen demgegenüber die internalisierten, dysfunktionalen Bewertungen der Eltern (also nicht die Eltern als solche, sondern nur der ungünstig wirkende Teil der Eltern) sowie die damit einhergehenden Reaktionen des Kindes, z.B. der Druck auf sich selbst, Selbsthass, Schuldgefühle. Dabei unterscheidet Young zwischen »Strafenden Inneren-Eltern« und »Fordernden Inneren-Eltern«.

Störungsgenese. Da Kinder generell unangenehme Erlebnisse möglichst verhindern wollen, insbesondere solche im Umgang mit ihren direkten Bezugspersonen, entwickelt sich unbewusst eine Art Kompromiss zwischen den eigenen Grundbedürfnissen und den Erwartungen der Eltern. Die dazugehörigen Bewältigungsstrategien werden auch als Schema abgespeichert. Dabei hängt die Wahl der Bewältigungsstrategie von der persönlichen Veranlagung und bisherigen Beziehungserfahrungen ab. Young unterscheidet hierbei den eher unterordnend-erduldenden Typ, den gefühlsabspaltend-vermeidenden Typ sowie den kämpferisch-überkompensierenden Typ. Diese Bewältigungsversuche werden aufgrund der Häufigkeit ihres Einsatzes und des zumindest kurzfristigen Erfolgs zur Gewohnheit. Dadurch besteht bei der Person im Erwachsenenerleben die Tendenz, Konfliktspannung mit der in der Kindheit entwickelten Lösungsstrategien zu reduzieren. Dies mindert den Konflikt zwar über eine gewisse Zeit und ermöglicht somit eine gewisse Art des Funktionierens, führt aber langfristig zu unbefriedigenden Ergebnissen, indem klinisch bedeutsame Symptome entstehen. Diesen Komplex bezeichnet Young als sogenannte »Coping-Modi« (auch »maladaptive Schema-Bewältigung«). Hierbei unterscheidet Young zwischen

▶ einem »unterordnenden Modus«, der das Erdulden von Konflikten als Verhaltensweise der Bewältigung nutzt (der »bereitwillige Erdulder«)
▶ den »gefühlsvermeidenden Modi«, die zur Bewältigung von Konflikten auf die Vermeidung von z.B. aggressiven Gefühlen gegenüber anderen fokussieren (z.B. dem »distanzierten Selbstentwerter«)
▶ den »überkompensierenden Modi«, die das Gegenteil des eigentlich durch die grundlegenden Schemata geforderten Verhaltens repräsentieren (z.B. »Selbsterhöher«)

Im Erwachsenenalter werden ein oder mehrere Schemata durch situative Reize (z.B. eine ähnliche Bedürfnislage) automatisch bottom-up aktiviert und dann unbewusst top-down (kognitiv-behavioral) ausgeführt. Abbildung 14.1 fasst die einzelnen Begriffe der Schematherapie visuell zusammen.

Nach Ansicht von Young entwickeln sich dann maladaptive Schemata, wenn die Grundbedürfnisse eines Kindes in Abhängigkeit von angeborenen Faktoren des Kindes (Temperament) nicht ausreichend oder im Gegenteil dazu zu übermäßig befriedigt wurden. Somit ist es Ziel der Schematherapie, (1) im Nachhinein die Welt mit den Kinderaugen des Patienten zu sehen, um gewohnte Kindheitslösungen zu verstehen, und (2) erwachsenere Lösungen zur Befriedigung der kindlich unbefriedigten Grundbedürfnisse zu finden. Hierzu ist neben den weiter unten beschriebenen Techniken insbesondere eine veränderte Form der therapeutischen Beziehung notwendig. Denn nur dann kann dem Patienten ermöglicht werden, sein Verhalten unter Kontrolle des

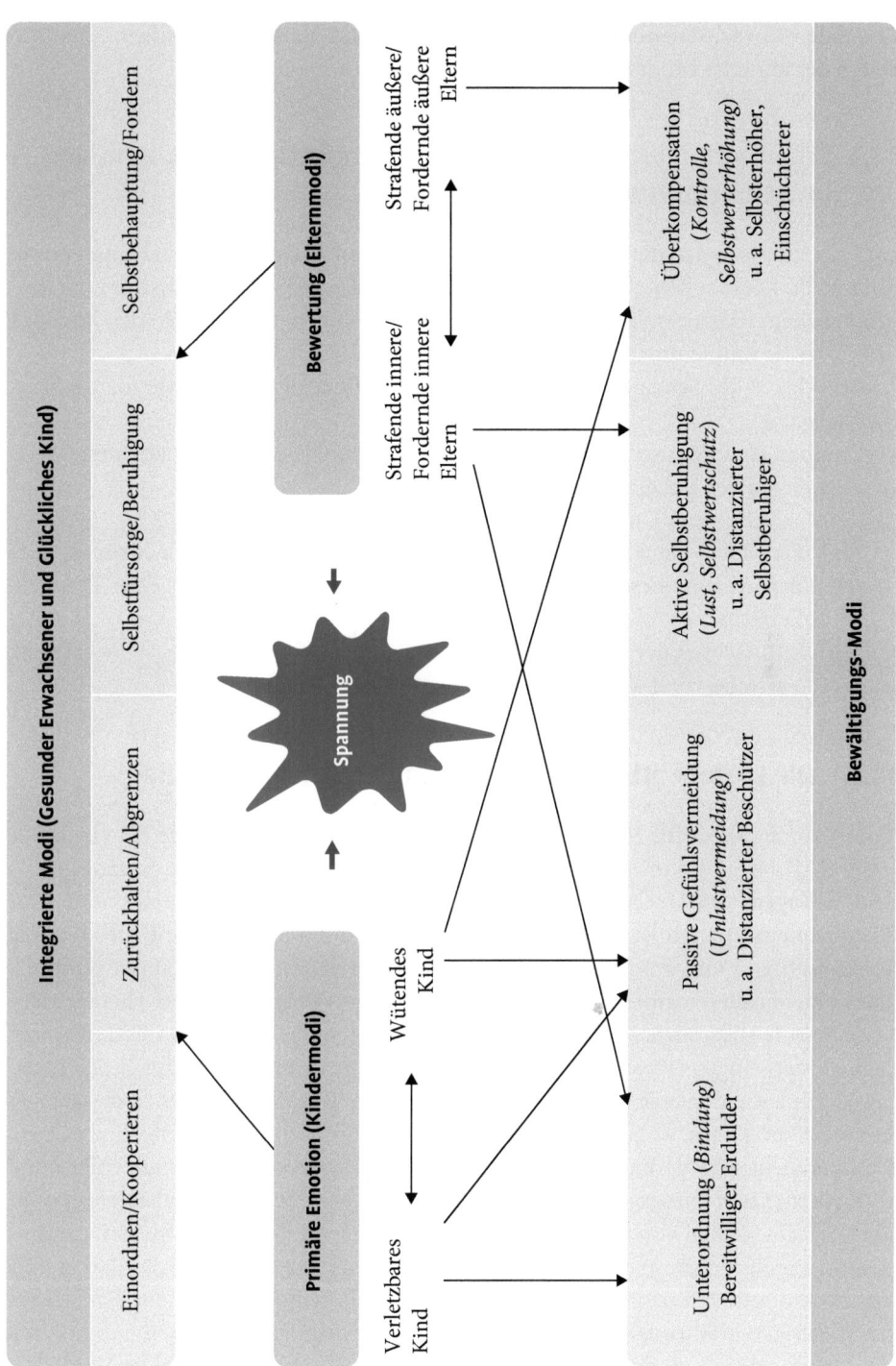

Abbildung 14.1 Modifizierte Moduslandkarte zur Veranschaulichung des Modi-Modells der Schematherapie (modif. nach Roediger, 2011)

Gesunden Erwachsenen-Modus zu bringen, der dann als eine Art Dirigent das Auftreten der anderen Modi koordiniert.

14.2 Schematherapie als therapeutische Ergänzung zur kognitiven Umstrukturierung

Im Folgenden werden die wichtigsten therapeutischen Techniken der Schematherapie vorgestellt. Diese sollen einen groben Einblick in das schematherapeutische Vorgehen ermöglichen. Ergänzende Materialien und Erklärungen finden sich bei Roediger (2011) sowie online unter http://www.schematherapie-roediger.de.

Der Ablauf der Schematherapie lässt sich nach Roediger (2011) wie folgt zusammenfassen:
(1) Aufbau einer therapeutischen Beziehung und Stabilisierung des Patienten
(2) Benennen der einzelnen Modi (Diagnostik)
(3) Erarbeitung eines Umgangs mit den Modi
  (a) Erreichen der Kindmodi und Identifizierung der Grundbedürfnisse und Befriedigen dieser Grundbedürfnisse über die Ressourcen des Gesunden Erwachsenen-Modus.
  (b) Entmachten der Inneren-Eltern-Modi
  (c) Verstehen und Modifizieren der Bewältigungsmodi

14.2.1 Die therapeutische Beziehung in der Schematherapie

Young zufolge ist es zur Bearbeitung der Schemata notwendig, dass der Therapeut die ursprüngliche Funktion von hilfreichen Eltern übernimmt. Dies wurde von Spinhoven und Kollegen (2007) als wichtiger Wirkfaktor der Schematherapie benannt. Das Therapeutenverhalten ist dabei zum einen geprägt durch emotionale Unterstützung (»reparenting«) und zum anderen durch adäquate Grenzsetzungen (»limit setting«). Zusammenfassend ergibt sich dadurch als notwendige Forderung an das Therapeutenverhalten die »begrenzte Nachbeelterung« (»limited reparenting«), die allerdings nicht manualisiert eingesetzt werden kann, sondern individuell an die Grundbedürfnisse des jeweiligen Patienten angepasst werden muss. Hierbei ist es wichtig, neben der aktiven Unterstützung ausgewogen auch Aspekte der emotionalen Aktivierung einzusetzen. Das therapeutische Verhalten ist somit geprägt durch eine wertschätzende, offene und transparente Beziehungsgestaltung. Beim Auftreten von Problemverhalten (insbesondere beim Erreichen von Grenzen des Therapeuten) wird dieses einfühlsam-konfrontierend angesprochen und nachvollziehbare Grenzen gesetzt sowie darauf basierende Entscheidungen mit dem Patienten abgesprochen. Es geht dabei um ein Korrigieren der bisherigen Erfahrungen im Umgang mit den Bedürfnissen des Patienten sowie um das Finden adäquater, für beide Seiten realisierbarer Lösungen. Empfohlen wird, dass Therapeuten insbesondere in der ersten Phase der Stabilisierung, aber auch bei späteren Krisen des Patienten, per E-Mail oder telefonisch außerhalb der Sitzungen erreichbar sein sollten. Darüber hinaus kann ebenfalls der Sprachspeicher eines Handys mit einer entsprechenden Nachricht des Therapeuten als hilfreich erlebt werden. Hierbei ist nicht vorgeschrieben, wie der Therapeut auf Wünsche nach Kontaktaufnahme reagieren sollte, sondern dies wird vielmehr transparent basierend auf der aktuellen Situation des Patienten vorbesprochen und daraufhin kontingent eingesetzt.

Der schematherapeutische Bezug zum natürlichen und hilfreichen elterlichen Verhalten ermöglicht es dem Therapeuten, eigene Gefühle und Bedürfnisse einzubringen, so wie es hilfreiche Eltern in Problemsituationen tun würden. Dazu gehört auch, sich für eigene Fehler, wie sie in jeder Interaktion auftreten können, angemessen zu entschuldigen. Allerdings ist zur Anwendung dieser Form der therapeutischen Beziehungsgestaltung, die von vielen Therapeuten als sehr herausfordernd erlebt wird, eine permanente Selbstreflexion (zu Beginn auch ein großes Maß an Selbsterfahrung) notwendig. Generell gilt, dass der Therapeut Modell für den Umgang mit Bedürfnissen ist und somit nur Dinge anbieten und umsetzen sollte, mit denen er sich selbst wohlfühlt und die er im Sinne des Patienten als ethisch vertretbar ansieht.

14.2.2 Diagnostik und schematherapeutische Fallkonzeption

Grundsätzlich ist für die Diagnostik im Rahmen der Schematherapie klarzustellen, dass der Blick in die Vergangenheit »nur« nötig ist, um eine Verstehensbasis zu schaffen, die dann einen in der Zukunft liegenden anderen Umgang mit Situationen ermöglicht. Dabei wird unter anderem von Roediger (2011) empfohlen, neben dem Gesunden Erwachsenen nicht mehr als sieben Modi zu identifizieren (ggf. müssen auftretende Modi sinnvoll zusammengefasst werden), um die Kapazität des Patienten nicht zu überschreiten. Zur Diagnostik stehen verschiedene Techniken zur Verfügung, die letztendlich in eine individuelle schemaorientierte Fallkonzeption münden: Im Rahmen der Anamneseerhebung wird dem Patienten verdeutlicht, dass es um ein gemeinsames Verstehen der wiederkehrenden Beziehungsthemen des Patienten geht. Neben dem Aufbau von emotionalem Verständnis für einzelne Erlebnisse wird wiederholt versucht, mit dem Patienten gemeinsam Verbindungen zwischen aktuellem Erleben und frühen Beziehungserfahrungen herzustellen (z. B. »Woher kennen Sie dieses Gefühl?«). Hierzu ist es, ähnlich wie in der oben beschriebenen kognitiven Umstrukturierung, notwendig, die vom Patienten in der Therapiesitzung gezeigten Emotionen zu beobachten und zu spiegeln. Der folgende Kasten umfasst das von Roediger (2011) empfohlene Vorgehen zur Aktivierung von Schemata in der Therapiesitzung, die zum einen der Diagnostik und später dann der Bearbeitung dienen kann.

Vorgehen bei der Aktivierung eines Schemas im therapeutischen Gespräch (mod. nach Roediger, 2011)

(1) Konsequentes Unterbrechen der aktuellen Interaktion, z. B. »Stopp, ich merke das hier gerade etwas Wichtiges passiert!«

(2) Fokus auf das durch den Therapeuten beobachtete Verhalten, Hinleiten zur Selbstreflektion, z. B. »Können Sie bitte noch einmal wiederholen, was Sie gesagt haben? Wie haben Sie sich dabei gefühlt?«

(3) Bestätigung der emotionalen Äußerungen des Patienten, z. B. »Es ist völlig nachvollziehbar, dass Sie sich so traurig fühlen.«

(4) Verwendung der Fallkonzeption zum Setzen eines Bezugspunktes, z. B. »In welchem Modus sind Sie, wenn Sie sich so fühlen? Wo ordnen Sie dies in Ihrer Landkarte ein?«

(5) Der aktivierte Modus wird festgeschrieben oder festgesetzt (z. B. auf einen Stuhl) und aus Sicht eines Beobachters beschrieben, als Gesprächspartner dient bestenfalls der Modus des Gesunden Erwachsenen (z. B. aus Sicht eines wohlwollenden Freundes): »Lassen Sie uns das verletzte, traurige Kind hier auf den Stuhl setzen. Wie würde ein wohlwollender Freund die Situation als Außenstehender wohl beschreiben?«

(6) Herstellung der Verbindung zu früherem Erleben: »Woher kennen Sie dieses traurige, verletzte Gefühl?«

(7) Zusammenfassung zur Etablierung einer dahinterliegenden Regel, z. B. »Dass ich den letzten Termin mit Ihnen aufgrund einer akuten Krankheit absagen musste, hat Ihnen das gleiche Gefühl gegeben wie damals, als Ihre Eltern aus beruflichen Gründen nicht an der Schulaufführung teilgenommen haben.«

(8) Hinlenken zu einer Bewältigung des Problemschemas unter Verwendung der Ressourcen des Patienten, z. B. »Gut, dass wir verstanden haben, warum Sie so traurig reagiert haben. Lassen Sie uns jetzt gemeinsam schauen, was Sie tun können, um mit diesem Gefühl adäquat umzugehen. Was denken Sie, braucht dieser Teil von Ihnen?«

(9) Anwendung in Alltagssituationen fördern, z. B. »Gut, dass wir verstanden haben, dass, wenn Sie traurig sind, sie versuchen können, das Gespräch mit anderen zu suchen und die Auseinandersetzung nicht zu vermeiden.«

Das im Kasten dargestellte Vorgehen zur Aktivierung von Schemata kann durch verschiedene Interventionen ergänzt werden: (a) Imaginationsübungen, (b) Stuhldialoge und (c) Fotos.

Imaginationsübungen. Beim Auftreten emotionaler Reaktionen (z. B. bei Anzeichen von Wut bei der Beschreibung eines aktuellen Konfliktes mit dem Partner) bieten sich bei ausreichend stabilem Zustand des Patienten diagnostische Imaginationsübungen an. Diese ermöglichen zumeist einen guten Zugang zu den in der aktuellen Konfliktsituation aktivierten, durch frühere Erfahrungen entstandenen Kind- und Inneren-Erwachsenen-Modi, und verhelfen dazu, dass der Patient erkennt, dass aktuelles

Erleben mit früheren Erfahrungen assoziiert ist. Bei diesen Imaginationsübungen ist es bei Patienten mit Persönlichkeitsstörungen – stärker als bei Imaginationen im Rahmen der »einfachen« kognitiven Umstrukturierung (s. Kap. 5, Abschn. »Unterstützung der Exploration durch Imaginationsübungen und Rollenspiele«) – wichtig, sicherzugehen, dass der Patient stabil genug ist, sich mit emotionalen Erfahrungen direkt, wenn auch zunächst diagnostisch, auseinanderzusetzen. Daher wird bei diesen Patienten vor der Imagination eine Stabilisierungsphase vorweggeschaltet, z. B. Reise an einen sicheren Ort von Reddemann (2001). Anschließend werden die Patienten gebeten, sich in die aktuelle emotional belastende Situation zu begeben (möglichst Gegenwartsform, alle Sinneskanäle ansprechen). Wenn der Patient gut in der Situation angekommen ist, wird die emotionale Wahrnehmung in der Situation angesprochen (»Welche Gefühle sind da in Ihrem Bauch?«). Im nächsten Schritt erfolgt der Wechsel in eine emotional ähnliche Szene in der Kindheit bzw. Jugend. Hierbei ist insbesondere darauf zu achten, dass die Erinnerungen möglichst authentisch sind (festzustellen durch die Beschreibung von Details). Anschließend wird der Patient direkt oder über den Weg des sicheren Ortes wieder in den Therapieraum zurückgeholt. Wie bei Entspannungsübungen sollte hierbei auf eine hinreichende Rücknahme und Aktivierung des Patienten geachtet werden.

Stuhldialoge. Bei den sogenannten diagnostischen Stuhldialogen (einer gestalttherapeutischen Technik) werden die auftretenden Modi unmittelbar bezeichnet (also mit einem Namen versehen; am besten wird der Name direkt auf einen Zettel geschrieben und an der entsprechenden Stelle hinterlegt) und auf einzelne, voneinander getrennte Stühle gesetzt. Ihnen wird dann die Möglichkeit gegeben, einzeln für sich zu sprechen und damit zunächst einmal ein diagnostisches Verständnis des Empfindens des Patienten zu ermöglichen.

Fotos. Des Weiteren kann es therapeutisch indiziert sein, mit dem Patienten über Fotos aus seiner Kindheit diagnostisch ins Gespräch zu kommen. Hierbei liegt der Fokus insbesondere auf dem Empfinden des Kindes in den verschiedenen Situationen, z. B. »Wie ging es dem Kind auf diesem Bild wohl? Was wurde zu ihm gesagt bzw. mit ihm gemacht, dass es sich so fühlt?«.

Rückmeldung der Diagnostik. Die Ergebnisse der Diagnostik werden dem Patienten möglichst schriftlich zurückgemeldet, mit dem Ziel, ein Verständnis beim Patienten für das Zustandekommen insbesondere seiner emotionalen Besonderheiten zu entwickeln. Hierfür kann dem Patienten signalisiert werden, dass sich, basierend auf den frustrierten Grundbedürfnissen (u. a. im Kontext bedeutsamer Lebensereignisse), verschiedene Schemata entwickelt haben, die sich aktuell in den entsprechenden Modi wiederspiegeln. Nach Roediger (2011) wird empfohlen, die diagnostischen Ergebnisse für den Patienten mittels der folgenden Hilfsmittel übersichtlich zusammenzufassen und daraus Ansatzpunkte für Veränderungen abzuleiten:

▶ SORCK-Schema
▶ Modus-Landkarte (s. Abb. 14.1)
▶ individuelle Modus-Skizze

Diese Methoden können im Prinzip vom Anfang der Diagnostik genutzt und durch weiterführende Informationen ergänzt werden, sie »wachsen« somit im Therapieverlauf mit. Basierend auf der Fallkonzeption werden im weiteren Verlauf gezielt Techniken der emotionalen Aktivierung sowie anschließend der Verhaltensmodifikation angewendet.

14.2.3 Therapeutische Techniken zur Modifizierung der Modi

Emotionale Aktivierung

Grundlage der Schematherapie ist es, dass die Arbeit an den einzelnen Modi nur erfolgen kann, wenn diese auch erfolgreich in der Therapiesitzung aktiviert werden. Hierbei können auch kleine in der Therapiesitzung aufkommende Szenen genutzt werden, bei denen der Patient eine emotionale Beteiligung erkennen lässt (s. Kasten »Vorgehen bei Aktivierung eines Schemas im therapeutischen Gespräch« im Abschn. »Diagnostik und schematherapeutische Fallkonzeption« in diesem Kap.). Hierbei wird mit dem Patienten zunächst konsequent das auftretende Gefühl fokussiert und durch den Fokus auf das körperliche Erleben (z. B. »Wie fühlt es sich in Ihrem Bauch-/Brustbereich an? Welches Bild steigt in Ihnen auf?«) der Modus weiterführend aktiviert. Anschließend wird in der Biographie nach ähnlichen Zuständen gesucht sowie die damit einhergehende Situation eruiert. Der gefundene Modus wird daraufhin benannt und in der verwendeten Fallkonzeption markiert. Dabei wird eine Verbindung zwischen dem identifizierten Modus und dem emotionalen Erleben in der Therapiesitzung hergestellt. Aufgabe des Therapeuten ist es hierbei, alle aufkommenden Gefühle ernst zu nehmen und zu validieren. Dadurch soll der Patient auch das Gefühl erhalten, dass die aufkommenden Emotionen belastend, aber aushaltbar sind.

Unterstützt werden kann die emotionale Aktivierung durch verschiedene Imaginationsübungen. Dieser Technik liegt zugrunde, dass emotionale Erinnerungen zumeist bildhaft abgespeichert sind und daher durch das Zulassen innerer Bilder eher aktiviert werden können als über das bloße Reden. Basis der Anwendung von Imaginationsübungen ist eine hinreichende Schulung und Erfahrung des Therapeuten, aber auch eine hinreichende emotionale Fähigkeit zu Stabilisierung aufseiten des Patienten. Hierbei empfiehlt es sich, mit dem Patienten im Vorfeld der Imaginationstechniken verschiedene Stabilisierungstechniken (u. a. positive Selbstinstruktionen, sicherer Ort, bewusstes Schmecken, dosierte Schmerzreize; weitere Hinweise bei Roediger, 2011, S. 226) auszuprobieren und zu üben, um hinreichend gute Ressourcen vorliegen zu haben. Das Vorgehen bei der emotionalen Aktivierung der Schemata durch Imaginationsübungen ähnelt dem bereits beschriebenen Vorgehen bei der Verwendung von Imaginationsübungen zu Zwecken der Diagnostik. Ziel der Imaginationsübungen ist die Aktivierung des dahinterstehenden Kindheitserlebens basierend auf ähnlichen Gefühlen (ggf. Unterstützung durch biographische Anamnese). Dabei werden die inneren Repräsentanzen des episodischen Gedächtnisses erfasst. Es geht also nicht um die Erhebung der »Wahrheit«, sondern des im Patienten abgespeicherten Wissens bzw.

Erlebens. Dazu sollten alle Sinnesmodalitäten angesprochen werden. Innerhalb der Imagination ist es Ziel, auf die frustrierten Grundbedürfnisse einzugehen und diese bewusstzumachen.

Zur Vertiefung des emotionalen Erlebens innerhalb der Therapiesitzungen empfiehlt Roediger (2011) Kurzinterventionen, die in der Regel nur fünf bis zehn Minuten in Anspruch nehmen. Hierbei wird der Patient ohne Vorbereitung darin bestärkt, sich auf sein aktuelles emotionales Erleben zu fokussieren, z. B. indem er gebeten wird, kurz die Augen zu schließen und sich auf das aktuelle Gefühl zu konzentrieren. Im Prinzip wird hiermit die Achtsamkeit auf das gerade vorliegende Erleben geschult. Der Therapeut kann dies weiterführend dazu nutzen, durch Fragen den Bezug zu früherem Erleben, zu den bisher erarbeiteten Modi sowie zu Bewältigungsmöglichkeiten herzustellen.

Verhaltensmodifikation und deren Aufrechterhaltung

Der Verhaltensmodifikation liegt das sogenannte BEATE-Prinzip zugrunde. Dieses Prinzip steht für den Übergang von der emotionsaktivierenden Klärungsarbeit hin zur Veränderung des Verhaltens. Dabei steht B für Benennen, E für Erkennen, A für Anerkennen, T für Trennen und E für Einbrennen.

- ► **Benennen:** Der Patient soll sich in einer Situation bewusstmachen, wie sein Erleben ist, und dieses entsprechend »labeln«. In Anlehnung an das Achtsamkeitstraining (Kabat-Zinn, 1994) ist es hierbei wichtig, dass der Patient lernt, sein Erleben möglichst neutral, nicht wertend sowie unter Verzicht von Emotionswörtern zu beschreiben. Dieses Loslösen von der emotionalen Aktivierung ermöglicht erst das Finden rationaler, funktionaler Lösungen. Dieses Vorgehen kann später auch auf die belastenden Ausgangssituationen übertragen werden und ermöglicht es dem Patienten frühzeitig, vor der eigentlichen Reaktion, verändernd auf die Situation einzuwirken (Stimuluskontrolle).

- ► **Erkennen:** Hierbei wird ein Zusammenhang zwischen der auftretenden Emotion und den zugrunde liegenden Schemata/Modi hergestellt sowie den dazugehörigen Kindheits-/Jugenderlebnissen (z. B. durch die weiter unten dargestellten Schema-/Modus-Memos). Es ist wichtig, dass der Patient nicht auf die Schuld der anderen fokussiert, sondern vielmehr seine eigene durch die Erlebnisse ausgelöste Reaktionsbereitschaft versteht.

- ► **Anerkennen:** Durch das Akzeptieren des Zusammenhangs zwischen aktueller Belastung und der frühen Kindheitserlebnisse und den daraus resultierenden Schemata, kann sich das Erleben der inneren Anspannung (Inkongruenz) reduzieren. Hierbei ist das wiederholte Auseinandersetzen mit diesem Zusammenhang – d. h. die wiederholte Konfrontation – nötig, um ein Neulernen zu fördern. Ebenfalls geht es um ein Loslassen der ungünstigen Bewältigungsmodi, also eine Art Trauerarbeit, die durch den Therapeuten begleitet werden muss. Der Patient soll dabei im Verlauf des Anerkennensprozesses eine Neuorientierung erleben und zunehmend selbst die Verantwortung für die Problemlösung (im Modus des Gesunden Erwachsenen), und zwar mit dem Fokus auf dem Erreichen eigener Lebensziele und Befriedigen eigener Grundbedürfnisse, übernehmen.

▶ **Trennen:** Dysfunktionale Verhaltensmuster sollen durch die therapeutische Bearbeitung losgelassen und »begraben« werden. Dabei handelt es sich um die aktive Hemmung der alten dysfunktionalen Verhaltensmuster und die bewusste Aktivierung der neu erlernten.

▶ **Einbrennen:** Neu erlernte Verhaltensweisen sollen in den neuronalen Strukturen des Patienten gefestigt bzw. verankert werden (wie eine neue Denkautobahn). Hierfür ist das möglichst häufige Wiederholen der neuen Verhaltensweisen im Alltag des Patienten nötig. Aufgabe des Therapeuten ist es, den Patienten in der Wahrnehmung seiner Erfolge auch durch Förderung der bewussten Wahrnehmung dieser Aspekte zu unterstützen.

Zur Umsetzung dieses Prinzips stehen im Rahmen der Schematherapie verschiedene Strategien zur Verfügung, die im Folgenden überblicksartig dargestellt werden.

(a) Schema-/Modus-Memo. Die Technik des Schema-Memos ist eine Erweiterung der Spaltentechnik, die innerhalb der kognitiven Umstrukturierung eingesetzt wird. Der folgende Übersichtskasten stellt dieses im Sinne der Situationsanalyse konzipierte Schema zusammenfassend dar.

Beispiel eines Schema-/Modus-Memos (mod. nach Roediger, 2011)

(1) Benennen der aktuellen Situation und des damit einhergehenden Gefühls: »Im Augenblick empfinde ich Ohnmacht und Traurigkeit, weil mein Kollege sich anmaßend und verletzend in einer E-Mail geäußert hat.«

(2) Bezugsherstellung zu den aktivierten Schemata/Modi und zu dazugehörigen biographischen Hintergründen: »Ich weiß, dass das wahrscheinlich mein verletzbarer Kindmodus ist, den ich als Kind erlernt habe, als meine Eltern mich oft durch ihre Bemerkungen zu meinen Fähigkeiten runtergemacht haben, ohne dass ich mich wehren konnte. Diese Aktivierung löst mein altes Bewältigungsverhaltens aus: Ich ziehe mich zurück und vermeide die Auseinandersetzung, stattdessen gehe ich Klamotten einkaufen« (distanzierter Selbstberuhiger).

(3) Korrektur auf kognitiver Ebene (Realitätsprüfung, Erkennen der Dysfunktionalität): »Obwohl ich glaube, dass mein Kollege mich absichtlich runtermachen wollte, ist die Realität, dass er sich wahrscheinlich im eigenen Stress nicht viele Gedanken gemacht hat, wie seine E-Mail auf mich wirkt, und dass er mich nicht persönlich angreifen wollte. Als Beweis dafür kann ich die E-Mails an andere Kollegen nutzen, die auch sehr verletzend geschrieben sind.«

(4) Neue Verhaltensweise im Sinne einer Selbstinstruktion (bewusstes Trennen des alten Bewältigungsverhaltens von der neuen Verhaltensalternative): »Wo ich bisher mit Rückzug und Einkaufen reagiert habe, könnte ich stattdessen meinen Kollegen bitten, trotz Stress einen höflichen Ton beim Schreiben von E-Mails anzuschlagen.«

Die Entwicklung von Memos erfolgt zunächst in der Therapiesitzung gemeinsam mit dem Patienten, wobei er das Blatt möglichst selbst ausfüllt. Dabei werden in der Therapie für die wichtigsten, ganz konkreten Auslösesituationen Memos erarbeitet. Für den dritten Punkt, d. h. die Korrektur der Kognitionen, empfiehlt sich die Anwendung weiterer Techniken, die nachfolgend vorstellt werden.

(b) Imaginationsübungen (Rescripting). Imaginationsübungen ermöglichen neben der oben beschriebenen emotionalen Aktivierung auch, dass die bisherigen Erfahrungen überschrieben werden (»Rescripting«). Situationen können in der Imagination zum einen einen anderen Ausgang nehmen, zum anderen ist es möglich, eine Ergänzung zu schaffen, die wie das Aufsuchen eines »sicheren Orts« eine Bewältigungsmöglichkeit darstellt. Die unten dargestellte Übersicht beschreibt das schrittweise Vorgehen bei Imaginationsübungen zur Modifikation von Schemata. Hierbei gilt zu beachten, dass es nur unter einer ausreichenden emotionalen Aktivierung möglich wird, Schemata zu »überschreiben«.

Zusammenfassendes Vorgehen bei Imaginationsübungen zur Schemamodifikation (Roediger, 2011)

(1) **Stabilisierung:** z. B. durch Begeben an einen »sicheren Ort« (Reddemann, 2001)

(2) **Imagination der aktuell belastenden Situation:** z. B. »Begeben Sie sich bitte in Gedanken noch einmal in die Situation als Sie sich mit Ihrem Partner gestritten haben, was haben Sie gesehen, gehört, gefühlt?«

(3) **Fokus auf das Gefühlserleben:** z. B. »Was genau ist Ihr Gefühl in dieser Situation, was fühlen Sie in Ihrem Körper?«

(4) **Imagination einer frühen Episode aus Kindheit/Jugend mit dem gleichen Gefühlserleben:** z. B. »Welche Bilder aus Ihrer Kindheit steigen auf, wenn Sie sich ganz auf dieses Gefühl konzentrieren? Lassen Sie sich von diesem Gefühl durch die Zeit tragen.«

(5) **Konstruktion eines Sinns für das Gefühlserleben, rationale Erklärungen finden:** z. B. »Sie fühlen sich wie ein ohnmächtiges Kind. Dies ist aus Ihrer jetzigen Perspektive des Erwachsenen nicht nachvollziehbar, aber aus Sicht des Kindes verständlich, da es ohnmächtig diesen Angriffen ausgeliefert ist.«

(6) **Wahrnehmung und Validierung der Grundbedürfnisse des Kindes/Jugendlichen:** z. B. »Wonach sehnt sich das Kind (Name nennen) denn in dieser Situation?«

(7) **Eigentliches Rescripting (Finden eines neuen Ausgangs der Situation):** Hierbei kann der Patient in der Situation u. a. selbst als Kind direkt zu den Eltern sprechen, er kann sich selbst als erwachsene Person zur Unterstützung hinzuziehen oder der Therapeut souffliert in der Situation bzw. tritt selbst in Aktion, z. B. »Was könnte dem Kind jetzt helfen?«

(8) **Anker im Körpererleben setzen, wird durch Wiederholung der Imagination in Ich-Form unterstützt:** z. B. »Welcher Körperausdruck passt zu dem anderen

---

Verhalten? Wie würde es sich anfühlen, wenn die Situation anders ausgehen würde?«

(9) Zurückkehren in die aktuelle emotional belastende Situation und ihre Veränderung (durch realistische Problemlösung): »Wie könnten Sie basierend auf diesem anderen Ausgang sich in der aktuellen Situation mit Ihrem Partner verhalten?

(10) Nachbesprechung: Ermöglichen einer kognitiven Neubewertung, Festhalten der Regeln, z. B. »Wenn Sie sich die Erfahrungen der letzten Übung noch einmal vor Augen halten, was nehmen Sie mit?«

(c) Stuhldialoge. Um dem Patienten die Auseinandersetzung mit den verschiedenen Modi zu erleichtern, können diese externalisiert, also erlebbar gemacht werden, indem sie unterschiedlichen Stühlen zugeordnet werden (können mittels Zetteln beschriftet werden). Das Vorgehen bei Stuhldialogen ist im folgenden Kasten dargestellt (mod. nach Roediger, 2011).

Vorgehen bei Stuhldialogen (mod. nach Roediger, 2011)

▶ Bennen eines aktuellen Konfliktes (Identifizieren der hinter dem Bewältigungsmodus liegenden Eltern-/Kindmodi)

▶ Gespräch mit dem im Vordergrund stehenden Eltern-/Kindmodus

▶ Anschließend kommt die »Gegenseite«, also der noch ausstehende Modus zu Wort

▶ Ermutigung des Kindes, eigene Gefühle zu benennen (Fokus auf den dysfunktionalen Aspekt des Eltern-Modus)

▶ Stuhl des Gesunden Erwachsenen einbeziehen (Nachempfinden des Konfliktes, Versuch einer Neubewertung)

▶ Entmachtung des Inneren-Eltern-Modus durch den Gesunden Erwachsenen mit therapeutischer Unterstützung (ggf. Modellverhalten des Therapeuten), Wirkung überprüfen

▶ Unterstützung des Kindmodus durch den Gesunden Erwachsenen, Wirkung durch Wechsel in den Kindmodus prüfen

▶ Funktionaler Lösungsvorschlag durch den Gesunden Erwachsenen, ggf. mit therapeutischer Unterstützung

▶ Versuch, die Akzeptanz beider Seiten zu erlangen, z. B. durch »Ja, dennoch«-Sätze, Wirkung der Lösung prüfen

▶ Zusammenfassen, Nachbesprechen und Übertragung in den Alltag vorbereiten

(d) Positive Selbstinstruktion und Memo-Karten. In Anlehnung an das Stressimpfungstraining von Meichenbaum geht es bei den Selbstinstruktionen innerhalb der Schematherapie darum, dass der Patient Erwiderungen zu den dysfunktionalen Gedanken, insbesondere der Eltern- und Kindmodi, findet und einübt. Dadurch wird auch die

Stellung des Gesunden Erwachsenen-Modus gefestigt. Bezogen auf die Kindmodi kommen dabei insbesondere beruhigende Sätze, wie sie hilfreiche Eltern sagen würden, zum Einsatz (»Ja, du bist jetzt wahrscheinlich sehr wütend, aber wir atmen jetzt erst einmal tief durch und schauen uns dann an, wie wir dem Problem begegnen können«). Den Eltern-Modi wird dabei mit akzeptierenden, aber dennoch begrenzenden Aussagen begegnet (»Ja, es mag sein, dass ich hier Mist gebaut habe, aber das nächste Mal werde ich mich besser vorbereiten und dann bekomme ich das hin. Jedem kann mal ein Fehler passieren«). Die Grundstruktur der Selbstinstruktionen in der Schematherapie haben somit eine »Ja, aber«-Struktur, wobei darauf zu achten ist, dass die Antwort wirklich vermittelnden Charakter hat. Dabei soll kein Modus übervorteilt werden.

Die Antworten des Gesunden Erwachsenen werden gemeinsam im Gespräch mit dem Patienten erarbeitet und können durch Zwei-Stuhl-Dialoge (auslösender Gedanke und Erwiderung erhalten jeweils einen Stuhl) hinsichtlich der Effektivität geprüft und weiter bearbeitet werden. Als Hausaufgabe können die Patienten dann zur weiteren Übung des Vorgehens aufgetragen bekommen, täglich Beispiele für so einen Dialog zu finden und aufzuschreiben (einige Therapeuten lassen sich dies auch als E-Mail schicken, mit transparenter Absprache, wie damit verfahren wird). Auch hier kann die Diktierfunktion im Handy eine hilfreiche Variante einmal zum Einüben der Dialoge, aber auch zur Aufnahme neuer Dialoge zu Hause sein. Darüber hinaus empfiehlt es sich, die gefundenen Erwiderungen aufzuschreiben und als sogenannte Memo-Karte an bedeutsamen Stellen des Alltagslebens (z. B. am Kühlschrank, auf dem Nachttisch) sichtbar aufzuhängen oder immer, z. B. im Portemonnaie, bei sich zu tragen.

(e) Verhaltensübungen. Die Stabilisierung neuen Verhaltens sollte durch bessere neuronale Verankerung mithilfe von Verhaltensübungen im Alltag unterstützt werden. Dieses Vorgehen entspricht den oben beschriebenen Verhaltensexperimenten in der klassischen kognitiven Umstrukturierung, die zumeist als Hausaufgaben vergeben werden. Dabei sollen Verhaltensübungen in der Schematherapie in ähnlicher Art und Weise systematisch vorbereitet werden. Es empfiehlt sich, die Ergebnisse der Verhaltensübung als dritte Instanz zu betrachten. Die Ergebnisse können dann gemeinsam mit dem Patienten ausgewertet und so notwendige Schlussfolgerungen für die weitere Therapie gezogen werden. Dies unterstützt auch die Selbstregulationsfähigkeit des Patienten. Roediger (2011) gibt einige Beispiele für mögliche Verhaltensübungen im Rahmen der Schematherapie. Hierzu gehören u. a. das Üben von Stabilisierungs- oder Achtsamkeitsübungen, Tagebücher zur Erfüllung der Grundbedürfnisse oder zu positiven Aktivitäten für das Innere-Kind, oder Bearbeitung von Schema-Modus-Karten. Die Hausaufgaben sollen für den Patienten Belege darstellen, was für ihn im Alltag funktioniert, und damit auch den Verlauf der Therapie beeinflussen. Es geht also nicht darum, brav abzuarbeiten, was die »Eltern« (der Therapeut) fordern. Das Lernen, basierend auf den Verhaltensübungen, kann unterstützt werden, indem der Patient vor der Übung reflektiert und dokumentiert, welchen Ausgang er erwartet und welche Befürchtungen mit einzelnen Übungen einhergehen. Beruhend auf den Erfahrungen durch die Übungen können neue Verhaltensregeln explizit gemacht werden, die dann auch wieder, z. B. als Memo-Karte, festgehalten werden können. Bei Schwierigkeiten im

Transfer des Gelernten in den Alltag empfiehlt Roediger (2011), den Druck zu reduzieren und mit dem Patienten gemeinsam zu klären, z. B. durch Stuhldialoge, was ihn an der Umsetzung der Hausaufgaben hindert, und dies auch mit Erfahrungen aus der Kindheit zu vergleichen.

Verhaltensübungen können auch darin bestehen, dass Übungen direkt in der Therapiesitzung umgesetzt werden. Diese sind in ähnlicher Art und Weise vorzubereiten, insbesondere bezogen auf die Dokumentation der vorher auftretenden Befürchtungen und Erwartungen. Zu diesen Übungen zählen (1) reale Rollenspiele, in denen der Therapeut die Rolle realer Personen aus dem Leben des Patienten übernimmt. Hier kann der Patient auch im Sinne eines sozialen Kompetenztrainings lernen »Stopp« zu sagen, was v. a. bei traumatisierten Patienten eine bedeutsame Kompetenz darstellt. (2) Impact-Übungen (Beaulieu, 2011), bei denen über die Verwendung von Objekten oder Bildern dem Patienten die Dysfunktionalität bestimmter Gedanken und Überzeugen verdeutlicht werden kann. (3) Rituale, die z. B. zum Abschiednehmen eingesetzt werden. Roediger (2011) empfiehlt, dass der Patient sich symbolisch von den Altlasten seiner Kindheit befreien kann, indem Symbole, die für diese Lasten stehen (Zeugnisse, Müllbeutel) entsorgt werden.

(f) Schematagebuch. Die Übertragung der neuen Verhaltensweisen in den Alltag kann durch das Schematagebuch unterstützt werden. Dabei wird der Patient schon im Vorfeld angehalten, Tagebücher aller Art zu schreiben (s. a. Verhaltensübungen), um das Verhalten der regelmäßigen Selbstreflektion im Alltag zu festigen. Im Schematagebuch dokumentiert der Patient für jeden Tag

- ▶ die geplanten Aktivitäten, z. B. auf die Arbeit oder einkaufen gehen, essen, Sport machen etc.
- ▶ die dabei gemachten Beobachtungen, z. B. »Ich habe keine Lust, jemand hält sich nicht an eine Verabredung«
- ▶ die tatsächliche Aktivität
- ▶ den Effekt, den diese Aktivität hatte
- ▶ die Lernerfahrung

Des Weiteren notiert der Patient, inwieweit er an diesem Tag seine Grundbedürfnisse berücksichtigt hat und welches Fazit er aus diesem Tag zieht. Diese Form der Dokumentation ermöglich es dem Patienten, gemeinsam mit dem Therapeuten zu schauen, z. B. mit Blick auf die tatsächlich durchgeführten Aktivitäten und die gemachte Lernerfahrung, welche Aspekte der Schemabearbeitung bereits gut funktionieren und welche noch weiterführend bearbeitet werden sollten. Dabei können auch weiterführende Techniken, z. B. Diskriminationslernen, notwendig sein, um den langfristigen Erfolg der Therapie zu ermöglichen.

14.3 Schematherapie versus kognitive Umstrukturierung

Ursprünglich entwickelt wurde die Schematherapie zur optimierten, manualisierten Behandlung von Persönlichkeitsstörungen, insbesondere von Patienten mit emotional-instabiler Persönlichkeitsstörung vom Borderline-Typ und Narzisstischer Persönlichkeitsstörung. Grawe (2004) beschreibt allerdings, dass bei 80–90 % der Achse-1-Störungen Probleme auf der Interaktions- bzw. Persönlichkeitsebene auftreten, die insbesondere zur Aufrechterhaltung der Störung führen können. Daher empfiehlt es sich bei einer Vielzahl von Patienten, zur langfristigen Stabilisierung und Rückfallprophylaxe zu prüfen, ob ein Patient vom zusätzlichen Einsatz schematherapeutischer Maßnahmen profitieren kann. Bezogen auf die Wirksamkeit gibt es bisher vor allem Hinweise zu Patienten mit Borderline-Störung (Giesen-Bloo et al., 2006; Nadort et al., 2009). Des Weiteren wurde eine Wirksamkeit für Patienten mit ängstlich-vermeidender Persönlichkeitsstörung bzw. sogenannten Cluster-C-Persönlichkeitsstörungen gezeigt (Neumann et al., 2013). Das heißt, für Patienten mit Persönlichkeitsstörungen scheint das Verfahren indiziert zu sein, für Patienten mit anderen Interaktionsproblemen steht der Nachweis der Wirksamkeit aus.

Als Kritikpunkt bezogen auf die Schematherapie ist anzumerken, dass die Gewinnung der Kategorien der Schemata empirisch erfolgte und damit eine zugrunde liegende Persönlichkeitstheorie fehlt. Dieses »Zusammenstückeln« und das Verkaufen »alter Begriffe in einem neuen Gewand« wird auch bezogen auf die aus der Gestalttherapie und anderen humanistischen sowie psychodynamischen Therapieverfahren angewendeten Konstrukte und Techniken kritisiert. Außerdem ist es empirisch (bisher) nicht haltbar, dass die fehlende Befriedigung einzelner Grundbedürfnisse in der Kindheit linear einhergeht mit Auffälligkeiten im Erwachsenenalter (Roediger, 2011).

Trotz der genannten Kritik steht der Verhaltenstherapie mit den schematherapeutischen Techniken eine Möglichkeit zur Verfügung, mit bestimmten emotionalen und interaktionalen Besonderheiten einzelner Patienten umzugehen. Somit bildet diese Erweiterung der klassischen kognitiven Umstrukturierung eine sinnvolle Ergänzung zu klassischen verhaltenstherapeutischen Techniken.

14.4 Fazit

Die Schematherapie stellt eine sinnvolle Ergänzung zum Vorgehen der »klassischen« KVT dar und zwar insbesondere für Patienten mit Persönlichkeitsstörungen, die vom Vorgehen der KVT nicht hinreichend profitieren. Dabei hat Young eine empirisch gebildete Erweiterung des Schemabegriffs etabliert und klärungsorientierte sowie kognitiv-verhaltenstherapeutische Techniken herangezogen, um auf die emotionalen und interaktionellen Besonderheiten gezielt eingehen zu können. Es gilt jedoch zu beachten, dass die Methode aufgrund des komplexen zugrunde liegenden Modells und der Besonderheiten der therapeutischen Beziehung einer besonderen Fortbildung bedarf, um sie zielführend bei Patienten einzusetzen (Roediger, 2011). Dennoch können einzelne Übungen auch eine sinnvolle Ergänzung zu den in Teil 2 dargestellten Techniken der kognitiven Umstrukturierung sein, ohne dass eine Identifikation einzelner Modi hierfür erforderlich ist.

Anhang

Prüfungsfragen

Hinweise zum Arbeitsmaterial

Liste ausgewählter Selbsthilfebücher zur kognitiven Umstrukturierung

Literaturverzeichnis

Sachwortverzeichnis

Prüfungsfragen

(1) Welche Aussagen zum kognitiven Modell sind zutreffend?

(a) Grundannahmen beeinflussen die Wahrnehmung von Situationen.

(b) Psychische Störungen entstehen allein durch dysfunktionales Denken in Konfliktsituationen.

(c) Gefühle werden durch die Wahrnehmung bzw. Interpretation von Situationen beeinflusst.

(d) Wiederkehrende automatische Gedanken beeinflussen die Entstehung von Grundannahmen.

(2) Welche Aussagen über Grundannahmen sind zutreffend?

(a) Grundannahmen wirken entscheidend daran mit, welche automatischen Gedanken eine Person in einer bestimmten Situation aufweist.

(b) Grundannahmen sind überdauernde, für wahr gehaltene Einstellungen gegenüber der eigenen Person oder gegenüber anderen Menschen.

(c) Grundannahmen sind überdauernde Ziel- und Wertevorstellungen einer Person.

(d) Grundannahmen werden allein durch die Interaktion mit den Bezugspersonen in der Kindheit etabliert.

(3) Bei welchen Patienten sollte die Verwendung kognitiver Techniken nicht bzw. nur eingeschränkt erfolgen? (Mehrfachantworten möglich)

(a) Bei Patienten mit Persönlichkeitsstörungen.

(b) Bei Patienten mit demenziellen Erkrankungen.

(c) Bei Patienten in Remission einer schizophrenen Erkrankung.

(d) Bei fehlender Motivation aufseiten des Patienten.

(4) Welche Aussagen zum sokratischen Dialog sind zutreffend?

(a) Der sokratische Dialog erfordert von Therapeuten ein hohes Ausmaß an Geduld.

(b) Innerhalb des sokratischen Dialogs versetzt sich der Therapeut in das Denk- und Wertesystem sowie in die Gefühlswelt des Patienten hinein und berücksichtigt diese bei allen therapeutischen Interventionen.

(c) Widersprüche werden im Rahmen des sokratischen Dialogs nicht offen und konfrontativ, sondern vielmehr zurückhaltend und fragend zurückgemeldet.

(d) Ziel eines sokratischen Dialogs ist ein Zustand innerer Verwirrung beim Patienten.

(5) Welche Probleme können bei der Vermittlung des kognitiven Modells auftreten? (Mehrfachantworten möglich)

(a) Der Patient geht mit der Erkenntnis aus der Sitzung, dass er nur sein Denken ändern muss und damit seine psychische Störung in den Griff bekommt.

(b) Der Patient geht mit der Erkenntnis aus der Sitzung, dass an der Entwicklung und Aufrechterhaltung verschiedene Gedanken beteiligt sind und er im weiteren Verlauf lernen wird, wie er ungünstige Gedanken verändern kann.

(c) Der Patient geht mit der Erkenntnis aus der Sitzung, dass er allein schuld ist an seiner Erkrankung, da er falsch denkt.

(d) Der Patient versteht nicht, dass zwischen Situation und Gefühl noch ein Gedanke stattfindet.

(6) Welche Techniken können zur Identifikation von Grundannahmen herangezogen werden? (Mehrfachantworten möglich)

(a) Imaginationsübungen

(b) Lebensrückblick

(c) Fragebögen

(d) Plananalyse

(7) Welche Technik dient am ehesten nicht der Modifikation automatischer Gedanken?

(a) Explikativer sokratischer Dialog

(b) Gedankenstopp

(c) Reattribution

(d) Realitätstesten

(8) Welcher der kognitiven Ansätze beschäftigt sich schwerpunktmäßig mit »Musturbationen«?

(a) Schematherapie nach Young

(b) Kognitive Therapie nach Beck

(c) Stressimpfungstrainings nach Meichenbaum

(d) Rational-emotive Therapie nach Ellis

(9) Welche Aussagen zum metakognitiven Modell sind zutreffend?

(a) Metakognitionen sind alle kognitiven Prozesse, die an der Interpretation, dem Monitoring oder der Steuerung von Kognitionen beteiligt sind.

(b) Pathologische Symptome werden durch das sogenannte Cognitive Attentional Syndrome reduziert.

(c) Durch eine Sensibilisierung des Patienten für seine Metakognitionen können Prozesse der Aufrechterhaltung psychischer Störungen unterbunden werden.

(d) In allen Modellen zu einzelnen psychischen Störungen spielt allein das Vermeidungsverhalten als aufrechterhaltender Prozess eine Rolle.

(10) Im Rahmen der Akzeptanz- und Commitmenttherapie als Strategie der Kognitiven Umstrukturierung geht es darum, dass ... (Mehrfachantworten möglich)

(a) Der Patient akzeptiert, dass allein seine Gedanken schuld sind an der Aufrechterhaltung seiner Störung.

(b) Der Patient seine Gedanken achtsam beobachtet und seinen Kampf mit den Gedanken reduziert.

(c) Der Patient seine Gedanken nur als Gedanken wahrnimmt und er die Entscheidungsmöglichkeit hat, wie ernst er seine Gedanken nimmt.

(d) Der Patient mittels Selbstinstruktionen lernt, sein Denken und Fühlen zu akzeptieren.

⬇ Hinweise zum Arbeitsmaterial

Sie können zusätzlich die im Buch erwähnten Arbeitsblätter sowie die Antworten der Prüfungsfragen über unsere Internetseite (http://www.beltz.de) herunterladen und ausdrucken. Sie kommen zu den Materialien, indem Sie auf die Seite des Titels gehen, den Link zu den Materialien anklicken und dann folgendes Passwort eingeben: 4kuTHWwh (Groß- und Kleinschreibung beachten).

Dann können Sie die gewünschten Arbeitsmaterialien öffnen und die pdf-Dateien über die Druckfunktion des Browsers ausdrucken. Wenn Sie die Seite schließen, kommen Sie zurück zur Inhaltsübersicht. Da die Online-Materialien nur so lange zur Verfügung stehen, wie das Buch lieferbar ist, empfehlen wir Ihnen, sich die gesamten Materialien herunterzuladen und auf dem eigenen Rechner zu speichern.

Außerdem können Sie auf unserer Internetseite (http://www.beltz.de) einen Videoclip zum Thema »Emotionsfokussierte Techniken« ansehen. Weitere ausführliche Fallvideos zu emotionsfokussiertem Vorgehen und auch zu anderen verhaltenstherapeutischen Techniken finden Sie außerdem in Neudeck, P. (2015). Techniken der Verhaltenstherapie. Beltz Video-Learning. DVD (240 Min.), ISBN 978-3-621-28218-5.

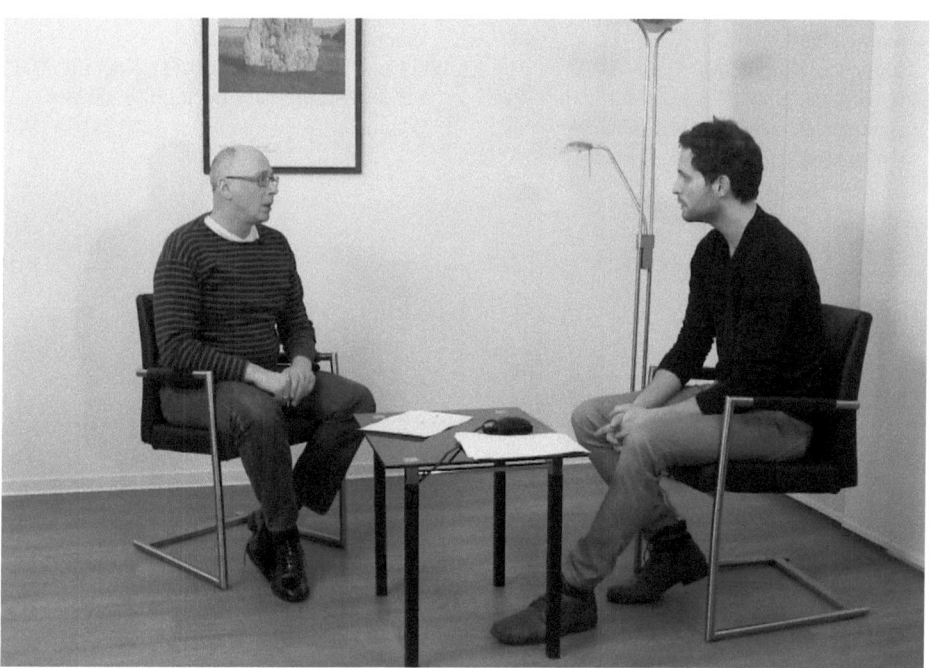

Liste ausgewählter Selbsthilfebücher zur kognitiven Umstrukturierung

Allen, J. (2005). Heile deine Gedanken. Werde Meister deines Schicksals. Bielefeld: Lüchow.

Branch, R. & Willson, R. (2010). Übungsbuch Kognitive Verhaltenstherapie für Dummies. Weinheim: Wiley-VCH.

Canfield, J. & Switzer, J. (2005). Kompass für die Seele. So bringen Sie Erfolg in Ihr Leben. München: Goldmann.

Dobelli, R. (2011). Die Kunst des klaren Denkens. 52 Denkfehler die Sie besser anderen überlassen. München: Hanser.

Dobelli, R. (2012). Die Kunst des klugen Handelns. 52 Irrwege die Sie besser anderen überlassen. München: Hanser.

Freeman, A. & DeWolf, R. (2007). Die 10 dümmsten Fehler kluger Leute: Wie man klassischen Denkfallen entgeht. München: Piper.

Harris, R. (2013). Wer dem Glück hinterherrennt, läuft daran vorbei. Ein Umdenkbuch. München: Kösel.

Lautenbacher, U. (2007). Raus aus dem Gedankenkarussell. Wie Sie leidige Gedanken und Grübelattacken genüsslich ins Leere laufen lassen. München: Kösel.

Meibert, P. (2014). Der Weg aus dem Grübelkarussell. Achtsamkeitstraining bei Depression, Ängsten und negativen Selbstgesprächen. Das MBCT- Buch. München: Kösel.

Mersch, R. (2014). Warum wir alle Idioten sind. Typische Denkfehler und wie man sie vermeidet. München: Goldmann.

O'Doherty, K. (2012). Das Kleine Buch des Denkens von Fehlern. Ein Selbsthilfe-Führer zum Ändern unnützlicher Gedanken. Kindle Edition.

Stavemann, H. H. (2010). Im Gefühlsdschungel: Emotionale Krisen verstehen und bewältigen. Weinheim: Beltz.

Teismann, T. (2014). Grübeln. Wie Denkschleifen entstehen und wie man sie löst. Köln: BALANCE buch + medien.

Willson, R. & Branch, R. (2012). Kognitive Verhaltenstherapie für Dummies. Weinheim: Wiley-VCH.

Willson, R. & Branch, R. (2014). Kognitive Verhaltenstherapie Tagebuch für Dummies. Weinheim: Wiley-VCH.

Literaturverzeichnis

Allan, L. G., Siegel, S. & Hannah, S. (2007). The sad truth about depressive realism. The Quarterly Journal of Experimental Psychology 60(3), 482–495.

Allen, J. (2005). Heile deine Gedanken. Werde Meister deines Schicksals. Bielefeld: Lüchow.

Ambühl, H., Meier, B. & Willutzki, U. (2006). Soziale Angst verstehen und behandeln. Ein kognitiv-verhaltenstherapeutischer Zugang. Stuttgart: Klett-Cotta.

Arkowitz, H., Westra, H. A., Miller, W. R. & Rollnick, S. (2010). Motivierende Gesprächsführung bei der Behandlung psychischer Störungen. Weinheim: Beltz.

Bachmann, M. & El-Akhras, A. (2012). Lust auf Abstinenz. Ein Therapiemanual bei Alkohol-, Drogen- und Medikamentenabhängigkeit. Heidelberg: Springer.

Beaulieu, D. (2011). Impact-Techniken für die Psychotherapie (5. Aufl.). Heidelberg: Carl-Auer.

Beck, A. T. (1963). Thinking and depression. I. Idiosyncratic Content and Cognitive Distortions. Archives of General Psychiatry, 9(4), 324–333.

Beck, A. T. (1964). Thinking and Depression. II. Theory and Therapy. Archives of General Psychiatry, 10(6), 561–571.

Beck, A. T. (1979). Cognitive Therapy and the Emotional Disorders. New York: Penguin.

Beck, A. T. (1993). Cognitive Therapy: Past, Present and Future. Journal of Consulting and Clinical Psychology, 61(2), 194–198.

Beck, A. T. & Emery, G. with Greenberg, R. (1985): Anxiety disorders and phobias: A cognitive perspective. New York: Basic Books.

Beck, A. T. & Freeman, A. (1999). Kognitive Therapie der Persönlichkeitsstörungen. Weinheim: Beltz.

Beck, A. T., Rush, A. J., Shaw, B. F. & Emery, G. (1979). Cognitive therapy of depression. New York: Guilford.

Beck, J. S. (2013). Praxis der kognitiven Verhaltestherapie: Mit Online-Materialien (2. Aufl.). Weinheim: Beltz.

Beck, J. S., Liese, B. S. & Najavits, L. M. (2005). Cognitive Therapy. In R. J. Frances, S. I. Miller & A. Mack (Eds.), Clinical textbook of addictive disorders (3 rd Ed.) (pp. 474–501). New York: Guilford.

Becker, E. & Margraf, J. (2007). Generalisierte Angststörung. Ein Therapieprogramm (2. Aufl.). Weinheim: Beltz.

Beesdo-Baum K. & Wittchen, H.-U. (2011). Depressive Störungen: Major Depression und Dysthymie. In H.-U. Wittchen & J. Hoyer (Hrsg.), Klinische Psychologie und Psychotherapie (2. Aufl.). Berlin: Springer.

Bennett-Levy, J. (2008). Oxford Guide to Behavioural Experiments in Cognitive Therapy. Oxford: Oxford University Press.

Boos, A. (2014). Kognitive Verhaltenstherapie nach chronischer Traumatisierung. Ein Therapiemanual (2. Aufl.). Göttingen: Hogrefe.

Brähler, E., Holling, H., Leutner, D. & Petermann, F. (2002). Brickenkamp Handbuch psychologischer und pädagogischer Tests (3. Aufl.). Göttingen: Hogrefe.

Branch, R. & Willson, R. (2010). Übungsbuch Kognitive Verhaltenstherapie für Dummies. Weinheim: Wiley-VCH.

Braun, J. D., Strunk, D. R., Sasso, K. E. & Cooper, A. A. (2015). Therapist use of Socratic questioning predicts session-to-session symptom change in cognitive therapy for depression. Behaviour Research and Therapy, 70, 32–37.

Brunhoeber, S. (2009). Kognitive Verhaltenstherapie bei körperdysmorpher Störung. Ein Therapiemanual. Göttingen: Hogrefe.

Bühner, M. & Müller, J. (2006). Validität des Fragebogens irrationaler Einstellungen (FIE): Eine Untersuchung mit Depressiven und Studenten. Diagnostica, 52(1), 1–10.

Canfield, J. & Switzer, J.(2005). Kompass für die Seele. So bringen Sie Erfolg in Ihr Leben. München: Goldmann.

Caspar, F. (2007). Beziehungen und Probleme verstehen: Eine Einführung in die psychotherapeutische Plananalyse. Bern: Huber.

Ciarrochi, J. V. & Bailey, A. (2010). Akzeptanz- und Commitmenttherapie in der KVT. Weinheim: Beltz.

Clarkin, J. F., Yeomans, F. E. & Kernberg, O. F. (2006). Psychotherapy for Borderline Personality: Focusing on object relation. Washington, D. C.: American Psychiatric Publishing, Inc.

Craske, M. (2015). Optimizing Exposure Therapy for Anxiety Disorders: An inhibitory Learning and Inhibitory Regulation Approach. Verhaltenstherapie, 25 (134–143).

Craske, M. G., Treanor, M., Conway, C. C., Zbozinek, T. & Vervliet, B. (2014). Maximizing exposure therapy: an inhibitory learning approach. Behaviour Research and Therapy, 58, 10–23.

Deffenbacher, J. L. (1978). Worry, emotionality and task generated interference in test anxiety: An empirical test of attentional theory. Journal of Educational Psychology, 70, 248–254.

Deffenbacher, J. L. (1986). Cognitive and physiological components of test anxiety in real-life exams. Cognitive Therapy and Reasearch, 10, 635–644.

Deffenbacher, J. L. & Hazaleus, S. L. (1985). Cognitive, emotional and physiological components of test anxiety. Cognitive Therapy and Reasearch, 9, 169–180.

Disner S. G., Beevers, C. G., Haigh, E. A. & Beck A. T. (2011). Neural mechanisms of the cognitive model of depression. Nature Reviews Neuroscience, 12(8), 467–477.

Dobelli, R. (2011). Die Kunst des klaren Denkens. 52 Denkfehler die Sie besser anderen überlassen. München: Hanser.

Dobelli, R. (2012). Die Kunst des klugen Handelns. 52 Irrwege die Sie besser anderen überlassen. München: Hanser.

Dobson, K. S. (1989). A meta-analysis of the efficacy of cognitive therapy for depression. Journal of Consulting and Clinical Psychology, 57(3), 414–419.

Dobson, K. S. (2011). Theories of Psychotherapy. Cognitive Therapy. Washington: APA.

Dobson, K. S. (2012). Cognitive Therapy. In J. Carlson & M. Englar-Carlson (Eds.), Theories of Psychotherapy Series. Washington, DC: APA.

Dozois, D. J. A., Bieling, P. J., Evraire, L. E. et al. (2014). Changes in core beliefs (early maladaptive schemas) and self-representation in cognitive therapy and pharmacotherapy for depression. International Journal of Cognitive Therapy, 7(3), 217–234.

Ehlers, A., Margraf, J. & Chambless, D. (2001). AKV – Fragebogen zu körperbezogenen Ängsten, Kognitionen und Vermeidung. Beltz: Weinheim.

Eifert, G. H. & Forsyth, J. P. (2008). Akzeptanz- und Commitment-Therapie für Angststörungen: Ein praktischer Leitfaden zur Anwendung von Achtsamkeit, Akzeptanz und wertgeleiteten Verhaltensänderungsstrategien. Tübingen: dgvt.

Ellis, A (1996). Die revidierte ABC-Theorie der Rational-emotiven Therapie II. Zeitschrift für Rational-emotive und Kognitive Verhaltenstherapie, 23–44.

Ellis, A. (1975). Reason and Emotion in Psychotherapy (9. Aufl.). Secaucus New Jersey: Lyle Stuart.

Ellis, A. (1977). Die Rational-emotive Therapie: Das innere Selbstgespräch bei seelischen Veränderungen. München: Pfeiffer.

Ellis, A. & Dryden, W. (2007). Practice of Rational Emotive Behavior Therapy (2nd ed.). New York: Springer.

Fehm, L. & Helbig, S. (2008). Hausaufgaben in der Psychotherape: Strategien und Materialien für die Praxis. Göttingen: Hogrefe.

Festinger, L. (1957). A theory of cognitive dissonance. Stanford, CA: Stanford University Press.

Fiegenbaum, W., Freitag, M. & Frank, B. (1992). Kognitive Vorbereitung auf Reizkonfrontationstherapien. In J. Margraf & J. C. Brengelmann (Hrsg.), Die Therapeut-Patient-Beziehung in der Verhaltenstherapie (S. 89–108). München: Röttger.

Fiegenbaum, W. & Tuschen-Caffier, B. (2000). Systemimmanente Gesprächsführung und Reizkonfrontation als Behandlungsmethode bei sexuellen Funktionsstörungen. Verhaltenstherapie, 10(1), 32–39.

Finke, J. (2009). Gesprächspsychotherapie: Grundlagen und spezifische Anwendungen (4. Aufl.). Thieme: Stuttgart.

Freeman, A. & DeWolf, R. (2007). Die 10 dümmsten Fehler kluger Leute: Wie man klassischen Denkfallen entgeht. München: Piper.

Giesen-Bloo, J., Dyck, R. van, Spinhoven, P., Tilburg, W. van, Dirksen, C., Asselt, T. van, Kremers, I., Nadort, M. & Arntz, A. (2006). Outpatient psychotherapy for borderline personality disorder, randomized trial of schema-focused therapy vs transference-focused psychotherapy. Archives of General Psychiatry, 63, 649–658.

Gloaguen, V., Cottraux, J., Cucherat, M. & Blackburn, I. M. (1998). A meta-analysis of the effects of cognitive therapy in depressed patients. Journal of Affective Disorders, 49(1), 59–72.

Grawe, K. (1998). Psychologische Therapie. Bern: Hogrefe.

Grawe, K. (2004). Neuropsychotherapie. Göttingen: Hogrefe.

Grawe, K., Donati, R. & Bernauer, F. (2001). Psychotherapie im Wandel: Von Konfession zur Profession (5. Aufl.). Göttingen: Hogrefe.

Hahlweg, K. & Dose, M. (1998). Schizophrenie. Fortschritte der Psychotherapie, Bd. 2. Göttingen: Hogrefe.

Hahlweg, K., Fiegenbaum, W., Frank, M., Schroeder, B. & von Witzleben, I. (2001). Short- and long-term effectiveness of an empirically supported treatment for agoraphobia. Journal of Consulting and Clinical Psychology, 69(3), 375–382.

Hampel, P. & Petermann, F. (2011). Stressbewältigungstrainings. In F. Petermann (Hrsg.), Kinderverhaltenstherapie: Grundlagen und Anwendungen (4. Aufl.) (247–271). Baltmannsweiler: Schneider Verlag.

Harris, R. (2013). Wer dem Glück hinterherrennt, läuft daran vorbei. Ein Umdenkbuch. München: Kösel.

Hautzinger, M. (1980). Kognitive Therapie bei Depression. München: Pfeiffer.

Hautzinger, M. (2011a). Kognitives Umbenennen und Umstrukturieren. In M. Hautzinger & M. Linden (Hrsg.), Verhaltenstherapiemanual (7. Auf.) (S. 203–207). Berlin: Springer.

Hautzinger, M. (2011b). Grundüberzeugungen ändern. In M. Hautzinger & M. Linden (Hrsg.), Verhaltenstherapiemanual (7. Aufl.) (159–162). Berlin: Springer.

Hautzinger, M. (2011c). Mikro-Verhaltensanalyse. In M. Hautzinger & M. Linden (Hrsg.), Verhaltenstherapiemanual (7. Aufl.) Berlin: Springer.

Hautzinger, M. (2013). Kognitive Verhaltenstherapie bei Depressionen (7. Aufl.). Weinheim: Beltz.

Hautzinger, M., Joormann, J. & Keller, F. (2005). DAS Skala dysfunktionaler Einstellungen. Göttingen: Hogrefe.

Hayes, S. C., Barnes-Holmes, D. & Roche B. (2001). Relational Frame Theory. A Post-Skinnerian Account of Human Language and Cognition. New York: Kluver Academic/Plenum Publishers.

Hayes, S. C., Luoma, J. B., Bond, F. W., Masuda, A. & Lillis, J. (2006). Acceptance and commitment therapy: model, processes and outcomes. Behavior and Research Therapy, 44(1), 1–25.

Hayes, S. C. & Smith, S. (2007). In Abstand zur inneren Wortmaschine. Ein Selbsthilfe- und Therapiebegleitbuch auf der Grundlage der Akzeptanz- und Commitmenttherapie (ACT). Tübingen: dgvt.

Hayes, S. C., Strosahl, K. D. & Wilson, K. D. (2007). Akzeptanz- und Commitment-Therapie (2. Aufl). München: CIP-Medien.

Heidenreich, T. & Michalak, J. (2013). Die dritte Welle der Verhaltenstherapie. Grundlagen und Praxis. Weinheim: Beltz.

Heinrichs, N., Alpers, G. W. & Gerlach, A. L. (2009). Evidenzbasierte Leitlinie zur Psychotherapie der Panikstörung und Agoraphobie. Göttingen: Hogrefe.

Hiller, W., Rief, W., Elefant, S., Margraf, J., Kroymann, R., Leibbrand, R. & Fichter, M. (1997). Dysfunktionale Kognitionen bei Patienten mit Somatisierungssyndrom. Zeitschrift für Klinische Psychologie, 26, 226–234.

Hinsch, R. & Pfingsten, U. (2015). Gruppentraining sozialer Kompetenzen (GSK) (6. Aufl.). Weinheim: Beltz.

Hofmann, S. G., Asnaani, A., Vonk, I. J. J., Sawyer, A. T. & Fang, A. (2012). The Efficacy of Cognitive Behavioral Therapy: A Review of Meta-analyses. Cognitive Therapy and Research, 36(5), 427–440.

Hollon, S. D. & Kendall, P. C. (1980). Cognitive self-statements in depression: Development of an automatic thoughts questionnaire. Cognitive Therapy and Research, 4(4), 383–395.

Hoyer, J. & Beesdo-Baum, K. (2012). Prolonged Imaginal Exposure Based on Worry Scenarios. In P. Neudeck & H.-U. Wittchen (Hrsg.), Exposure Therapy – Rethinking the Model – Refining the Method (pp. 245–260). New York: Springer.

Hoyer, J., Chaker, S. (2009). Kognitionsdiagnostik. In J. Margraf & S. Schneider (Hrsg.), Lehrbuch der Verhaltenstherapie (3. Aufl.) (S. 391–407). Heidelberg: Springer.

Hoyer, J. & Wittchen, H.-U. (2011). Gesprächsführung in der Klinischen Psychologie und Psychotherapie. In H.-U. Wittchen & J. Hoyer (Hrsg.), Klinische Psychologie & Psychotherapie (S. 435–448). Berlin: Springer.

Jacobi, C., Thiel, A. & Paul, T. (2008). Kognitive Verhaltenstherapie bei Anorexia und Bulimia nervosa (3. Aufl.). Weinheim: Beltz.

Jacobson, N. S., Dobson, K. S., Truax, P. A., Addis, M. E., Koerner, K., Gollan, J. K., Gortner, E. & Prince, S. E. (1996). A component analysis of cognitive-behavioral treatment for depression. Journal of Consulting and Clinical Psychology, 64(2), 295–304.

Jelinek, L., Otte, C., Arlt, S. & Hauschildt, M. (2013). Denkverzerrungen erkennen und korrigieren: Eine Machbarkeitsstudie zum Metakognitiven Training bei Depressionen (D-MKT). Zeitschrift für Psychiatrie, Psychologie und Psychotherapie, 61(4), 1–8.

Kabat-Zinn, J. (1994). Gesund durch Meditation. Frankfurt: O. W. Barth.

Kemper, C. J., Lutz, J. & Neuser, J. (2011). Konstruktion und Validierung einer Kurzform der Skala Angst vor negativer Bewertung (SANB-5). Klinische Diagnostik und Evaluation, 4, 342–359.

Klages, U. (1989). Fragebogen irrationaler Einstellungen (FIE). Göttingen: Hogrefe.

Klaghofer, R. (2002). Hamburger Kognitionsinventar. In E. Braehler, H. Holling, D. Leutner & F. Petermann (Hrsg.), Brickenkamp Handbuch psychologischer und pädagogischer Tests. Göttingen: Hogrefe.

König, J., Resick, P., Karl, R. & Rosner, R. (2012). Posttraumatische Belastungsstörung. Ein Manual zur Cognitive Processing Therapy. Göttingen: Hogrefe.

Lakatos, A. & Reinecker, H. (2007). Kognitive Verhaltenstherapie bei Zwangsstörungen. Ein Therapiemanual. Göttingen: Hogrefe.

Lang, T., Helbig- Lang, S., Westphal, D., Gloster, A. T. & Wittchen, H.-U. (2012). Expositionsbasierte Therapie der Panikstörung mit Agoraphobie. Ein Behandlungsmanual. Göttingen: Hogrefe.

Lautenbacher, U. (2007). Raus aus dem Gedankenkarussell. Wie Sie leidige Gedanken und Grübelattacken genüsslich ins Leere laufen lassen. München: Kösel.

Lazarus, R. S. & Folkmann, S. (1984). Stress, appraisal, and coping. New York: Springer.

Leahy, R. L. (2007). Techniken kognitiver Therapie. Ein Handbuch für Praktiker. Paderborn: Junfermann-Verlag.

Legenbauer, T. & Vocks, S. (2006). FEDK – Fragebogen zur Erfassung dysfunktionaler Kognitionen bei Essstörungen in Manual der kognitiven Verhaltenstherapie bei Anorexie und Bulimie. Heidelberg: Springer.

Lejeune, C. (2008). Gut leben – mit kleinen und großen Sorgen. Das Übungsbuch. Freiburg: Kreuz.

Lincoln, T. M., Rief, W., Hahlweg, K., Frank, M., von Witzleben, I., Schröder, B. & Fiegenbaum, W. (2003). Effectiveness of an Empirically Supported Treatment for Social Phobia in the Field. Behavior and Research Therapy, 41, 1251–1269.

Linden, M. & Hautzinger, M. (2011). Verhaltenstherapiemanual (7. Aufl.). Berlin: Springer.

Luria, A. R. (1961). The role of speech in the regulation of normal and abnormal behavior. New York: Liveright.

Meibert, P. (2014). Der Weg aus dem Grübelkarussell. Achtsamkeitstraining bei Depression, Ängsten und negativen Selbstgesprächen. Das MBCT-Buch. München: Kösel.

Meichenbaum, D. W. (1995). Kognitive Verhaltensmodifikation. Weinheim: Beltz.

Meichenbaum, D. W. & Deffenbacher, J. L. (1988). Stress Inoculation Training. The Counseling Psychologist, 16(1), 69–90.

Meichenbaum, D. W. (2007). Stress Inoculation Training: A Preventative and Treatment Approach. In P. M. Lehrer, R. L. Woolfolk & W. S. Sime (Eds.), Principles and Practice of Stress Management (3 rd Ed.) (pp. 497–518). New York: Guildford Press.

Mersch, R. (2014). Warum wir alle Idioten sind. Typische Denkfehler und wie man sie vermeidet. München: Goldmann.

Michalak, J. & Heidenreich, T. (2013). Die »dritte Welle« der Verhaltenstherapie. Weinheim: Beltz.

Moritz, S. & Hauschildt, M. (2011). Erfolgreich gegen Zwangsstörungen: Metakognitives Training – Denkfallen erkennen und entschärfen (2. Aufl.). Heidelberg: Springer.

Moritz, S., Veckenstedt, R., Randjbar, S. & Vitzthum, F. (2011). MKT+. Individualisiertes metakognitives Therapieprogramm für Menschen mit Psychose. Berlin: Springer.

Mühlig, S. & Poldrack, A. (2011). Kognitive Therapieverfahren. In H.-U. Wittchen & J. Hoyer (Hrsg.), Klinische Psychologie und Psychotherapie (2. Aufl.) (S. 543–564). Heidelberg: Springer.

Müller, A., Zwaan, M. & Mitchell, J. (2008). Pathologisches Kaufen. Kognitiv-verhaltenstherapeutisches Manual. Köln: Deutscher Ärzte- Verlag.

Nadort, M., Arntz, A., Smit, J. H., Giesen-Bloo, J., Eikelenboom, M., Spinhoven, P., Asselt, T. van, Wensing, M. & Dyck, R. van (2009). Implementation of outpatient schema therapy for borderline personality disorder with versus without crisis support by the therapist outside office hours: A randomized trial. Behaviour Research and Therapy, 47, 961–973.

Narciss, S. (2011). Verhaltensanalyse und Verhaltensmodifikation auf der Basis lernpsychologischer Erkenntnisse. In H.-U. Wittchen & J. Hoyer (Hrsg.), Klinische Psychologie und Psychotherapie (2. Aufl.). Berlin: Springer.

Neubauer, K., Bender, C., Tuschen-Caffier, B., Svaldi, J. & Blechert, J. (2010). Erfassung dysfunktionaler Kognitionen zum Body Checking. Zeitschrift für Klinische Psychologie und Psychotherapie, 39 (4), 251–260.

Neudeck, P. (2015). Expositionsverfahren. Techniken der Verhaltenstherapie. Weinheim: Beltz.

Neumann, A., Roediger, E., Laireiter, A.-R. & Kus, C. (2013). Schematherapeutische Supervision in verhaltenstherapeutischer Aus- und Fortbildung – ein integratives Supervisionskonzept. Göttingen: Hogrefe.

O'Doherty, K. (2012). Das Kleine Buch des Denkens von Fehlern. Ein Selbsthilfe-Führer zum Ändern unnützlicher Gedanken: Kindle Edition.

Perls, F. S., Hefferline, R. F. & Goodman, P. (2006). Gestalttherapie: Grundlagen der Lebensfreude und Persönlichkeitsentfaltung (7. Aufl.). Stuttgart: Klett-Cotta.

Pössel, P., Seemann, S. & Hautzinger, M. (2005) Evaluation eines deutschsprachigen Instrumentes zur Erfassung positiver und negativer automatischer Gedanken. Zeitschrift für Klinische Psychologie und Psychotherapie, 34(1), 27–34.

Rachman, S. (1983). Obstacles to the treatment of obsessions. In E. B. Foa, & P. M. G. Emmelkamp (Eds.), Failures in behavior therapy. New York: Wiley.

Reddemann, L. (2001). Imagination als heilsame Kraft (Leben lernen 141). Stuttgart: Pfeifer bei Klett-Cotta.

Reiss, N., Dominiak, P. et al. (2012). Reliability and validity of the German version of the schema mode inventory. European Journal of Psychological Assessment, 28(4), 297–304.

Richter, G. & Richter, J. (1995). Komplexität von Depressivität. Münster: Waxmann.

Roediger, E. (2011). Praxis der Schematherapie: Lehrbuch zu Grundlagen, Modell und Anwendung (2. Aufl.). Stuttgart: Schattauer.

Schachter, S. & Singer, J. E. (1962). Cognitive, emotional and physiological determinants of emotional state. Psychological Review, 69(5), 379–399.

Schaub, A., Roth, E. & Goldmann, U. (2013). Kognitiv-psychoedukative Therapie zur Bewältigung von Depressionen. Ein Therapiemanual. Göttingen: Hogrefe.

Schilling, L., Köther, U., Nagel, M., Agorastos, A. & Moritz, S. (2013). Kognitive Verzerrungen bei Patienten mit einer Borderline-Persönlichkeitsstörung und deren Behandlung durch das »Metakognitive Training – Borderline«. Zeitschrift für Psychiatrie, Psychologie und Psychotherapie, 61(4), 239–246.

Schmidt-Traub, S. (2014). Panikstörung und Agoraphobie. Ein Therapiemanual. Göttingen: Hogrefe.

Schuhler, P. & Vogelsang, M. (2012). Pathologischer PC und Internet-Gebrauch. Eine Therapieanleitung, Bd. 67. Göttingen: Hogrefe.

Siegmund, A., Räth, D., Finck, C., Meyes, A. M., Stoy, M. & Ströhle, A. (2011). Young – Schemafragebogen: Psychometrische Eigenschaften einer deutschen Kurzform. Psychotherapie, 16(2), 207–212.

Sonntag, R. F. (2011). Akzeptanz- und Commitment-Therapie. In M. Hautzinger & M. Linden (Hrsg.), Verhaltenstherapiemanual (7. Aufl.) (S. 363–370). Berlin, Heidelberg: Springer.

Spinhoven, P., Dyck, R. van, Giesen-Bloo J., Kooiman, K. & Arntz, A. (2007). The therapeutic alliance in schema-focused therapy and transference-focused psychotherapy for borderline personality disorder. Journal of Consulting and Clinical Psychology, 75, 104–115.

Stangier, U., Heidenreich, T. & Peitz, M. (2009). Soziale Phobien. Ein kognitiv-verhaltenstherapeutisches Behandlungsmanual (2. Aufl.). Weinheim: Beltz.

Stavemann, H. H. (2010). Im Gefühlsdschungel: Emotionale Krisen verstehen und bewältigen. Weinheim: Beltz.

Stavemann, H. H. (2011). … und ständig tickt die Selbstwertbombe. Selbstwertprobleme erkennen und lösen. Weinheim: Beltz.

Stavemann, H. H. (2015). Sokratische Gesprächsführung in Therapie und Beratung (3. Aufl.). Weinheim: Beltz.

Steil, R. (2003). Fragebogen zu dysfunktionalen Kognitionen. In J. Hoyer & J. Margraf (Hrsg.), Angstdiagnostik – Grundlagen und Testverfahren (383–387). Berlin: Springer.

Strunk D. R., Brotman, M. A. & DeRubeis, R. J. (2010). The process of change in cognitive therapy for depression: predictors of early inter-session symptom gains. Behaviour Research Therapy, 48(7), 599–606.

Sulz, S. K. D. (1994). Strategische Kurzzeittherapie – Wege zur effizienten Psychotherapie. München: CIP-Medien.

Sulz, S. K. D. (2001). Von der Strategie des Symptoms zur Strategie der Therapie. München: CIP-Medien.

Sulz, S. K. D. (2011). Makro-Verhaltensanalyse. In M. Linden & M. Hautzinger M. (Hrsg.). Verhaltenstherapiemanual (7. Aufl.) (S. 223–226). Springer: Berlin.

Teismann, T. (2014). Grübeln. Wie Denkschleifen entstehen und wie man sie löst. Köln: BALANCE buch + medien.

Teismann, T. & Ertle, A. (2011). Verhaltensexperimente in der kognitiven Therapie. Verhaltenstherapie, 21 (117–124).

Tönnies, S. (1994). Selbstkommunikation. Empirische Befunde zu Diagnostik und Therapie. Heidelberg: Asanger.

Tönnies, S. (1997). Hamburger Kognitionsinventar (HAKI). Göttingen: Beltz Test.

Tuschen, B. & Fiegenbaum, W. (2000). Systemimmanente kognitive Therapie. In J. Margraf (Hrsg.), Lehrbuch der Verhaltenstherapie (S. 499–507). Berlin: Springer.

Tyron, G. S. (2011). Gedankenstopp. In M. L. M. Hautzinger (Hrsg.), Verhaltenstherapiemanual (7. Aufl.). Berlin: Springer.

Vocks, S. & Legenbauer, T. (2010). Körperbildtherapie bei Anorexia und Bulimia Nervosa. Ein kognitiv-verhaltenstherapeutisches Behandlungsprogramm. Göttingen: Hogrefe.

Vormbrock, F. & Neuser, J. (1983). Konstruktion zweier spezifischer Fragebögen zur Erfassung von Angst in sozialen Situationen (SANB und SVSS). Diagnostica, 29(2), 165–182.

Vygotsky, L. S. (1962). Thought and Language. Cambridge, MA: MIT Press.

Wagner, P. & Bräuning, P. (2006). Psychoedukation bei bipolaren Störungen. Ein Therapiemanual bei Gruppen. Stuttgart: Schattauer.

Walen, S. R., DiGuiseppe, R. & Wessler, R. (2011). RET-Training. Einführung in die Praxis der rational-emotiven Therapie (3. Aufl.). Leben Lernen 53. Stuttgart: Klett-Cotta.

Wampold, B. E., Minami, T., Baskin, T. W. & Callen Tierney, S. (2002). A meta-(re)analysis of the effects of cognitive therapy versus ›other therapies‹ for depression. Journal of Affective Disorders, 68(2–3), 159–165.

Weber, F. & Exner, C. (2013). Die metakognitive Therapie nach Wells – theoretischer Hintergrund, Behandlungskomponenten und Evidenz. Zeitschrift für Psychiatrie, Psychologie und Psychotherapie, 61, 217–230.

Wells, A. (1997). Cognitive Therapy of Anxiety Disorders: A Practice Manual And Conceptual Guide. New York: John Willey & Sons.

Wells, A. (2011a). Metakognitive Therapie bei Angststörungen und Depression. Weinheim: Beltz.

Wells, A. (2011b). Kognitive Therapie der Angststörungen. Tübingen: dgvt-Verlag.

Wells, A. & Matthews, G. (1996). Modelling cognition in emotinal disorder: The S-REF model. Behaviour Research and Therapy, 34, 881–888.

Wengenroth, M. (2012). Akzeptanz- und Commitmenttherapie (ACT). Weinheim: Beltz.

Wilken, B. (2013). Methoden der kognitiven Umstrukturierung. Ein Leitfaden für die Praxis (6. Aufl.). Stuttgart: Kohlhammer-Verlag.

Wills, F. (2014). Kognitive Therapie nach Aaron T. Beck. Paderborn: Jungfern-Verlag.

Willson, R. & Branch, R. (2012). Kognitive Verhaltenstherapie für Dummies. Weinheim: Wiley-VCH.

Willson, R. & Branch, R. (2014). Kognitive Verhaltenstherapie Tagesbuch für Dummies. Weinheim: Wiley- VCH.

Wright, J. H., Basco, M. R. & Thase, M. E. (2006). Learning Cognitive-Behavior Therapy: An Illustrated Guide. Washington: American Psychiatric Publishing Inc.

Young, J. E. (1990). Cognitive Therapy for Personality Disorders: A Schemafocused Approach. Sarasota: Professional Resources Press.

Young, J. E., Klosko, J. S. & Weishaar, M. E. (2005). Schematherapie – ein praxisorientiertes Handbuch. Paderborn: Junfermann.

Sachwortverzeichnis

Verantwortungsvolles therapeutisches Handeln

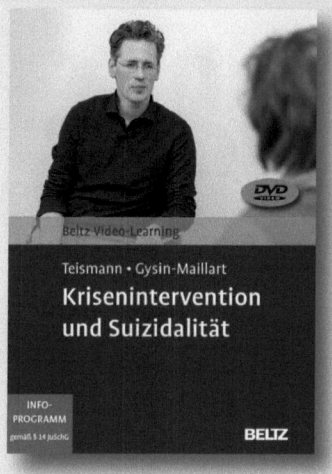

Tobias Teismann •
Anja C. Gysin-Maillart
Krisenintervention und Suizidalität
Beltz Video-Learning. 2 DVDs mit
16-seitigem Booklet.
Unter Mitarbeit von Christoph Koban
und Wolfram Dorrmann
Laufzeit: 242 Min.
ISBN 978-3-621-28588-9

Allein in Deutschland sterben pro Jahr circa 10.000 Menschen durch Suizid. Ein Großteil der Suizide wird dabei im Kontext psychischer Erkrankungen vollzogen – und die Auseinandersetzung mit Suizidgedanken und Suizidversuchen ist ein häufiges Thema therapeutischen Handelns. Dabei herrscht aufgrund der mit der Situation einhergehenden Verantwortung bei vielen Psychotherapeutinnen und Psychotherapeuten und PiAs, große Unsicherheit, wie mit suizidalen Patient_innen umzugehen ist.

In diesem Lehrvideo werden zentrale Strategien des therapeutischen Umgangs mit Suizidalität modelliert. Dargestellt werden u.a. die Behandlungsbausteine des »Attempted Suicide Short Intervention Program« (ASSIP), das sich als hocheffektiv erwiesen hat. Die 13 Videos sind drei Bereichen zugeordnet: (1) Risikoabschätzung, (2) Krisenintervention, (3) Therapie nach einem Suizidversuch. Mit zuschaltbaren therapeutischen Untertiteln.

Aus dem Inhalt
DVD 1 Risikoabschätzung und Krisenintervention
▶ Risikoabschätzung – Distanzierung/ Absprachefähigkeit gegeben
▶ Notfallplan
▶ Antisuizidvertrag
▶ Vorbereitung einer stationären Einweisung

DVD 2 Therapie nach einem Suizidversuch
▶ Attempted Suicide Short Intervention Programm (ASSIP)
▶ Narratives Interview
▶ Video-Playback

Verlagsgruppe Beltz • Postfach 100154 • 69441 Weinheim • www.beltz.de

Gezielt intervenieren bei Ängsten und Angststörungen

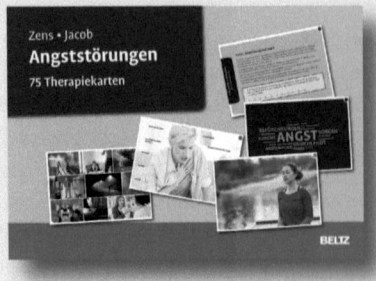

Angststörungen zählen zu den häufigsten psychischen Störungen und Angst spielt bei vielen Problemen eine Rolle – von schweren Persönlichkeitsstörungen bis zu eher leichteren Lebensproblemen. Das Kartenset bezieht sich auf Angststörungen in ihren verschiedenen Facetten – kann aber auch bei Ängsten im Zusammenhang mit anderen Störungsbildern hilfreich angewandt werden.

Christine Zens • Gitta Jacob
Angststörungen
75 Therapiekarten mit 36-seitigem Booklet. 2019
GTIN 4019172100056

Die auf den 75 Therapiekarten vorgeschlagenen Techniken sind verschiedenen therapeutischen Strömungen entnommen. Die Interventionen sind in sechs Module gegliedert – sie können, müssen aber nicht kombiniert werden. Das Set setzt sich zusammen aus: (a) Übungskarten und Informationskarten, die direkt mit dem Patienten eingesetzt werden können, sowie (b) Aktivitäts-/Hausaufgaben-Karten, die die Patienten auch eigenständig durchführen können. Die Karten sind hochwertig ausgestattet, es wird mit Texten, Fotos und erklärenden Grafiken, z.B. zu Störungsmodellen, gearbeitet.

Verlagsgruppe Beltz • Postfach 100154 • 69441 Weinheim • www.beltz.de